# ALLES ÜBER SEX

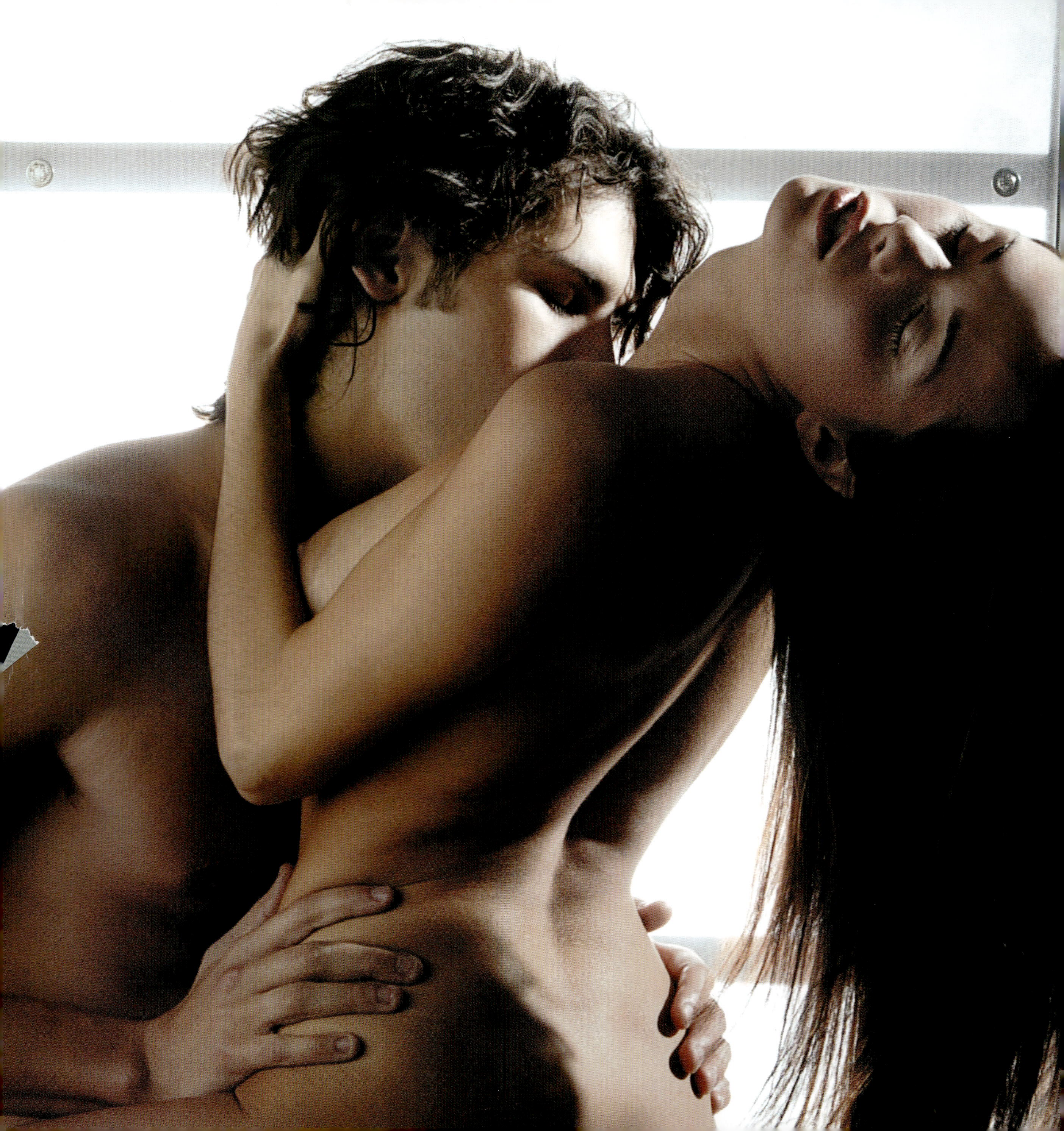

# ALLES ÜBER SEX

## DAS UMFASSENDE HANDBUCH ZUR SEXUELLEN LIEBE

Susan Crain Bakos

evergreen

## WIDMUNG

Dieses Buch widme ich Hugh Hunte,
mit dem ich über alles reden kann.

Ich hoffe, du verlierst nie deine Stimme, Liebling.

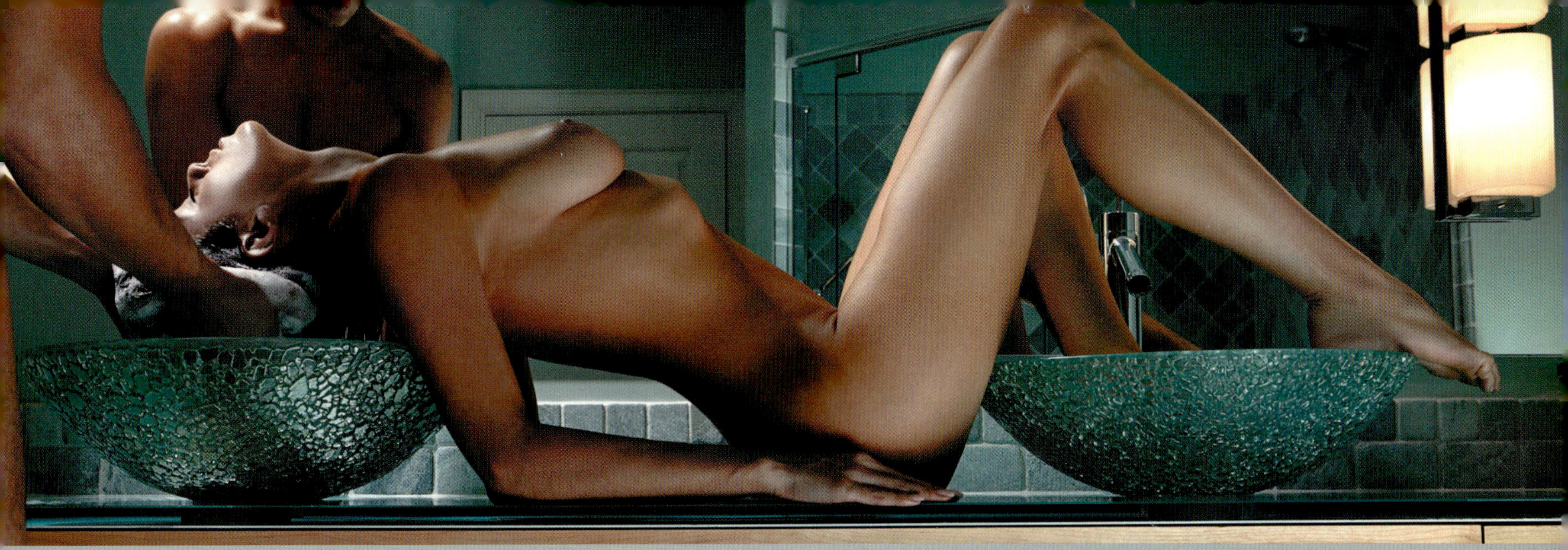


EINLEITUNG:
Was meines Wissens nach über Sex zu sagen ist 8

1 TEIL EINS:
Verführung – Der kunstvolle Weg ins Schlafzimmer 13

2 TEIL ZWEI:
Vorspiel – Das Spiel, das man früher „Vorspiel" nannte 35

3 TEIL DREI:
Oralsex – Die Macht des Mundes 73

4 TEIL VIER:
Geschlechtsverkehr – Die Stellungen und Techniken 91

5 TEIL FÜNF:
Orgasmen – Die Schönheit der Orgasmen 133

6 TEIL SECHS:
Antiker Sex für moderne Liebende – Heilige Sexualität 171

7 TEIL SIEBEN:
Sexspielzeug und Sexspiele 203

8 TEIL ACHT:
Wie du den Sex schöner und intimer gestaltest 239

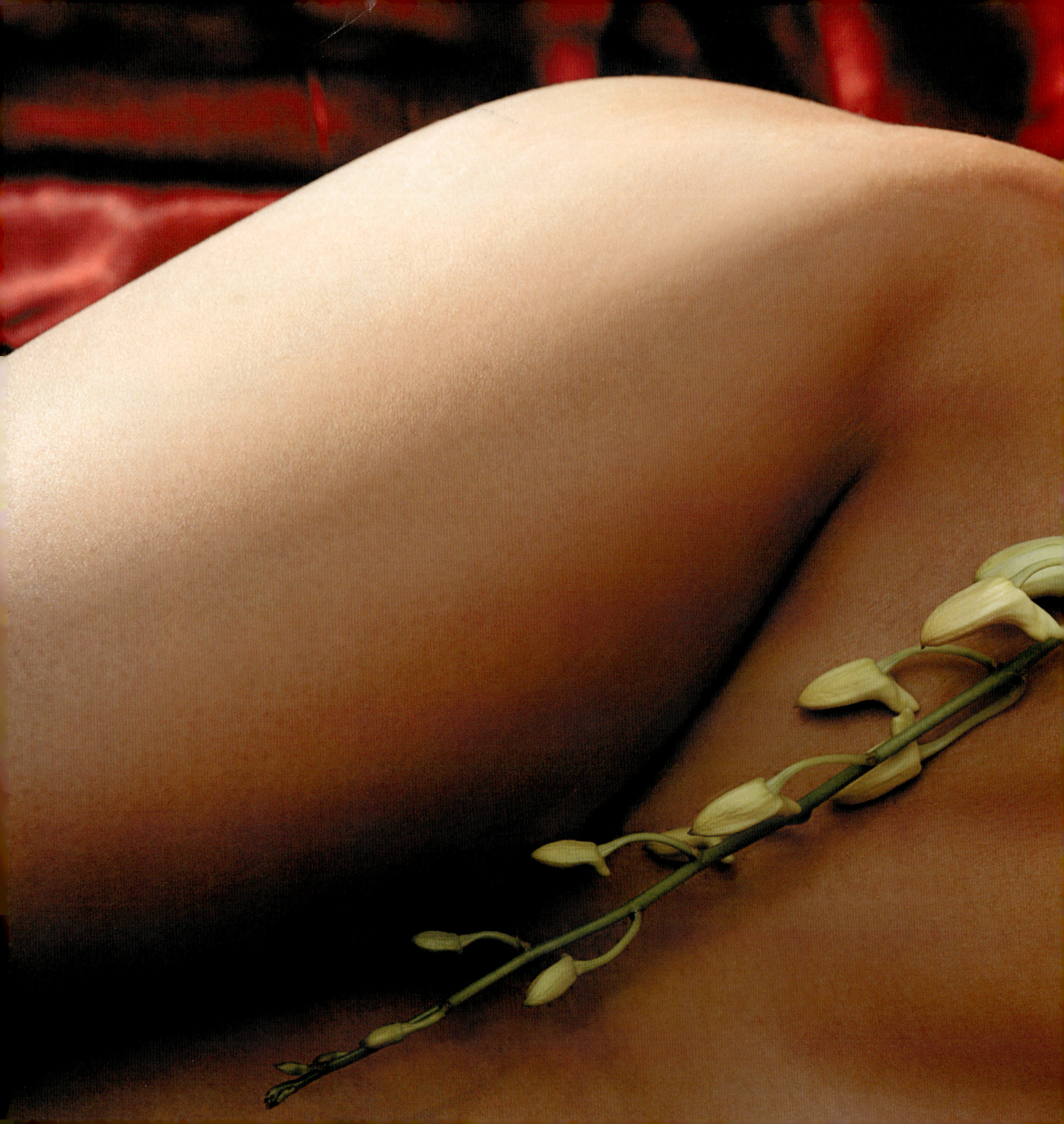

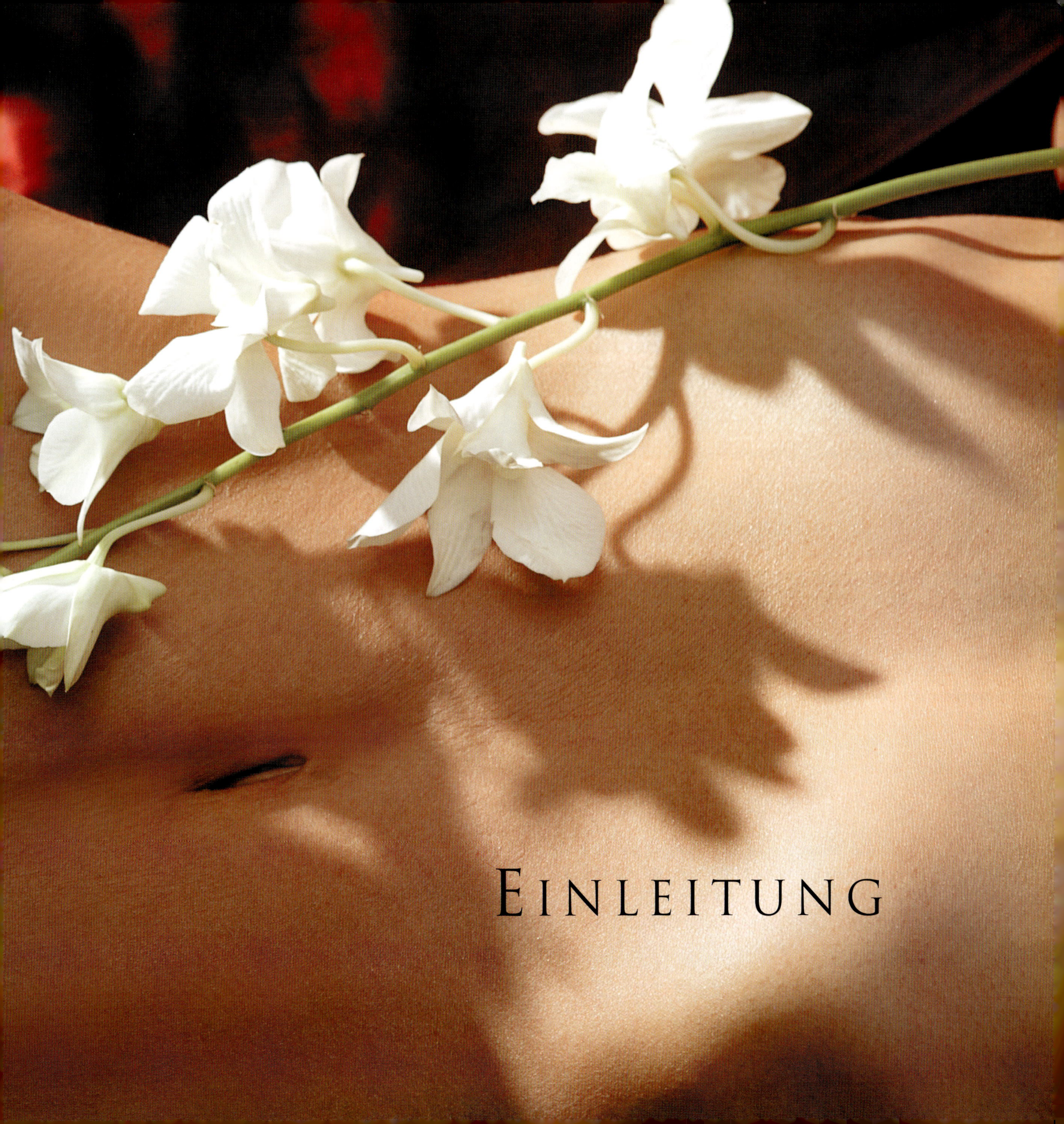

# EINLEITUNG

# WAS MEINES WISSENS NACH ÜBER SEX ZU SAGEN IST

OPRAH WINFREY hat eine Lieblingsfrage, die sie berühmten Persönlichkeiten aber auch anderen Menschen stellt: „Was wissen Sie, das auch wirklich wahr ist?"

Das ist eine gute Frage. Wir akzeptieren oft „Wahrheiten", ohne ihren Wirklichkeitsgehalt näher zu hinterfragen, und das Internet hat diese Situation nur noch verschlimmert.

Als Journalistin habe ich bemerkt, dass die „Fakten", die in Zeitungsartikeln und Büchern ständig wiederholt werden, nicht immer ganz der Wahrheit entsprechen und gelegentlich sogar eindeutig falsch sind. Mehr als zwanzig Jahre lang war Sex das Gebiet meiner journalistischen Nachforschungen. Wenn es um Sex geht, dann ist die Information, die als wahr präsentiert wird, oft von dem gefärbt, was der Leser nach Meinung der Herausgeber lesen will. So haben wir jahrelang gelesen, dass „Intimität" den Frauen wichtiger sei als Orgasmen, dass „Gefühle zu vermitteln" ein wertvolleres Werkzeug zum Liebemachen sei als Sex-Techniken und dass Männer nicht anrufen, weil sie sich vor dem schrecklichen Liebesverlangen fürchten, das sie uns gegenüber empfinden. Es gibt noch immer einige Frauenzeitschriften, in denen Masturbation ein Tabu-Thema ist, und der Bestseller *Er steht einfach nicht auf dich!* (worin ein Mann den Frauen genau erklärt, warum Männer nicht anrufen und viele andere Dinge) ist nicht ins kollektive Bewusstsein gedrungen. Es könnte genauso gut 1959 sein.

Wenn eine Frau niemals masturbiert hat, wie groß ist dann die Wahrscheinlichkeit, dass sie zum Orgasmus kommt? Nicht sehr groß. Sie ist von ihrem Partner und dem glücklichen Zufall abhängig.

Anders als die meisten Sex-Journalisten, Therapeuten und Autoren habe ich die Techniken, über die ich seit zwanzig Jahren schreibe, selbst ausprobiert.

Ich habe hunderte Frauen (und Männer) gebeten, die Sex-Techniken für mich zu testen, und darüber Artikel für Zeitschriften verfasst und ich bin die Autorin von sechs Sex-Ratgebern einschließlich des internationalen Bestsellers *Sex-Geheimnisse für den ultimativen Lust-Trip*.

Ich gehe mit einem Geist wissenschaftlicher Nachforschung an das Schreiben heran und habe bei meinen Recherchen Sex-Techniken mit Meistern des Tantra und Taoismus studiert, Pornostars und Regisseuren, berühmten Sexualtherapeutinnen wie Dr. Ruth Westheimer oder zuletzt Dr. Helen Singer Kaplan sowie sexuellen Erneuerern wie Annie Sprinkle und vielen anderen.

Was ich als wahr herausgefunden habe: Die problematische Natur des weiblichen Orgasmus ist der Antriebsmotor jeder Sex-Philosophie, -Therapie und -Theorie.

Viele Frauen haben Schwierigkeiten, zum Orgasmus zu kommen, sowohl mit einem Partner als auch bei der Selbstbefriedung. Ihr Problem liegt meist darin, dass sie sich durch Ängste und körperliche Unsicherheit, Gewissensbisse wegen des Jobs, der Hausarbeit oder den Kindern, Wut oder Ärger über den Partner von der körperlichen Erregung ablenken lassen und es „zu lange dauert", bis sie zum Orgasmus kommen, sodass sie deshalb gar keinen haben. Mit anderen Worten gesagt: Die meisten Frauen denken im Gegensatz zu den Männern beim Sex nicht nur an das Eine.

VOR EINIGEN JAHREN habe ich damit begonnen, an den verschiedenen Orgasmustechniken herumzubasteln, auf die ich im Verlauf meiner Recherchen gestoßen bin, darunter vor allem die Studien zum kognitiven Feedback von Dr. Eileen Palace in New Orleans. Durch meine Liebe zur Kunst entwickelte ich das Konzept eines sinnlichen und schönen Bildes, das eine Frau stets mit körperlicher Erregung verbindet, wie zum Beispiel ein Blumendruck von Georgia O'Keefe, eine bestimmte Farbe oder ein Sonnenuntergang über dem Meer. Ich habe die Atemtechniken vereinfacht und verfeinert, die ich von Meistern des Tantra gelernt habe, und den einen Trick angewendet, den jede Frau in ihrem erotischen Repertoire haben sollte: das Anspannen des Pubococcygeus-Muskels. Aber es fehlte noch immer die Orgasmusmethode, die bei jeder Frau, die sie gelernt hat, zu jeder Zeit und absolut sicher funktioniert.

## WAS ICH BEIM SEX FÜR WAHR HALTE:

- Frauen genießen den Sex mehr, wenn sie öfter zum Orgasmus kommen, und das funktioniert bei den meisten Frauen nicht ohne direkte klitorale Stimulation.
- Sowohl Männer als auch Frauen fühlen sich sexuell selbstsicherer, wenn sie gute Techniken beherrschen.
- Männer fühlen sich in ihren Beziehungen enger mit den Frauen verbunden, wenn der Sex gut ist.
- Guter Sex rundet unsere persönlichen, harten Kanten ab, damit Männer und Frauen in Harmonie miteinander leben können. Wir brauchen Sex!

Ein alter Freund in Illinois, der fünf schwarze Gürtel in Karate besitzt, lehrte mich, die Energie auf einen Punkt zu lenken, so wie er es macht, wenn er die gesamte Energie seines Körpers beispielsweise in die Kehle lenkt, um zu verhindern, dass ein Pfeil seine Haut durchdringt.

Das war also das fehlende Glied, der letzte Schritt zur Orgasmus-Schleife – ein anregendes Bild, gelenkte Energie und körperliche Techniken. Man braucht dazu etwas Übung wie zum Reiten oder Radfahren, aber sobald man es gelernt hat, funktioniert es wie von selbst. Und wie es funktioniert!

Als mir das Angebot gemacht wurde, *Alles über Sex* zu schreiben, war ich ganz aufgeregt, weil ich darin die Möglichkeit sah, die Ergebnisse meiner zwanzigjährigen Nachforschungen über Sex und zahlreiche Interviews mit Männern und Frauen über ihr Sexleben und meine eigenen Orgasmus-Schleifen zu vereinen. In diesem Buch erzähle ich dir das Beste von dem, was meines Wissens nach wahr ist und was du wissen musst, um ein guter oder sogar großartiger Liebhaber zu werden. Die schönen erotischen Fotos, übrigens die besten, die ich je in einem Buch über Sex gesehen habe, werden dich inspirieren. Sie sprühen vor erotischer Energie und Romantik.

*Alles über Sex* ist wirklich ein schönes Buch über den intimsten Teil des Lebens. Ich bin stolzer auf dieses Buch als auf alles andere, was ich je gemacht habe, aber ich habe es nicht alleine geschaffen. *Alles über Sex* ist eine Teamarbeit von drei Personen: Allan Penn, dem Fotografen, Wendy Gardner, der visionären Kraft, und mir selbst. Ich spreche für uns alle, wenn ich dir jetzt viel Vergnügen beim Lesen und Ausprobieren wünsche.

Susan Crain Bakos
Harlem, New York City
Februar 2006

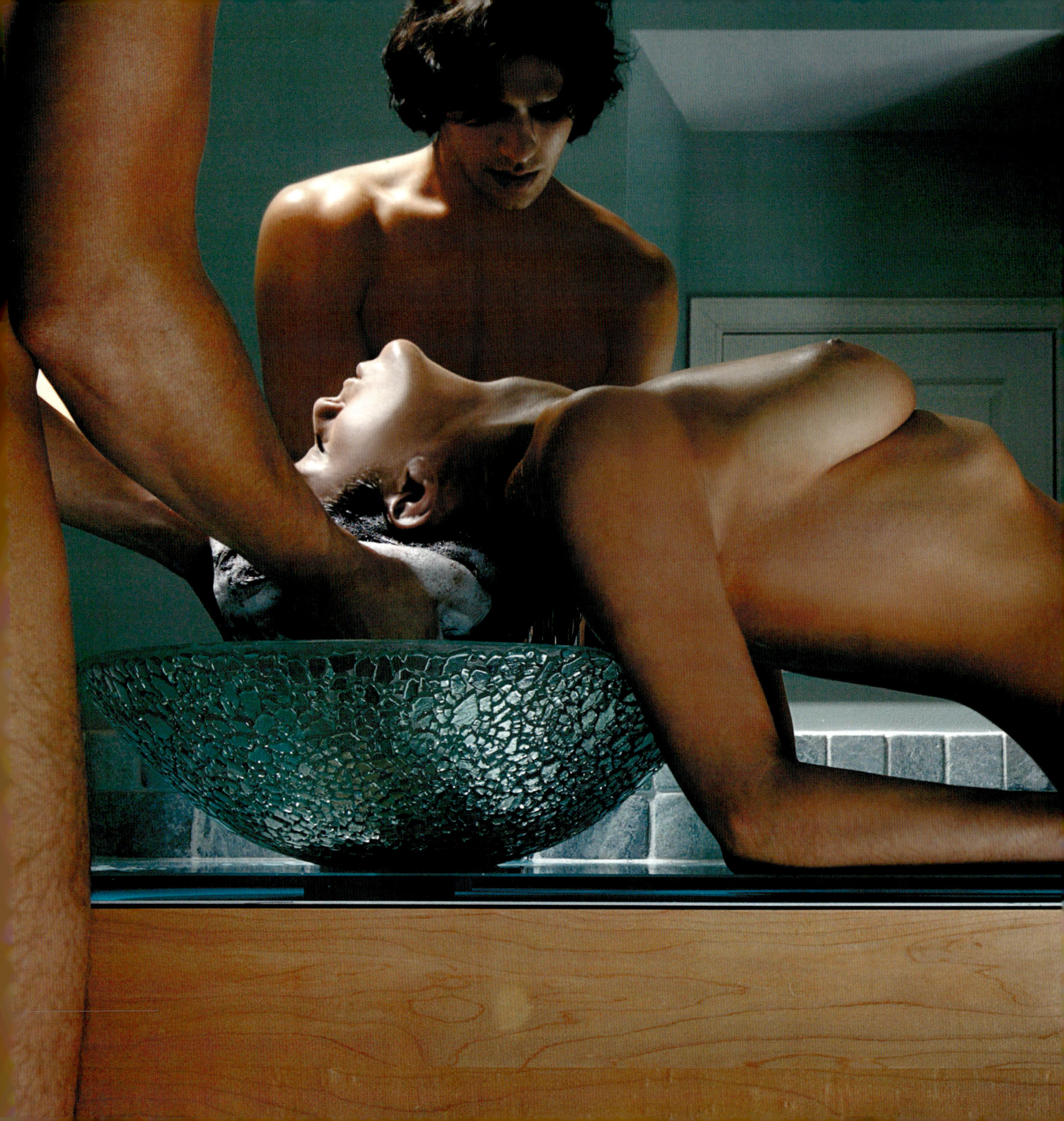

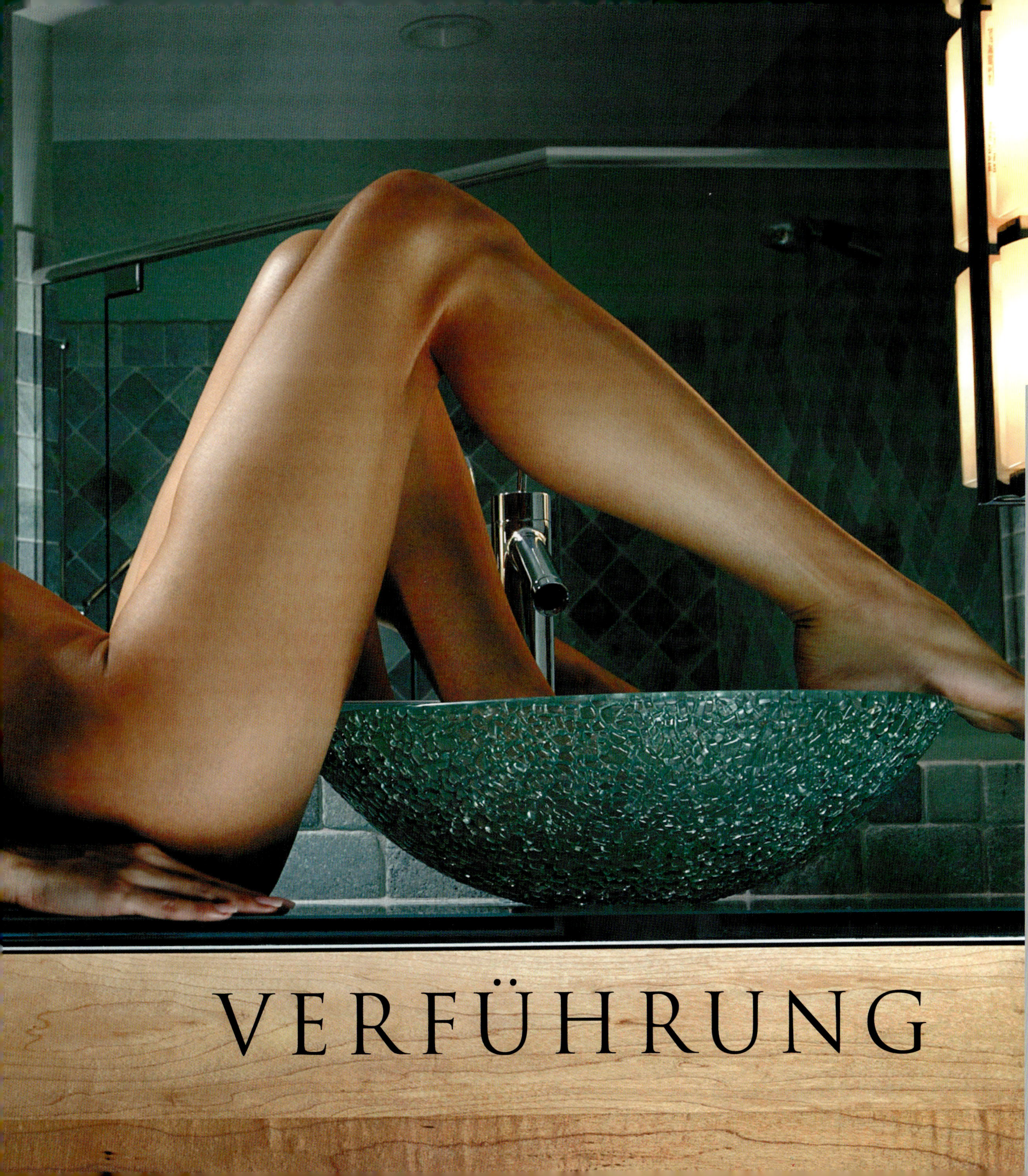

# 1

# VERFÜHRUNG

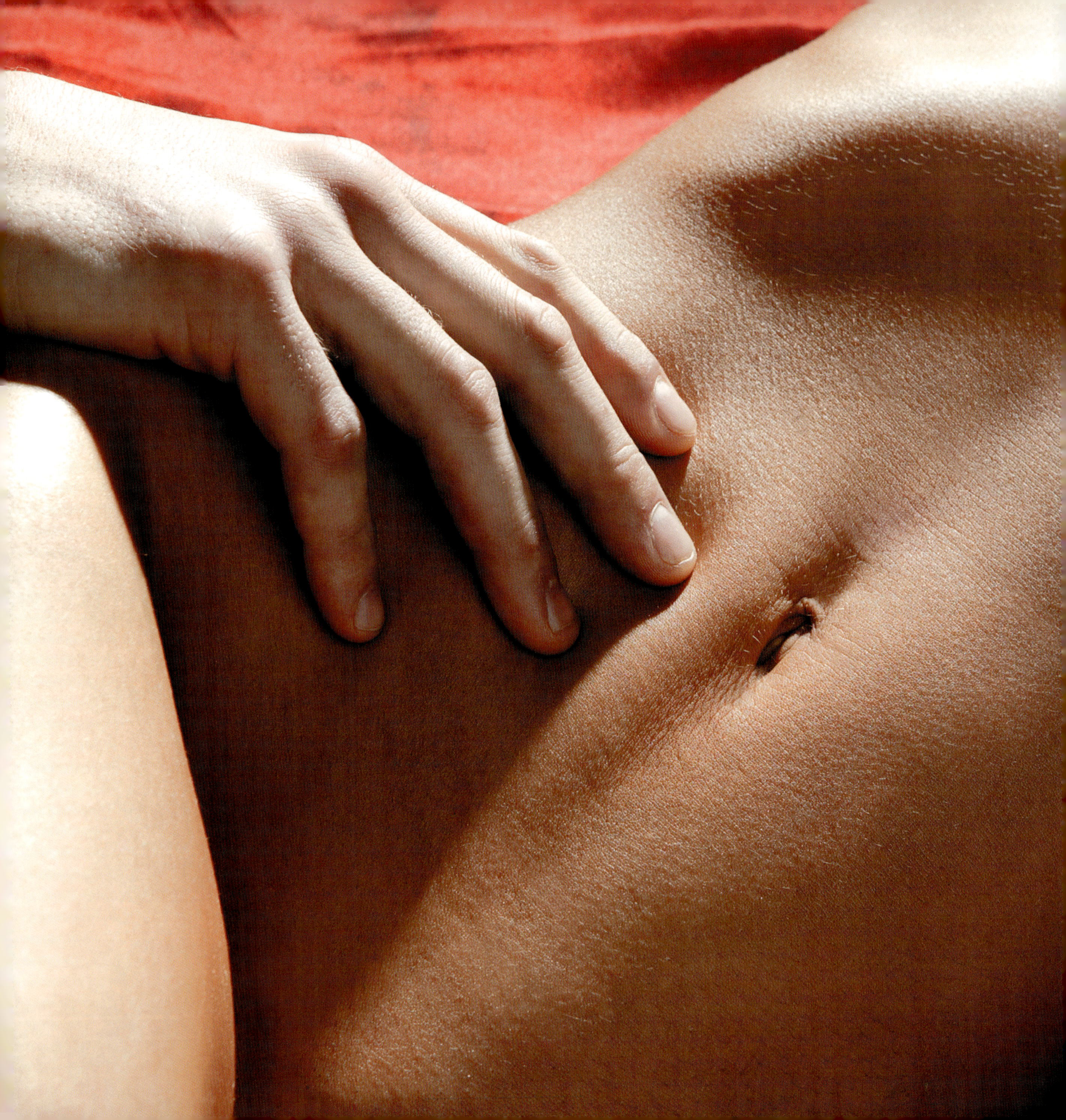

# DER KUNSTVOLLE WEG INS SCHLAFZIMMER

*„Die Verführung ist immer einzigartiger und großartiger als der Sex."*

— Jean Baudrillard,
französischer Philosoph

MIT ANDEREN WORTEN GESAGT, die Spannung der sexuellen Jagd kann für manche Menschen aufregender sein als Liebemachen selbst (handelt es sich dabei um Männer, so nennen wir sie Casanovas oder Don Juans). Für andere ist die Verführung ein Bestandteil des sexuellen Prozesses und genauso wichtig wie die Freude am Sex selbst. Camille Paglia, eine amerikanische Philosophin, Autorin und Kritikerin, die durch ihre kontroversiellen Essays über die Popkultur bekannt wurde, nimmt folgenden Standpunkt ein:

„Verfolgung und Verführung sind die Essenz der Sexualität. Sie sind ein Teil des Kribbelns."

Die Verführung ist der unentbehrliche Eröffnungsakt zu großartigem Sex. Sie ist aber auch eine vergnügliche Verfolgungsjagd, die für sich selbst stehen kann.

Die Verführung ist ein köstliches Spiel, mehr für den Verstand als für den Körper, das Jahrhunderte hindurch von Kurtisanen und berühmten Liebhabern gespielt wurde. Von Kleopatra bis zu Angelina Jolie, von Casanova bis Mick Jagger, die großen Verführer konnten fast jeden in ihr Bett ziehen. Doch nicht alle großen Verführer waren hübsch oder schön. Kleopatra hatte beispielsweise eine große Nase und einen kurzen Oberkörper und keine Ähnlichkeit mit Elizabeth Taylor, die in ihrer glorreichen Jugend die ägyptische Königin auf der Leinwand verkörperte. Trotz ihrer physischen Unzulänglichkeiten hielt Kleopatra als intelligente und belesene Frau die beiden mächtigsten Männer Roms in ihren Krallen: Julius Caesar und Mark Anton.

Manche Menschen sagen, dass sie keine Spiele wollen. Sie wollen gleich „zur Sache kommen“ und erwarten von dem Objekt ihrer Begierde, sich gleich daran zu machen. Sie glauben, dass sie deshalb „ernsthafter“ oder „ehrlicher“ sind als der Rest von uns!

„Ich will nur Ich sein, keine Spielchen“ lässt sich eigentlich als „Ich strenge mich nicht an, dich ins Bett zu kriegen“ übersetzen. Manchmal funktioniert dieser plumpe Zugang, vor allem wenn die Partner einander gut kennen und beide einen Quickie benötigen. Aber am Anfang (und danach regelmäßig) ist es ein Vergnügen, den Partner zu verführen, es bereichert den Sex und macht ihn zu einer wirklich befriedigenden Erfahrung. Außerdem wirst du gar nicht bis ins Schlafzimmer kommen, wenn du nicht weißt, wie man jemanden verführt.

Es wurde gesagt, dass die Verführung eine verlorene Kunst sei, die mit der zivilisierten Konversation und der passenden Kleidung für Flugreisen untergegangen ist – der Verlust einer Gesellschaft, die mehr Wert legt auf Offenheit, Geschwindigkeit und Funktion als auf die Form. Sexuelle, nicht sinnliche Bilder durchdringen unsere Kultur. Die Verführung aber zelebriert Sinnlichkeit und führt das Liebespaar durch alle fünf Sinne.

Eine verlorene Kunst? Keinesfalls!

## DIE GESCHICHTE EINES PAARES

Melanie traf Andrew auf einem Jazz-Festival, als sie beide 22 waren. Sie fand ihn hübsch, er fand sie wunderschön. Keiner von beiden hatte den Mut (oder die Verführungskünste), den anderen anzusprechen, aber sie träumte von ihm und er von ihr. Glücklicherweise liefen sie einander im darauffolgenden Jahr beim selben Festival wieder über den Weg.

„In der Zwischenzeit hatte ich gelernt, wie man eine Frau verführt“, erzählt Andrew. „Diesmal ließ ich sie nicht wieder gehen.“

Er ging zu ihr hin und sagte: „Ich kenne dich vom letzten Jahr. So eine wunderschöne Frau wie dich könnte ich nie vergessen.“

Melanie war geschmeichelt und antwortete ihm sanft: „Ich erinnere mich auch an dich.“

„Ich habe oft an dich gedacht“, sagte er und sah ihr dabei tief in die Augen.

„Ich habe auch oft an dich gedacht“, erwiderte sie und streckte instinktiv die Hand aus, um seinen Arm zu berühren.

Mit diesem Satz packte sie die Gelegenheit beim Schopf. Seither sind die beiden ein Paar.

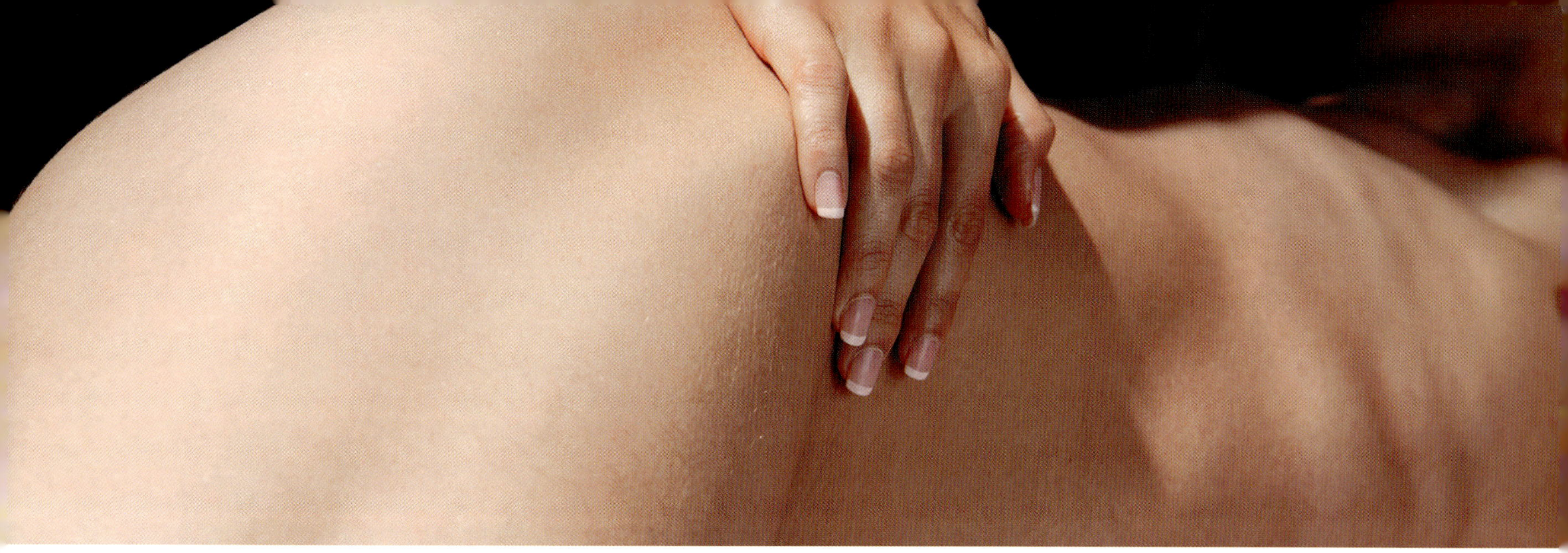

# DIE ELEMENTE DER VERFÜHRUNG

## Flirten

Manche Menschen sind zum Flirten geboren und das ist gut so. Flirten ist ein natürlicher Instinkt, der in allen Kulturen der Menschheitsgeschichte ausgeübt wurde. Unsere puritanische Gesellschaft hat dem Flirten ein schlechtes Image verpasst, vor allem in letzter Zeit und unter dem Deckmantel der politischen Korrektheit. Weit davon entfernt, ein Verbrechen oder eine Sünde zu sein, ist Flirten eine Möglichkeit zu verzaubern und ein Weg, sowohl dich als auch das Objekt deiner Begierde lebendiger zu machen.

**Tipp**

### ZIEH DICH ENTSPRECHEND AN

Wenn du abends Freunde triffst oder alleine ausgehst, nimm dir die Zeit, dein Tagesoutfit gegen eine passende Abendgarderobe zu wechseln. Öffne einige Knöpfe. Verwende ein wenig Parfüm. Man kann nie wissen, wessen Sinne man betören möchte.

Triffst du deinen Ehemann oder jemand anderen? Mach dich schick – und flirte mit ihm –, so, wie du es beim ersten Date gemacht hast.

### ERÖFFNUNGSSPRÜCHE

Nachforschungen zeigen, dass 55 Prozent des ersten romantischen Eindruckes auf Aussehen basieren, 38 Prozent auf dem Redestil und lediglich sieben Prozent auf dem eigentlichen Wortinhalt. Das erklärt, warum Anmachsprüche wie „Habe ich dich nicht schon irgendwo gesehen?“ oder „Huh! Was für ein Wetter!“ überhaupt funktionieren – eine gute Nachricht für die Schüchternen und Redegehemmten. Man muss nicht unbedingt etwas Kluges sagen. Schon „Ich habe dich von der anderen Seite des Raumes bewundert!“ kann brilliant erscheinen. Kannst du in Anwesenheit einer bewunderten Person in zusammenhängenden Sätzen sprechen, so werden deine Worte eine bestimmte Art von Frau umwerben, wie nichts sonst es kann.

*„Alle wirklich großartigen Liebhaber sind redegewandt und die verbale Verführung ist der sicherste Weg zur eigentlichen Verführung.“*

— Marya Mannes,
amerikanische Journalistin

Sehr intelligente Frauen und Männer werden (wenn auch nicht ausschließlich) mit Worten verführt. Sie kommen mit ihrem Körper in Berührung, indem sie sich zuerst mit ihrem Verstand verbinden. Erinnere dich an Kleopatra.

**Tipp**

Suche dir jemanden aus, der ähnlich attraktiv ist wie du. Du hast die besten Chancen, die Aufmerksamkeit eines Gleichgestellten zu erregen. Mit anderen Worten, wenn sie wie ein Filmstar aussieht, dann vergiss es, sofern du nicht selbst so aussiehst oder sie dir positive Signale sendet, die darauf hinweisen, dass sie in dir etwas gesehen hat, was der Rest von uns übersehen hat. Frauen scheinen dies besser zu verstehen als Männer, hauptsächlich deswegen, weil Frauen selbstkritischer sind als Männer.

Studien über das Körperselbstbild haben gezeigt, dass Männer denken, sie wirken dünner, jünger und attraktiver, als sie es tun, während Frauen glauben, dass sie dicker und unattraktiver wirken, als sie es tatsächlich tun.

## AUGENKONTAKT

Flirten beginnt mit den Augen.

Hast du jemals beobachtet, wie ein Paar auf einer Party im Gedränge Verbindung aufnimmt? Sie blicken einander mit leicht erhobenen Augenbrauen an, schauen weg und wieder hin und halten den Augenkontakt gelegentlich lange genug, um gegenseitiges Interesse anzudeuten. Wenn die beiden nicht gleich aufeinander zugehen, dann werden sie es bald tun.

**Tipp**

Willst du das wirklich effektiv gestalten, klinke dich in seine (oder ihre) Augen ein. Dann lass betörende Blicke sprechen. Wenn du soweit bist, den Kontakt zu unterbrechen, dann hebe die Augenbrauen oder zwinkere kurz.

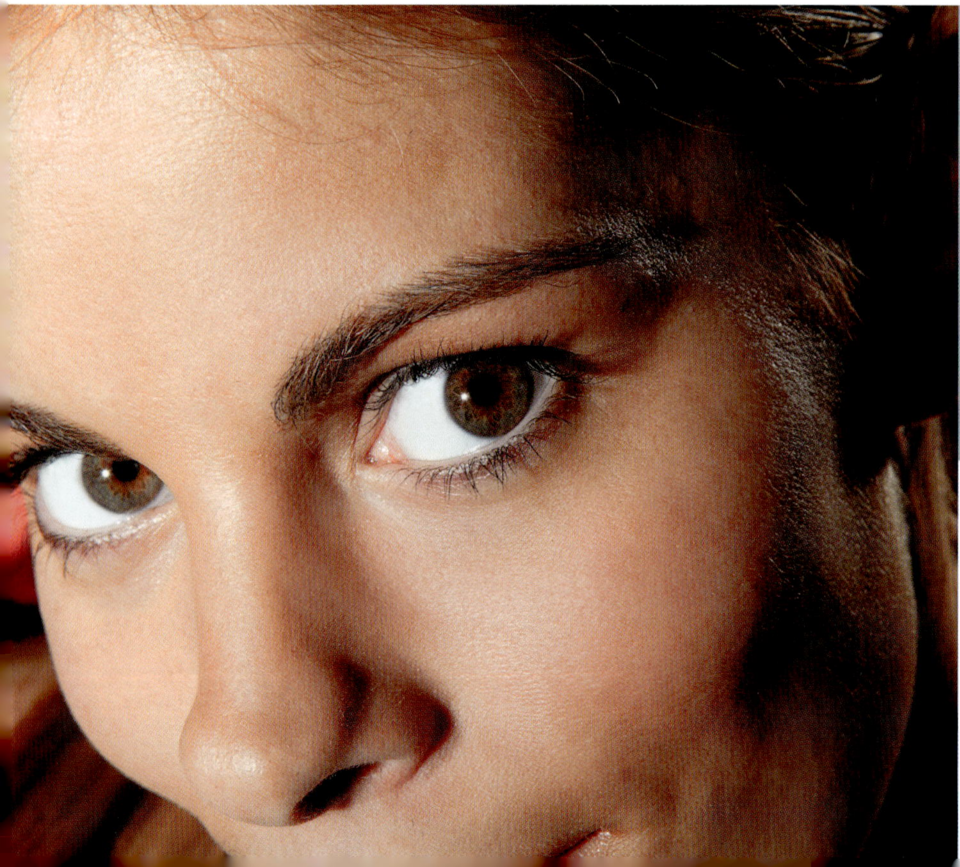

## „Offen gesagt“

„Man kann nur mit den Augen ein intimes Gespräch mit einem Fremden führen!“ sagt Annie, eine 29-jährige Flirtkonsumentin.
„Denke dabei an Sex. Auch Frauen können Männer mit den Augen ausziehen.“

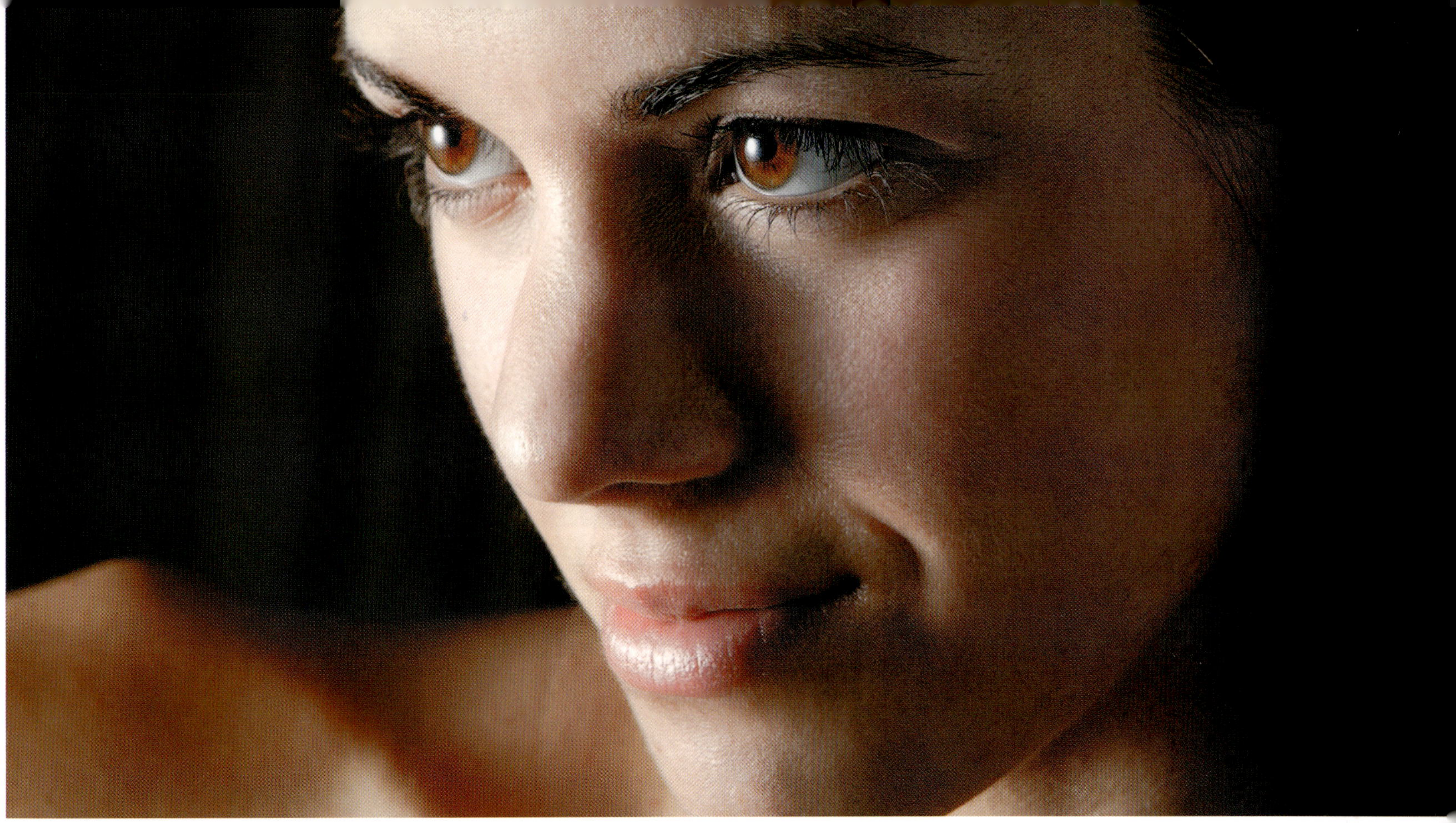

Wenn ein Paar nahe beieinander steht, dann bekommt der Augenflirt eine weitere Dimension. Sie schauen einander in die Augen, senken dann den Blick auf den Mund, heben ihn wieder zu den Augen und schließlich überziehen sie den ganzen Körper mit einem Blick, der über ihre Hüften und Beine oder seinen Oberkörper schweift und zu den Augen zurückkehrt und sagt: „Du ziehst mich an."

Studien haben ergeben, dass Frauen, die sich stark von einem Mann angezogen fühlen, während des Augenkontakts häufiger zwinkern als gewöhnlich. Der Ausdruck „Augenaufschlag" kommt von dieser Reaktion. Prinzessin Diana war berühmt für ihren flirtmäßigen Augenaufschlag. Mit der klassischen Haltung, das Kinn gesenkt, die Augen nach oben blickend, zwinkerte sie zweimal und eroberte damit beinahe jeden Mann in Sichtweite außer Prinz Charles.

**Tipp**

Die Position „Kinn leicht nach unten, die Augen schauen leicht nach oben" ist der Schlüssel zum Erfolg, um jemandem aufzufallen. Schau dem Mann direkt in die Augen und riskiere es, im schlimmsten Fall dumm auszusehen.

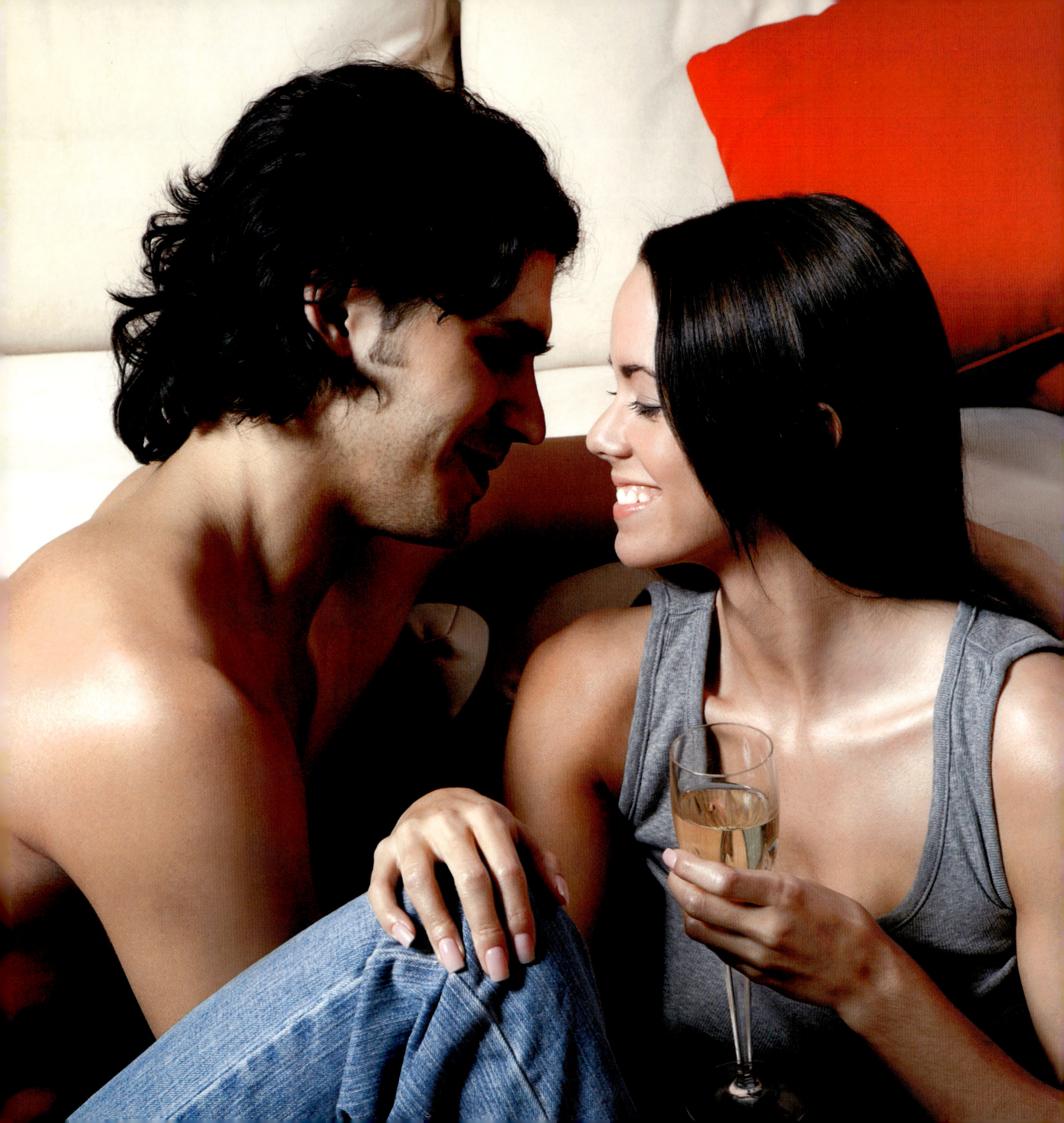

## KÖRPERLICHE GESTEN

Das Haar zurückzustreichen mag ein Filmklischee sein, aber es ist auch eine kleine Verführungsgeste, die überall auf der Welt allabendlich auf Barhockern ausgeführt wird. Wenn eine Frau ihr langes Haar zurückwirft, eine Locke um ihren Finger wickelt oder auf andere Weise mit den Haaren spielt, während sie mit einem Mann spricht oder ihn ansieht, dann sendet sie ihm eines der ältesten Signale, das eine Frau einem Mann senden kann. Die Übersetzung lautet: „He, du interessierst mich." Es funktioniert auch, weil jeder Mann dieses Zeichen versteht.

Falls du aufgehört hast, mit deinem Freund auf diese Art zu flirten, dann beginne von Neuem damit. Manchmal kann man nachlassendes Verlangen einfach beleben, indem man auf flirthafte Weise miteinander umgeht. Es ist höchst bedauerlich, wenn Paare die Angewohnheit verlieren, einander zu schmeicheln.

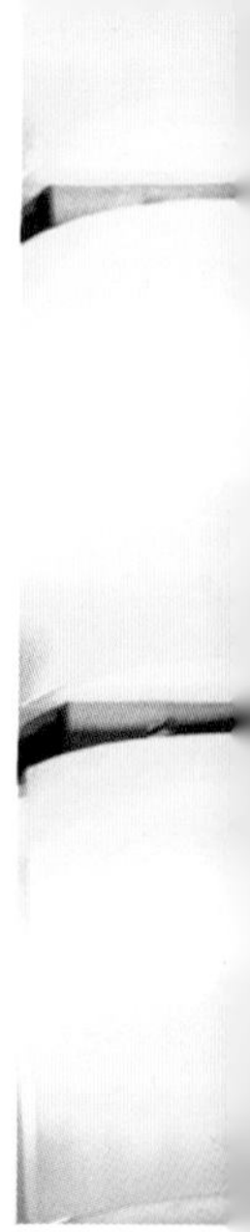

## „Offen gesagt"

„Ich liebe es zu flirten und mache es oft", sagt Annie. „Aber ich habe gelernt, dabei selektiv vorzugehen. Wenn dir ein Typ wirklich gefällt und er sieht, dass du alle Männer gleich behandelst, dann wird er nicht das Gefühl haben, etwas Besonderes zu sein, und dich wohl kaum ansprechen. Wenn es also niemanden gibt, den du in deinem Zimmer haben willst, dann flirte zur Übung, aber konzentriere dich auf einen Mann, wenn du willst, dass etwas passiert!"

**Tipp**

Wenn du kurzes Haar hast, dann sende dieselbe Botschaft, indem du mit den Fingern durch die Haare streichst oder sie zerzaust – du musst ihm dabei unbedingt in die Augen blicken.

Die meisten körperlichen Gesten wie das Zurückstreichen der Haare geschehen unbewusst. Denke darüber nach und gestalte deine Bewegungen verführerischer. Wenn möglich mache eine Geste, welche die Aufmerksamkeit auf deine besten Körperteile lenkt. Streiche zum Beispiel mit dem Finger unauffällig den Hals hinunter zu den Brüsten, während du mit jemand anderem sprichst (ihn jedoch im Blickfeld behältst).

Mache eine rasche Pose für sie. Vergewissere dich, dass er dich im besten Licht sieht. Diese Gesten sollen zwar offensichtlich sein, aber dennoch so kurz, dass derjenige, der sie sieht, nicht ganz sicher ist, ob sie ihm oder ihr gegolten haben.

Männer zeigen oft ihr Interesse, indem sie sich für sie „zurechtmachen". Während er sie anblickt, richtet er seine Krawatte, glättet die Vorderseite seines Hemds und streicht eine verirrte Haarlocke zurück. Er sagt: „Ich will, dass du mich anziehend findest."

Beide Geschlechter können sich auf subtile (nicht genitale!) Weise berühren. Er legt vielleicht die Hände auf seine starken Oberschenkel. Sie schlägt möglicherweise die Beine über- und wieder auseinander und streift sie beim Zurechtziehen ihres Rocks mit den Fingern. Ist es kalt im Zimmer, dann verschränkt sie die Arme und streichelt sie – scheinbar, um sich zu wärmen.

## DIE GESCHICHTE EINES PAARES

„Meine Großmutter war Weltklasse im Flirten", sagt Kim. „Sie bezauberte die Männer bis zum Ende ihres neunzigjährigen Lebens. Ich bin sicher, dass sie meinen Großvater nie betrogen hat, aber sie erinnerte ihn gewiss daran, warum er sie geheiratet hatte und dass er nicht der einzige Anwärter war. Sie ist mein großes Vorbild."

Kim und Josh, beide Mitte 30, sind seit zehn Jahren zusammen, seit sechs Jahren verheiratet. Sie haben eine Abmachung, dass Flirten mit anderen Menschen akzeptabel ist. Es ist zum Beispiel okay, wenn sie auf einer Party einen Fremden anzwinkert und sich auf sexuelle Neckereien einlässt, und es ist okay, wenn er schelmischen Augenkontakt mit einer anderen Frau aufnimmt, ihren Arm berührt und ihr sagt, wie schön sie ist.

„Gelegentlich auch mit anderen Menschen zu flirten hält unsere Säfte in Fluss", sagt Josh. „Erinnern Sie sich an die alte Phrase ‚Ich bin verheiratet, aber nicht tot'. Wir sehen in einfachem Flirten keinen Schaden, sondern einen definitiven Nutzen."

„Ich fühle mich sexy, wenn ich bei einem anderen Mann Aufmerksamkeit erwecke", erzählt Kim, „und ich bin immer misstrauisch ‚wenn Menschen sagen, dass man mit niemand anderem mehr flirten kann, sobald man verheiratet ist. Ich glaube, die haben wohl eher eine Affäre als ich!"

Flirten hat einen weiteren Vorteil: Nachdem man mit anderen „herumgespielt" hat, ist man dazu angeregt, auch miteinander zu flirten. Ein wenig öffentliches Flirten ist tatsächlich oft das Vorspiel für eine intensive Verführung zu Hause.

„Es ist wie ein Vorspiel", erklärt Josh. „Wir verlassen oft eine Party bei Freunden, wo wir unsere Flirtmuskeln trainiert haben, und können auf dem Heimweg im Auto kaum die Hände voneinander lassen. Sie spielt mit meinen Oberschenkeln und bei einem Stoppschild streichle ich ihren Busen. Rote Ampeln geben uns die Gelegenheit für einen leidenschaftlichen Kuss."

Seid ihr jemals eifersüchtig aufeinander?

„Gelegentlich", antwortet sie. „Aber nur ein wenig."

„Ich erlebe Anflüge von Eifersucht", sagt er, „aber das ist Teil der Erfahrung. Ich strenge mich dadurch bei ihr noch mehr an"

## KÖRPERSPRACHE

Die Körpersprache der Anziehung oder des Werbens ist die universelle Sprache der zukünftigen Liebenden. Klarerweise ist der Körperdialog für den Beobachter offensichtlicher als für das Paar, das gerade voll am Flirten ist. Die Hände und Füße sind aufeinander gerichtet. Sitzen die beiden an einer Bar, dann sind seine Beine auseinander, ihre geschlossen und zwischen seinen, die Körper berühren sich nicht. Sie sitzen und stehen nicht, sondern lehnen sich von der Taille aufwärts gegeneinander. Bald „bespiegeln" sie sich: Sie ahmen unbewusst Gesten und Gesichtsausdrücke nach.

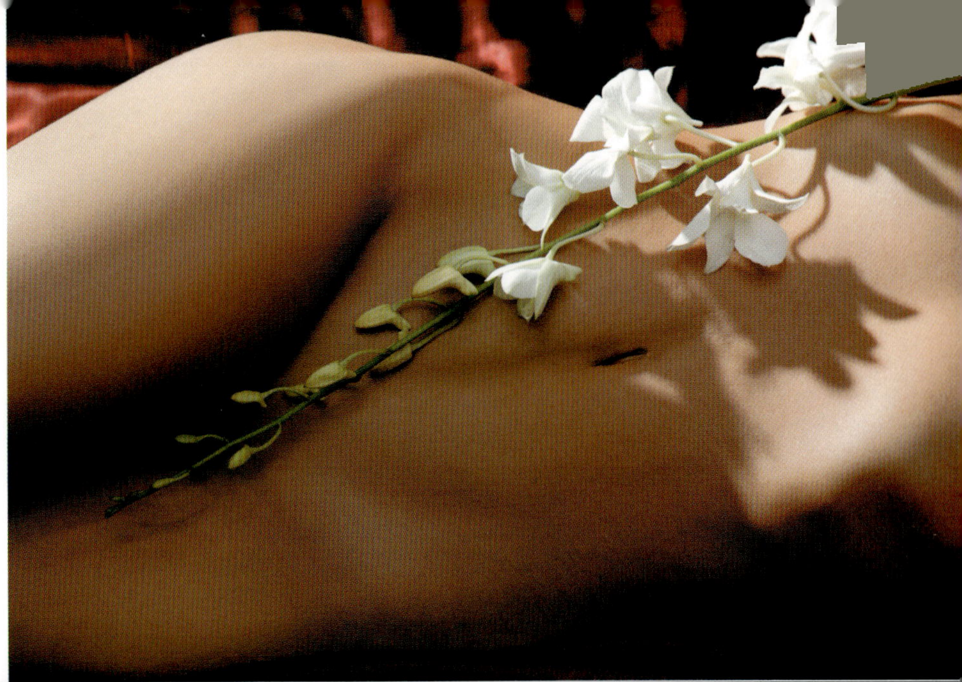



# Wie sich eine Frau (oder ein Mann) sexy fühlt

Ein sexy Italiener, der für seine Wirkung auf Frauen bekannt war, sagte einmal: „Wenn du einer Frau nicht das Gefühl gibst, dass sie sexy ist, dann wird sie nicht mit dir ins Bett gehen."

Manche Männer nehmen Zuflucht zu dem allgemeinen Kompliment: „Du bist wunderschön." Vielleicht ist sie es, vielleicht aber auch nicht! Dieses Kompliment kann allerdings sehr flach ausfallen. Sie wird sich jedenfalls schön fühlen, wenn du das wirklich Besondere an ihr bemerkst und lobst. *Du hast die glattesten Beine. Dein Haar ist zum Verlieben. Hat dir schon einmal jemand gesagt, dass deine Augen wunderschön sind?*

Will eine Frau einen Mann verführen, so sollte dieser Ratschlag ein wenig anders formuliert werden. Männer fühlen sich entmannt, wenn sie in der Öffentlichkeit kritisiert oder mit spielerischer Geringschätzung behandelt werden. Neckereien können zwar Teil der Verführung sein, aber setze feste Grenzen und werde nicht zu neckisch. Allzu viele Pärchen tun einander das an und wundern sich dann darüber, dass sie „nie" Sex haben.

Bewundere einen Mann und er wird sich kraftvoll und sexy fühlen

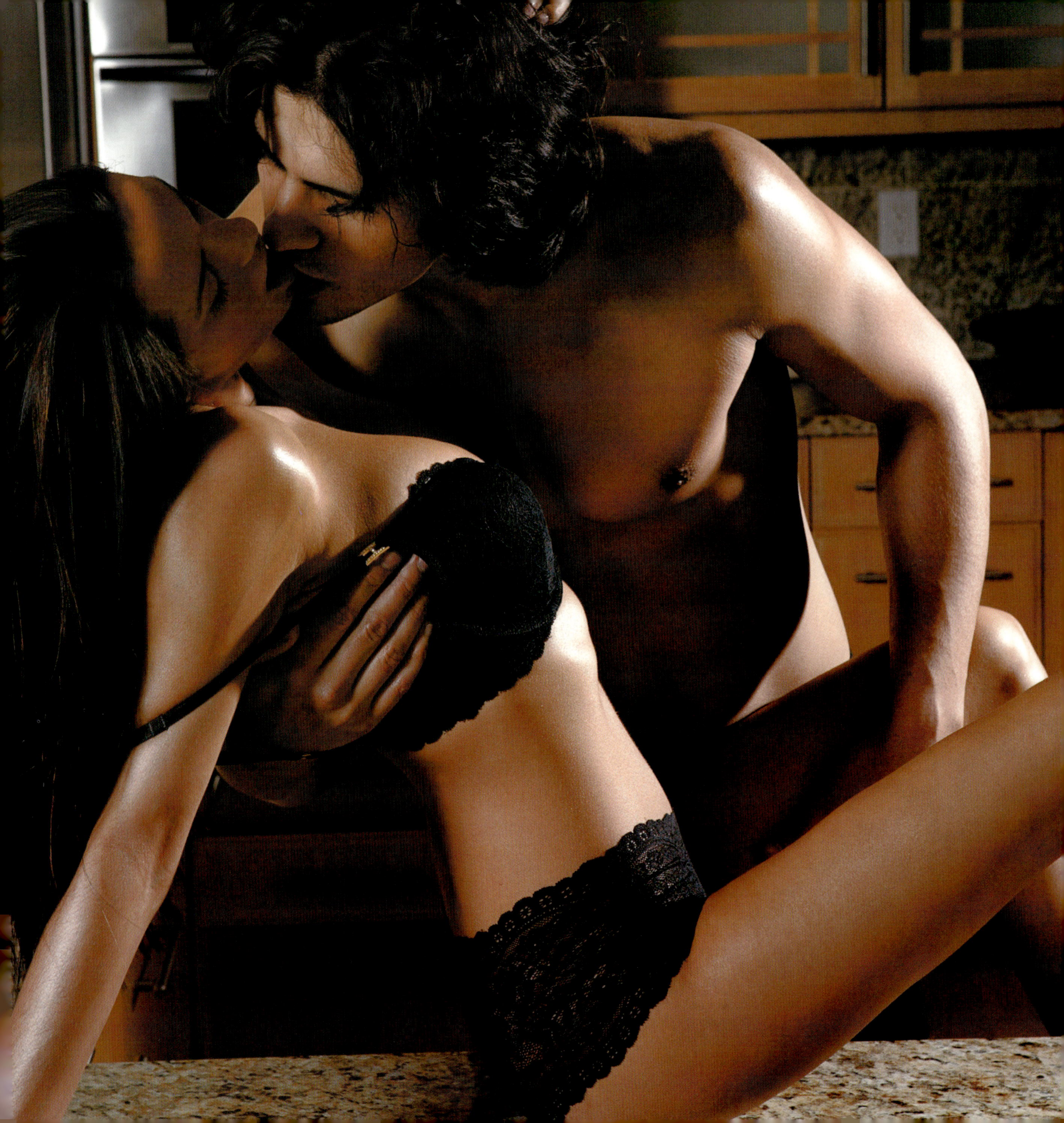

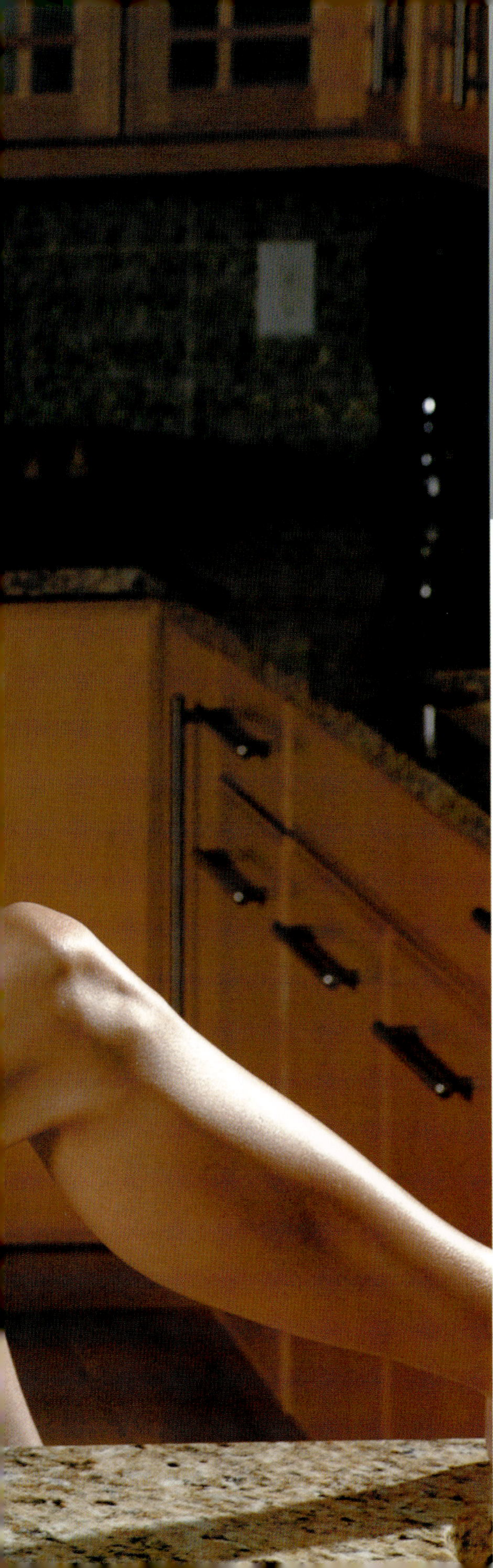

# „Offen gesagt“

„Wenn du einer Frau nicht das Gefühl gibst, dass sie sexy ist, warum sollte sie dann mit dir ins Bett gehen?“ fragt Anthony. „Ich finde heraus, was an einer Frau wirklich schön ist, und konzentriere meine Augen, meine Berührungen und meine Worte darauf, dass sie ihre eigene Schönheit spüren kann. Keine Frau fühlt sich sexy, wenn sie sich nicht auch schön findet.“

„Werde ich von ihrem Gesicht angezogen, liebkose ich mit den Augen ihre Gesichtszüge, streichle ihr mit einem Finger über Wange und Kinn, halte ihr Gesicht in meinen Händen und massiere mit den Daumen leicht die Wangen. Ich schmeichle ihr, aber Worte allein genügen nicht. Es sind der Blick und die sanfte Berührung, wodurch sie sich schön und begehrenswert fühlt.“

Sexuelle Offenheit wird allgemein durch einen offenen Körper ausgedrückt. Manchmal sind verschränkte Arme jedoch auch ein Zeichen von Verspieltheit. Oder es ist kalt im Raum und die Arme sind nackt. Möglicherweise betont sie ihre Brüste und er fühlt sich angenehmer mit einem Bein über dem anderen. Lege nicht zu viel Gewicht auf eine Geste, die als „geschlossen“ beschrieben wird.

Auch Paare, die schon eine Weile zusammen sind, reden in der Körpersprache miteinander. Nur ab und zu übersieht einer die Signale des anderen. Achte auf die unausgesprochenen Hinweise deines Partners und du wirst öfter die richtigen als die falschen Schritte setzen.

Einige Sex-Techniken sind absolut grundlegende Fähigkeiten. Du kannst kein guter Liebhaber sein, wenn du sie nicht beherrschst. Im Kästchen auf Seite 21 wird die erste dieser Fähigkeiten beschrieben. Achte besonders auf diese Grundfähigkeiten-Kästchen, denn sobald du diese Grundfähigkeiten erlernt hast, wirst du deinen Partner und dich selbst befriedigen können und ein guter Liebhaber sein.

Alles andere ist heiße Pfeffersauce auf Vanilleeis! Sei ein Meister in allen Techniken und du wirst ein großartiger Liebhaber sein!

## Die Hemmungen verlieren

Möglicherweise hattest du Erfolg beim Flirten, jedoch einige Probleme mit den weiteren Schritten. Irgendetwas scheint dich zurückzuhalten. Manche Menschen haben bis zu einem gewissen Grad sexuelle Hemmungen. Eine Verführung ist die erotische Einladung eines Mannes oder einer Frau, die den Partner vom Versprechen auf guten Sex überzeugen soll. Hast du Hemmungen wegen deines Körpers oder Auftretens, dann ist es schwierig, eine solche Einladung auszusprechen.

Denkst du „Er wird auf meine dicken Oberschenkel schauen und die Lust verlieren“ oder „Ich werde sie nicht zum Orgasmus bringen können und enttäuschen“, dann solltest du geschwind in deinem Kopf die mentalen Botschaften richtigstellen, die du dir selbst sendest, bevor du die Verführung entgleisen lässt.

### „Offen gesagt“

„Ironischerweise kann die Fantasie die Realität verbessern“, erzählt Carole. „Ich benutze meine Fantasie, sobald ich sie brauche, um meinen Kopf zurechtzurücken. Dann konzentriere ich mich wieder auf die wirkliche Erfahrung. Als ich meinen Liebhaber zum ersten Mal mit dem Mund befriedigte, war ich großartig, weil ich mir diesen Akt schon oft in meiner Fantasie vorgestellt habe.“

### GEDANKENBILDER

Stelle dir deine Hand auf seiner nackten Brust vor, während er deine Handfläche streichelt. Kannst du hören, wie er bei deiner Berührung den Atem anhält? Denke daran, wie sie den Kopf in Exstase zurückwirft, während du ihr Handgelenk küsst. Wenn du den nervösen Knoten in deinem Bauch spürst und die Ängste wie Mäuse durch deinen Kopf rennen, dann stoppe diese Gedanken. Konzentriere dich im Stadium des Verlangens und der Erregung in Gedanken auf ein positives Bild deines Partners.

Du kannst dich auch selbst als begehrenswert und erregend betrachten. Stelle dir vor, wie deine Hände sanft und erfahren den Körper deines Liebhabers erkunden. Denke an die besten Teile deines Körpers. Siehst du, wie dein Partner sie bewundert?

### AKTIVES FANTASIEREN

Verwandle diese erotischen Standfotos in einen gedanklichen Mini-Film, während du in ihre Augen schaust oder ihre Lippen küsst. So wie die Fantasie beim Liebemachen die schwindende Erregung wiederbeleben kann, so kann sie auch die Stimmung erhalten, wenn sich störende Hemmungen aufdrängen. Spiele die Verführung in deinem Kopf durch, und weil dort dein ganz persönlicher Vorführraum ist, kannst du nach Belieben in die Geschichte ein- oder wieder aussteigen.

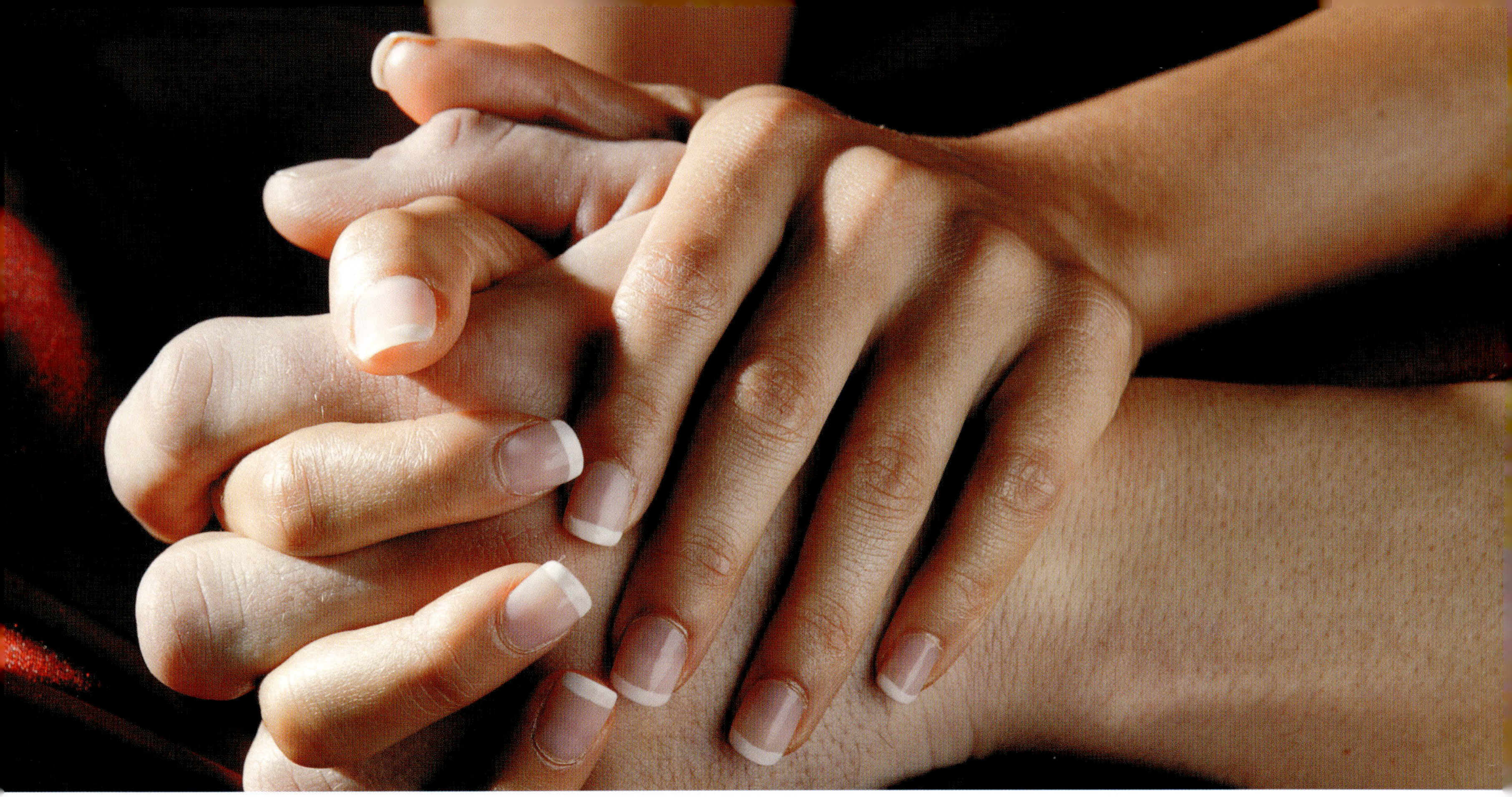

## Ein romantisches Ambiente schaffen

### DAS SCHLAFZIMMER

Für ein romantisches Ambiente braucht man mehr als ein attraktives Schlafzimmer, aber dieser Raum ist trotzdem sehr wichtig. Was du in der Höhle deines Liebhabers nicht vermissen solltest, sind Kerzen, Blumen, saubere, verlockende Bettwäsche, vielleicht ein erotisches Buch, ein hübsches Tuch über das Fußende des Bettes gehängt, Gegenstände, die deinen Sinn für Kunst und Literatur widerspiegeln. Keine schmutzigen Kleidungsstücke auf dem Boden, keine Staubwedel in der Ecke und keine Puppen oder Teddybären.

### DAS GEISTIGE AMBIENTE

Deine Einstellung zur Romantik ist ein wichtiger Teil des Ambiente. Du musst bereit sein, Sex zu haben und danach loslassen zu können. Männer verleihen sich an die Frauen, nehmen sich aber wieder zurück. Die Frauen geben sich viel zu oft her.

Die Mythen über Prinzen und Prinzessinnen halten viele Frauen von einer wirklich starken Sexualität ab. Sie glauben, dass der Prinz dafür sorgen wird, dass sie kommen. Sie meinen, dass sie augenblicklich zu einem Pärchen werden, sobald sie Sex haben. Das alte Klischee, dass sie schon die Hochzeit plant, während er noch darüber nachdenkt, wie lange für das postkoitale Kuscheln lang genug ist, hat noch immer seine Berechtigung.

Es stimmt jedoch nicht, dass Frauen Liebe und Sex nicht trennen können. Die meisten Frauen können das. Denn das Geheimnis liegt darin, seine romantischen Fantasien bei Bedarf einzusetzen und sich für die Lust, die Erregung und den Orgasmus genau an dem Punkt fallen zu lassen, wo du damit beginnst, ein bedürftiges, anhängliches Weibchen zu werden. Single-Frauen sind aber nicht die einzigen, die Liebe und Sex voneinander trennen sollten. Natürlich sollten auch verheiratete Frauen dazu in der Lage sein.

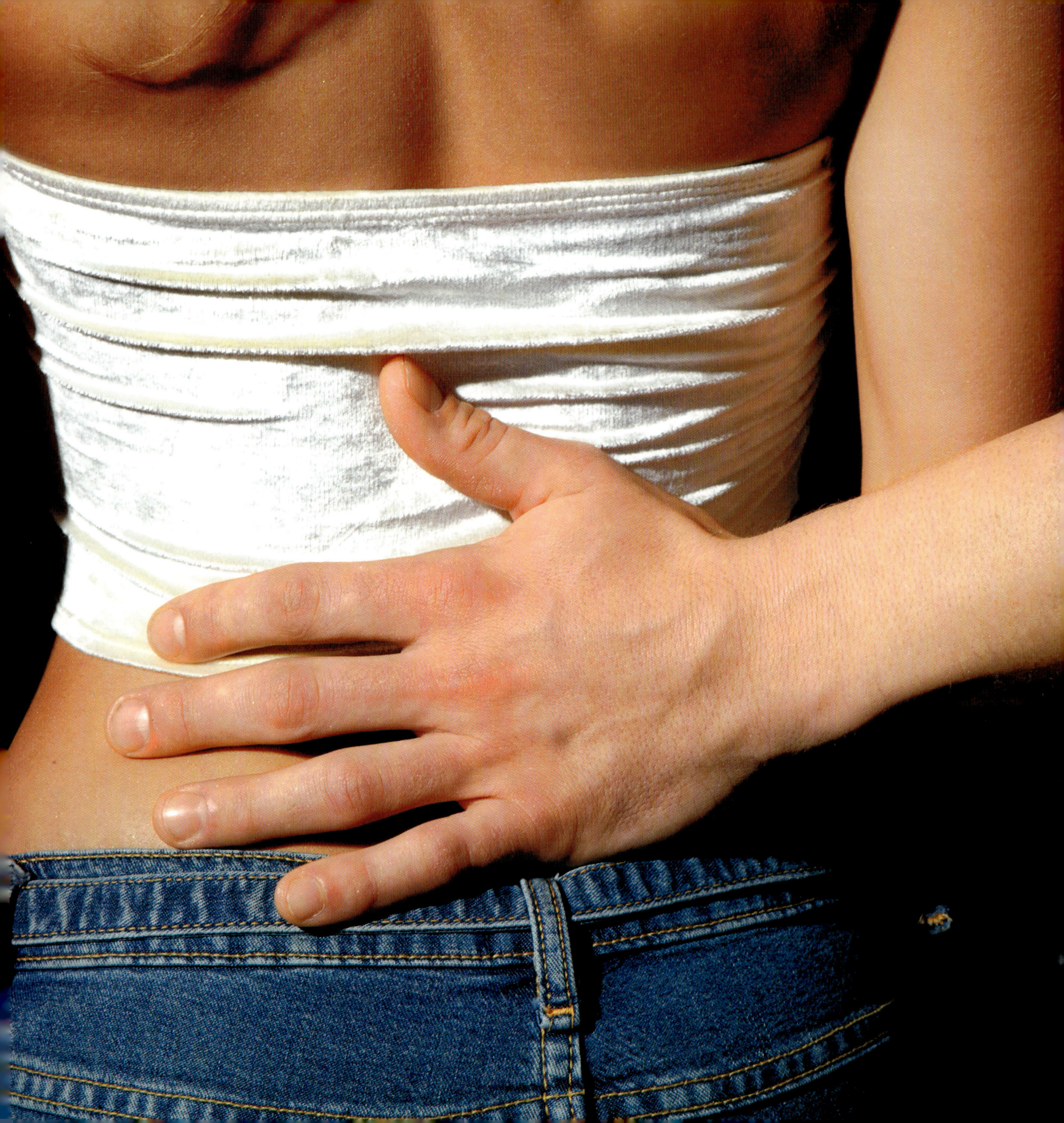

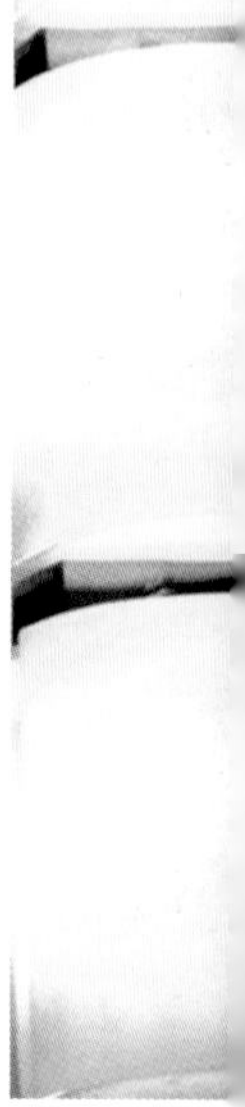

Legt ein Mann seine Hand auf den Rücken einer Frau, dann fühlt sich die Frau durch diese nicht sexuelle Berührung sicher und dem Mann fällt es dadurch leichter, den nächsten Schritt zu tun.

Ihr seid böse aufeinander und er hätte gerne Sex, aber du nicht. Er betrachtet Sex als eine Möglichkeit zur Versöhnung. Du siehst im Sex vielleicht eine Belohnung für die Versöhnung. Diesmal hat er die bessere Idee.

Lege die Wut ab oder verwandle sie in Leidenschaft. Versuche es auf seine Weise.

**Tipp**

Romantische Fantasien zeigen mehr Handlung als sexuelle Fantasien. Der Orgasmus ist mit einem glücklichen romantischen Ende verbunden. Bist du eine dieser Frauen, bei denen Sex und Liebe immer miteinander verflochten sein müssen, dann gib dich einfach deinen romantischen Fantasien hin. Aber lege die Rolle der Heldin wieder ab, sobald das Nachspiel vorbei ist. Du hattest Sex. Es war gut. Du willst es noch einmal haben. Genieße die Rolle einer Frau, die nur auf Sex aus ist, und denke nicht gleich an eine künftige Partnerschaft.

## Nicht-sexuelle Berührungen

Männer wissen instinktiv, dass eine Frau für sexuelle Annäherungen leichter empfänglich ist, wenn sie zuvor auf nicht sexuelle Weise berührt wurde. Die Hand auf ihrem Arm, ihrer Schulter oder ihrem Rücken deutet an, dass sie ihren Weg auch gern woanders hin lenken würde. Psychologen nennen das eine „familiäre Berührung".
Sie fühlt sich wohl bei seinen Berührungen und akzeptiert, dass seine Hände weiter vordringen.

Eine Frau drückt ihre Gefühle der Zärtlichkeit und Zuneigung oft dadurch aus, dass sie seine Hand streichelt oder seinen Arm liebkost. Ihre Berührung ist womöglich spielerischer als seine. Sie wird sich weniger Gedanken darüber machen, ob die Berührung nun willkommen ist oder nicht.

## „Offen gesagt"

„Denke sexy", meint Carole. „Wenn du dich auf deine körperlichen Schwachstellen konzentrierst oder an eine schlechte Erfahrung im Bett denkst, dann sind dir diese Gedanken ins Gesicht geschrieben. Du strahlst Unerfahrenheit aus, also nicht unbedingt die Schwingung, die du aussenden willst. Ich weiß aus Erfahrung, dass das den Tod für die Verführung bedeutet. Er kann in ihrem Gesicht erkennen, was sie denkt. Eine Frau mit genügend Selbstbewusstsein und einer sexy Geisteshaltung übertrumpft eine schöne Frau in jeder Hinsicht.

## STREICHELN

Das Streicheln ist die Sanfteste aller Berührungen und kann mit einem oder mehreren Finger ausgeführt werden. Streiche mit den Fingern oder Fingerspitzen über Gesicht und Nacken, Handrücken, Unterarm oder auch Oberschenkel. Drücke nicht zu hart auf und bleibe nicht zu lange auf einer Stelle. Streicheln ist ein Necken, ein Versprechen.

Tipp: Die allererste Berührung sollte ein Streicheln sein. Konzentriere dich auf das, was du tust, und fühle die Wärme und die Beschaffenheit der Haut unter den Fingern, während du über seinen oder ihren Körper gleitest. Du bildest dir das nicht ein – die Haut deines Partners wird heißer.

## KNETEN

Kneten als frecheres, großflächiges Streicheln bedeutet in diesem Zusammenhang nicht, dass du untersuchen sollst, was während einer Massage geschieht. Knete die Schultern, die Unterarme und den Rücken. Drücke das Fleisch dabei sanft zwischen deinen Fingern und passe den Druck an die Kleidung deines Partners an.

## LIEBKOSEN

Die erotischste Berührung ist die Liebkosung. Man bleibt dabei auf der Haut und streicht nicht nur darüber hinweg. Liebkose mit den Fingern und der Handfläche Hände, Arme, Schultern, den Rücken und vielleicht die Brust oder den Busen, wenn dein Partner dafür empfänglich ist und du dich an einem privaten Ort befindest. Die Daumen sind beim Liebkosen sehr wichtig, denn während du deinen Partner sanft mit den Handflächen und Fingern massierst, solltest du ihn/sie mit dem Daumen streicheln.

### „Offen gesagt“

„Wenn du die Brüste einer Frau durch die Kleidung hindurch liebkost und ihre Nippel dabei nicht erregt werden, dann solltest du noch einmal von vorne beginnen“, erklärt Brian. „Streichle die sichereren Körperzonen und lass ihr ein wenig Platz. Achte auf ihre Augen. Wenn sie sanft werden, versuche sie wieder zu liebkosen.“

### Tipp

Schlüpfe mit den Händen unter sein Jacket und massiere seine Schultern. Das macht das Ganze intimer. Sitzt sie neben dir auf einem Barhocker oder sind ihre Beine auf einem Sessel ausgestreckt, so massiere fest (aber gefühlvoll!) ihre Waden.

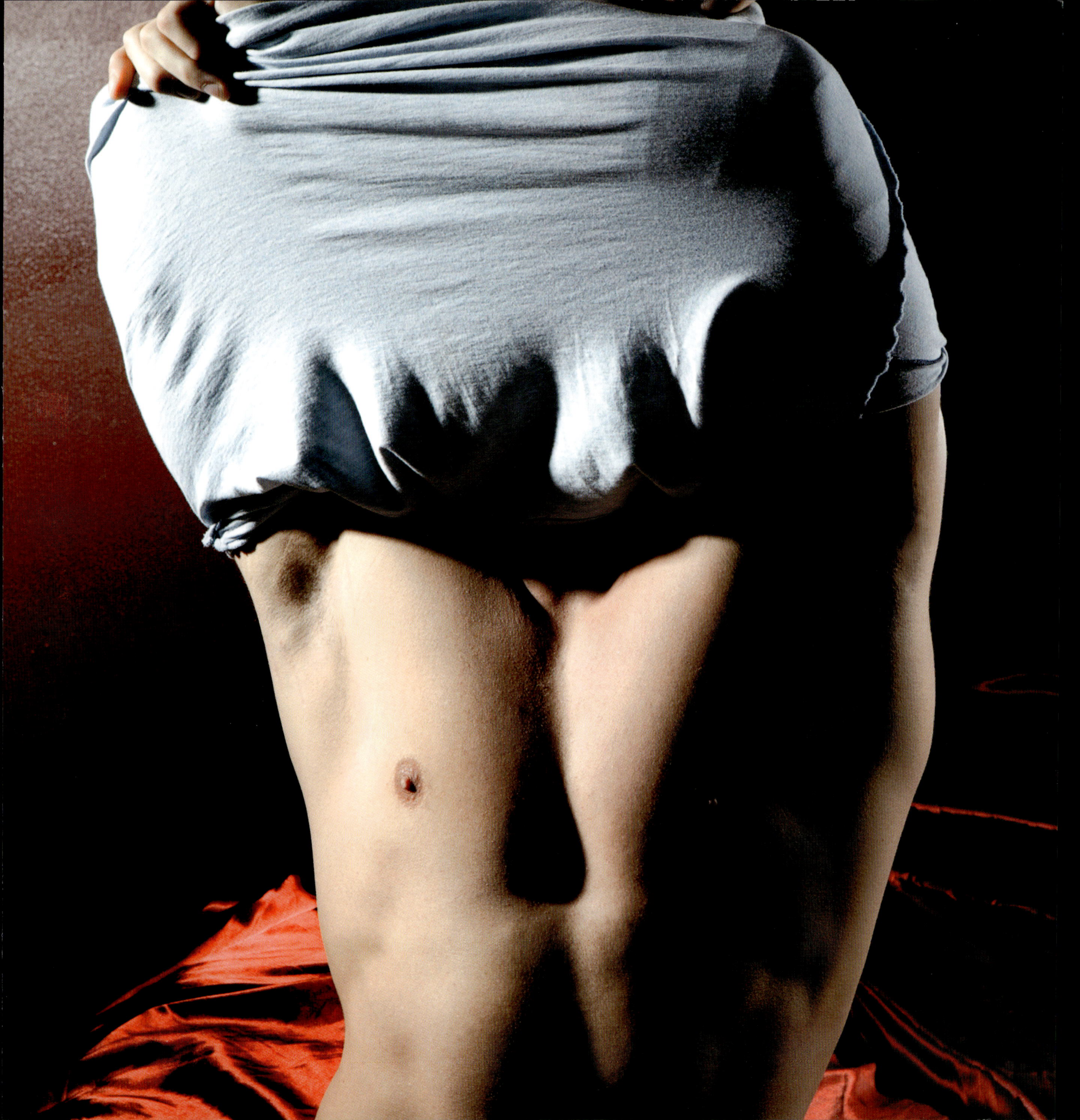

## Eine sexy Unterhaltung

Eine sexy Unterhaltung ist kein „schmutziges" Gespräch, sondern ein geistiges Vorspiel und besteht aus intimen Komplimenten, doppelbödigen und suggestiven Bemerkungen sowie sehr persönlichen Fragen. Du solltest abschätzen können, wie weit du bei deinem Zuhörer gehen kannst, denn zwischen „sexy" und „schmutzig" gibt es nur eine dünne Grenzlinie und jeder zieht hier seine (oder ihre) eigene Grenze.

Denke immer daran: Zuhören kann auch sehr verführerisch sein. Stelle freche Fragen und achte gut auf die Antworten.

Das funktioniert auch bei Paaren. Bringe deinen Partner dazu, einen Teil seiner Fantasien mit dir zu teilen, oder teile deine Träume mit ihm (oder ihr) und warte auf die Reaktion.

**Tipp**

Stelle Fragen wie: „Wann hast du zum letzten Mal Liebe gemacht?" oder „Erinnerst du dich an das erste Mal?" Mache ein Kompliment über ihre Brüste. Erzähle ihm, dass dich seine Stimme zum Orgasmus bringt.

Handelt es sich um deinen regulären Partner, dann verhalte dich so, als hättest du ihn gerade erst getroffen. Stelle ihm Fragen über seine Vorlieben, die du schon lange nicht mehr gestellt hast. Mache ihm Komplimente.

## DIE GESCHICHTE EINES PAARES

Jeremy und Pam dachten, dass sie nach zehn Jahren Ehe alles voneinander wüssten. Eines Abends saßen sie gemeinsam vor dem Fernseher, während die kleinen Zwillinge schliefen. Beim Durchblättern einer Zeitschrift stieß sie auf einen Sex-Quiz und bestand neckisch darauf, die Fragen mit ihm durchzugehen.

„Wir waren überrascht, zu entdecken, dass jeder von uns Fantasien hegte, die wir nie miteinander geteilt haben", erzählt Jeremy.

„Und ich wusste nicht, wie gern er oralen Sex mag", sagt Pam. „Ich dachte immer, er macht das nur für mich."

Dies veranlasste sie dazu, mehr über Sex zu reden. Sie stellten einander andere Fragen und achteten auf die Antworten. Manchmal waren die Antworten überraschend und aufregend.

„Es ist eine Art Vorspiel zum Vorspiel", meint Pam. „Wir hatten so miteinander geredet, als wir uns kennengelernt haben, aber bald nach unserer Hochzeit haben wir damit aufgehört."

„Einander Fragen über Sex zu stellen hat zu mehr Berührungen, Küssen und Sex geführt", erklärt Jeremy.

„Die Moral unserer Geschichte", meint Pam, „ist, dass man nie damit aufhören sollte, zu flirten, einander zu necken und miteinander herumzuspielen."

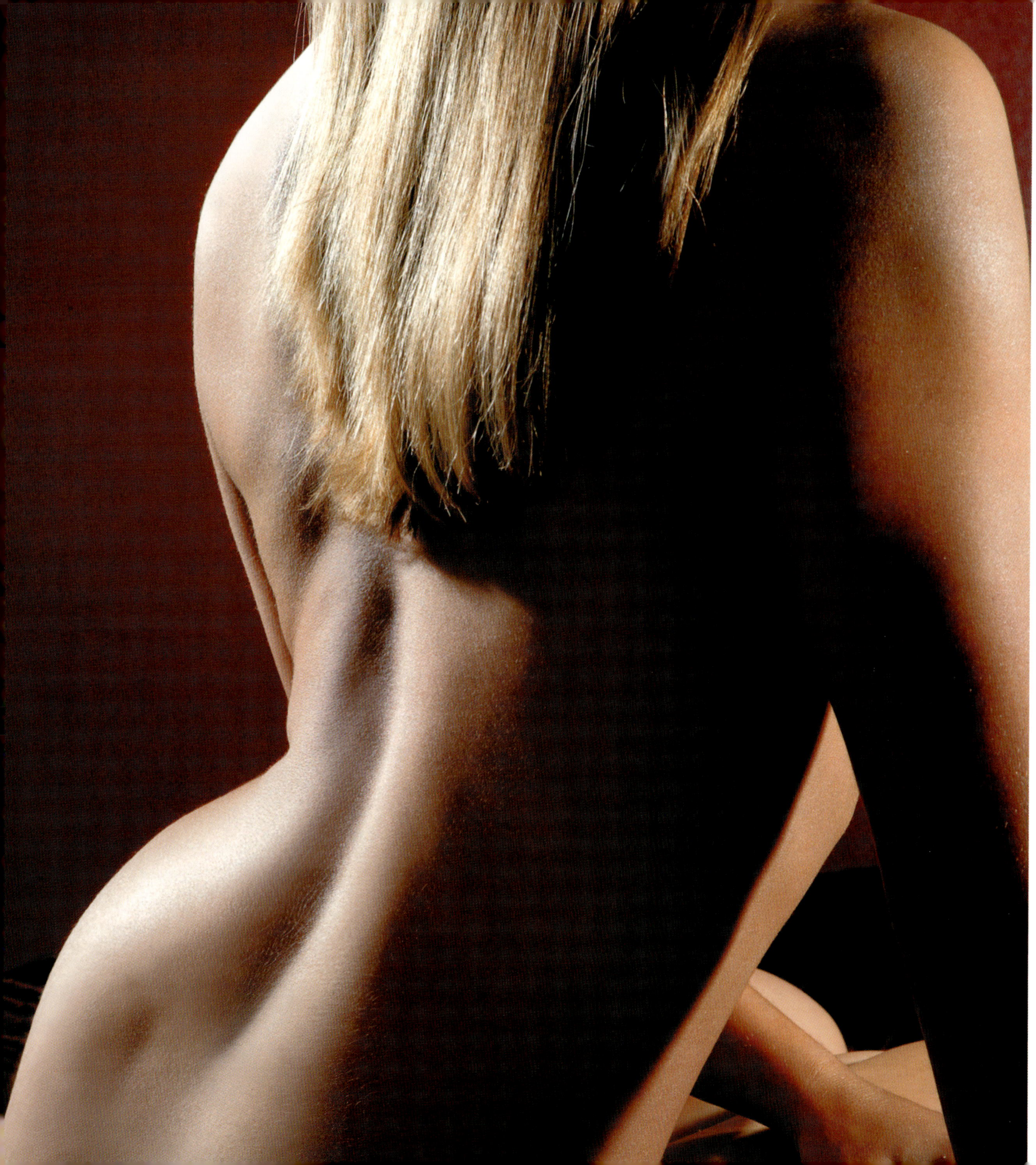

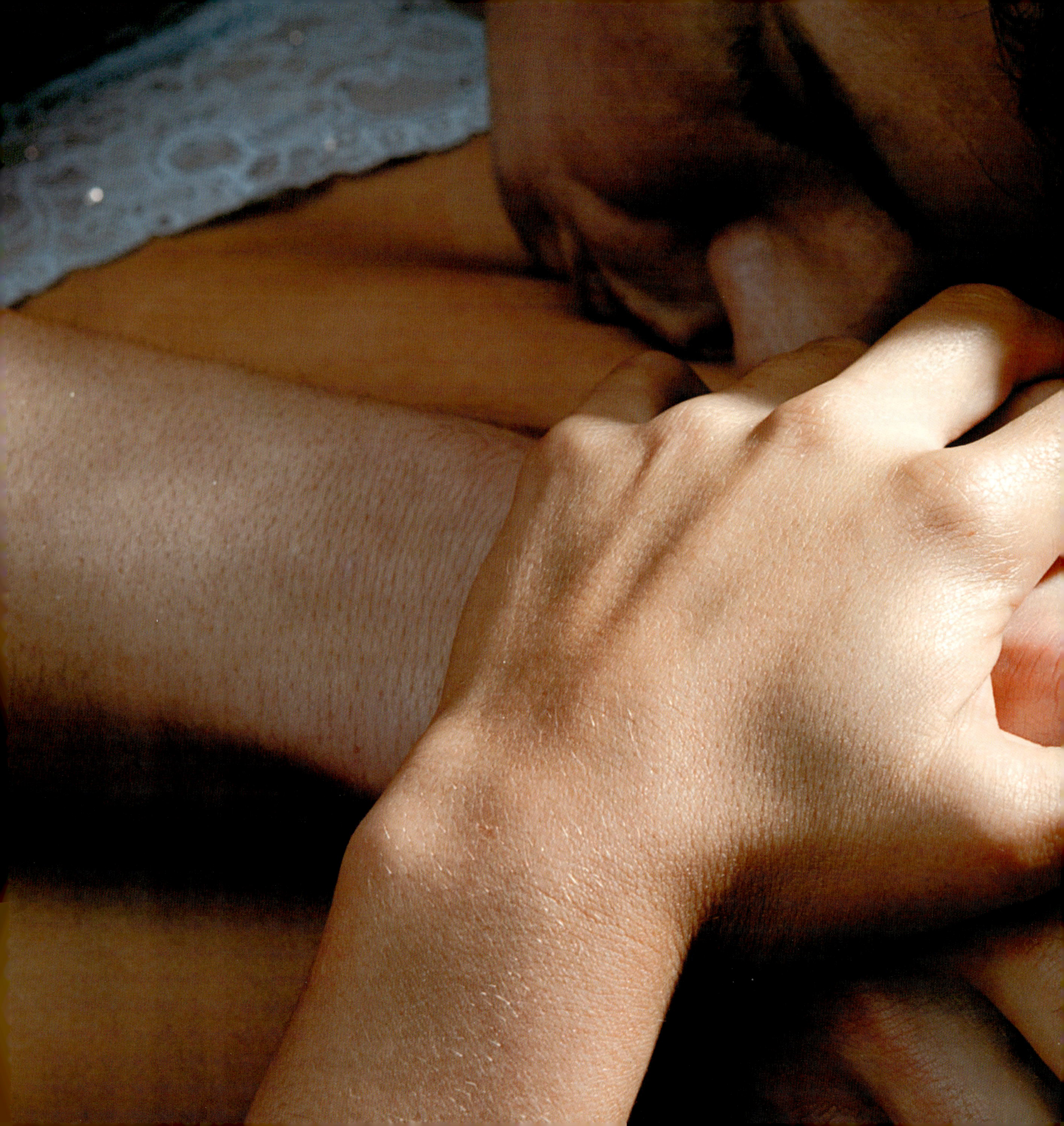

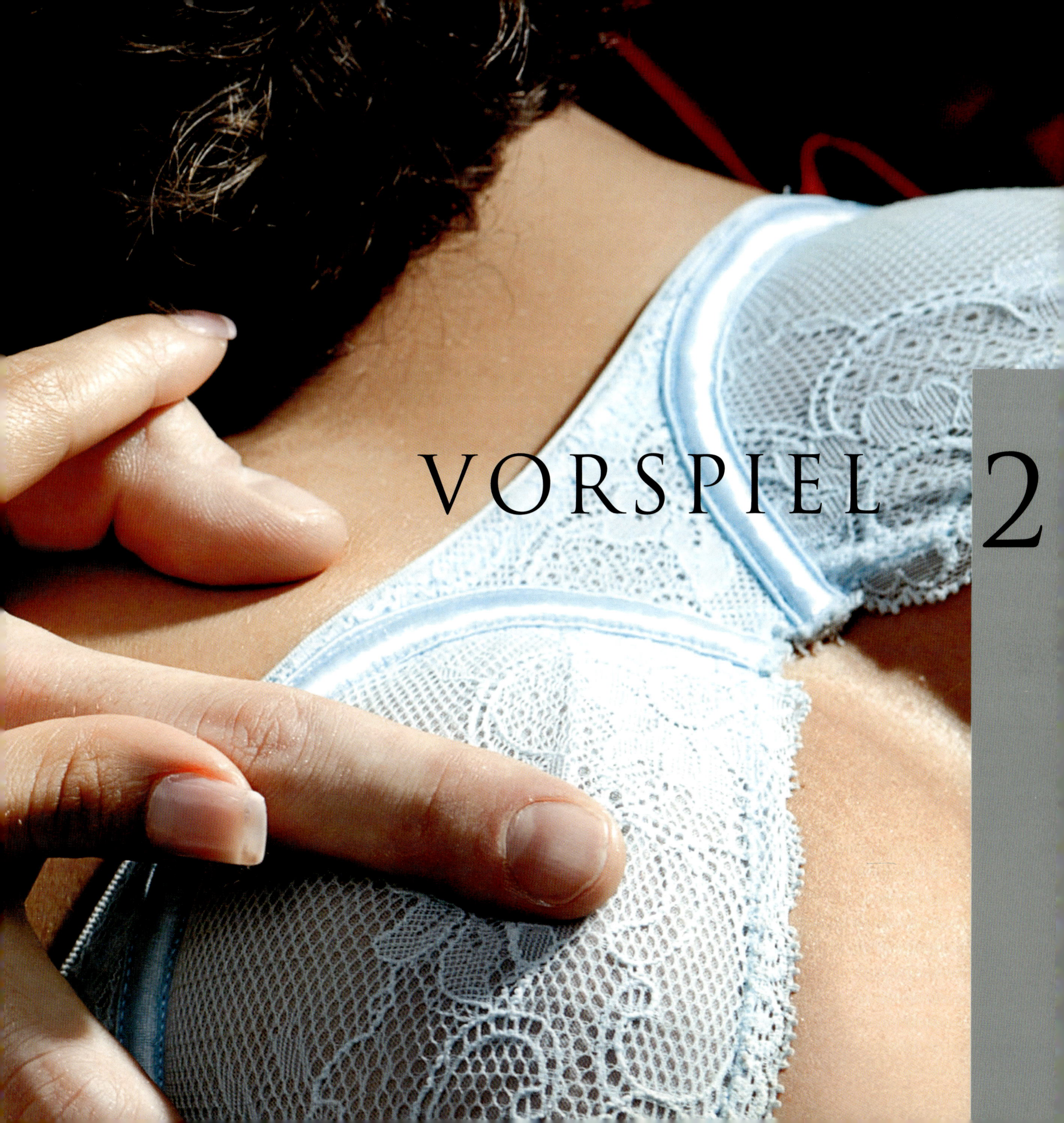

# VORSPIEL 2

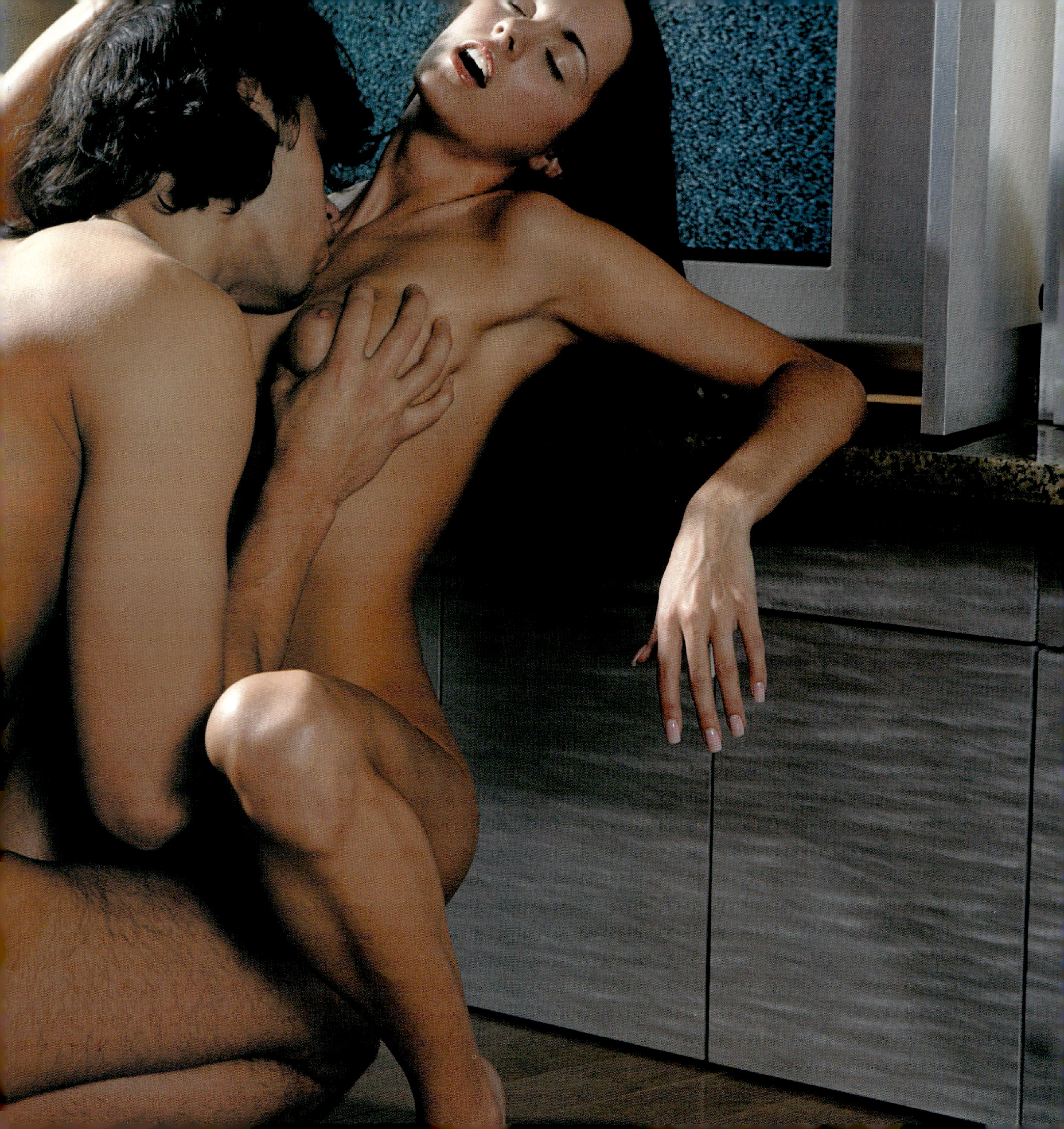

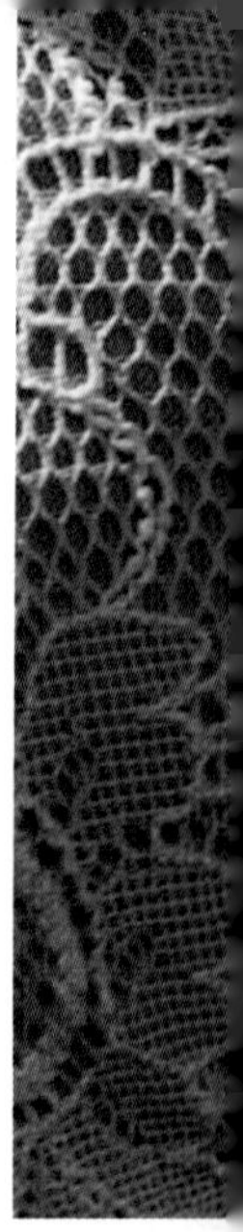

# DAS SPIEL, DAS MAN FRÜHER „VORSPIEL“ NANNTE

*„Das Vorspiel kann guten Sex zu großartigem Sex verwandeln. Ein gutes Vorspiel verbessert den Blutkreislauf im Körper und erhöht die Sensibilität. Jede Liebkosung fühlt sich intensiver an, wenn man erregt ist.“*

— Dr. med. Hilda Hutcherson

VIELE SEXUALTHERAPEUTEN und Experten mögen das Wort *Vorspiel* nicht, weil es darauf schließen lässt, dass es beim Liebemachen in erster Linie um den Geschlechtsverkehr geht. Sie bevorzugen den Begriff *Liebesspiel*, der allen erotischen Transaktionen gleich viel Gewicht gibt und nicht die Betonung auf die Erektion legt. Wie man diese Zeit des Küssens, Berührens und Streichelns auch nennt (die meisten Menschen verwenden übrigens noch immer den Begriff „Vorspiel“), sie ist jedenfalls intensiver als der leichte Körperkontakt beim Flirten und dient dazu, uns mehr als nur ein bisschen zu erregen.

Wir *brauchen* das Vorspiel, um den Sex voll und ganz genießen zu können. Dieses „wir“ schließt natürlich auch die Männer mit ein.

Die Zeitschriften *Glamour* und *Men's Health* machten 2005 dieselbe Umfrage zum Thema Sex und es war nicht überraschend, dass zwei Drittel der *Glamour*-Leser „mehr“ und ein „besseres“ Vorspiel wollten. Die Zuschriften an *Men's Health* auf die Frage nach dem Vorspiel überraschten diejenigen Frauen, die noch immer glauben, dass das Vorspiel etwas ist, was Er für Sie macht. Denn auch zwei Drittel der Männer erklärten, dass sie „mehr“ und ein „besseres“ Vorspiel wünschten. Ich erhielt ähnliche Antworten, als ich vor mehr als zehn Jahren tausend Männer für das Buch *Liebe und Lust der Männer. Ihre geheimen sexuellen Wünsche und Ängste* befragt habe.

Es ist an der Zeit, den Frauen diese Botschaft zu überbringen: Auch Männer lieben das Vorspiel.

# BEVOR DU MIT DEM (VOR-)SPIEL BEGINNST

Es gibt da etwas, das du noch *vor* dem Vorspiel machen solltest.

Du wirst besseren Sex und mehrere Orgasmen haben, wenn du dazu in der körperlich-sexuellen Verfassung bist. Eine der wichtigsten Übungen, die Männer und Frauen für ihr Sexualleben machen können, sind die Kegel-Übungen, die oft von Ärzten als der Weg der modernen Mutter zur Wiedererlangung einer straffen Vagina verschrieben werden, denn sie stärken den Pubococcygeus-(PC-)Muskel bei Männern und Frauen.

Es gibt auch einige Übungen, die aus dem Yoga übernommen wurden und Frauen dabei helfen, die im Beckenbereich angestauten sexuellen Energien loszulassen, sowie Atemtechniken, um die Erregung zu stimulieren.

Diese Übungen sind weder schwer noch zeitaufwändig und bringen deutliche Veränderungen für dein sexuelles Auftreten und Vergnügen. Kegel-Übungen bilden grundlegende Fähigkeiten aus und ohne sie zu praktizieren kannst du beim Sex nicht das Beste für dich (oder deinen Partner) herausholen.

Die ersten beiden Atemtechniken sind kinderleicht zu erlernen und bringen viele Vorteile mit sich. Außerdem musst du doch ohnehin atmen, oder?

**Tipp**

### DER ATEM DES FEUERS

Der Atem des Feuers ist ein einfacher Weg, das Blut mit Sauerstoff anzureichern, wodurch sexuelle Energie verstärkt und die Lust geschürt wird. Du kannst diese Übung vor oder nach dem Liebemachen anwenden, um sie in Stimmung zu bringen oder die Erregung anzuheizen.

Atme in schnellen, rhythmischen Zügen durch die Nase und halte dabei den Mund geschlossen. Mache das täglich ein bis drei Minuten lang und natürlich beim Sex.

Hast du den Atem des Feuers gelernt, so füge noch das Feueratmen hinzu. Die ähnlichen Namen deuten auf eine ähnliche Technik hin. Feueratmen kann dich auf eine höhere Erregungsstufe bringen als der Atem des Feuers und später, wenn ich dir die revolutionäre Orgasmus-Schleife beibringen werde, solltest du es können.

Die beiden folgenden Techniken befassen sich mit der Beckengegend. Ziel ist es, die Spannung in dieser Körperregion zu lösen und sie mit heißem Verrlangen zu füllen. Auch das sind wieder leichte Übungen und man fühlt sich noch dazu gut, wenn man sie macht.

**Tipp**

### FEUERATMEN

Lege dich mit angewinkelten Beinen auf den Rücken. Beginne mit einigen tiefen Atemzügen. Atme so weit in deinen Körper hinein, bis du spürst, wie sich dein Zwerchfell dehnt.

Stell dir vor, dieser starke Luftstrom findet seinen Weg bis hinunter zu deinen Genitalien. Drücke diese Luft beim Ausatmen den ganzen Weg wieder zurück und aus dem Körper heraus.

Nach ungefähr einem Dutzend Atemzügen beginne zu hecheln, indem du rasch mit offenem Mund aus dem Bauch heraus atmest. Das machst du zehn bis zwanzig Mal und danach atmest du tief durch die Nase ein und durch den Mund wieder aus. Das Atmen sollte eine durchgehende, kreisförmige Bewegung werden. Stell dir einen Feuerkreis vor, der zuerst als kleiner Kreis beginnt und nur aus Mund und Nase besteht, sich dann weiter ausbreitet und Brustkorb sowie Bauch einnimmt, um sich endlich bis zu den Genitalien auszuweiten. Beim Atmen spürst du die erotischen Wallungen als heißen Kreis im ganzen Körper und die Erregung steigt mit jedem Atemzug.

**Tipp**

## DIE YOGA-KATZE

Begib dich auf alle Viere. Atme ein, wiege den Rücken hin und her, ziehe dabei die Schultern hoch und ein und hebe den Kopf. Jetzt atme aus, mach einen Buckel und drücke das Becken nach unten. Zieh das Zwerchfell ein und spanne den Schließmuskel an. Leg das Kinn auf die Brust und wiederhole das Ganze neun Mal. Danach ruh dich aus und mache anschließend einen weiteren Durchgang.

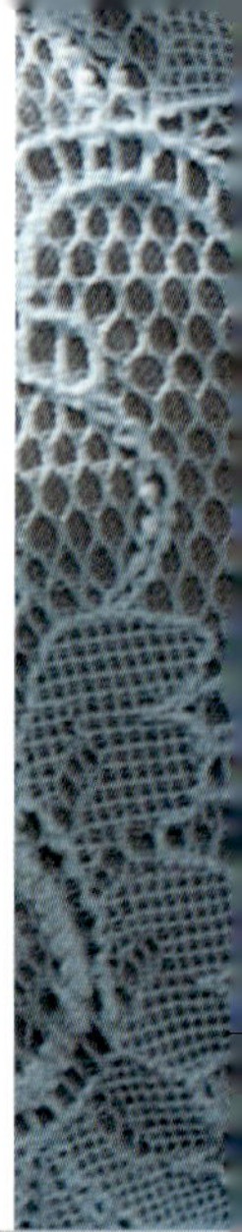

Die folgende Übung enthält Elemente des Yoga, fügt jedoch noch eine Komponente aus dem Rock'n'Roll hinzu.

**Tipp**

## DER BECKEN-ROCK

Stelle dich in einem sexy Höschen und Büstenhalter vor einen großen Spiegel und lasse die Arme locker herunterhängen. Atme tief durch den Mund bis in den Bauch hinunter. Stell dir vor, wie du die Luft ins Becken und in deine Vagina hinein- und wieder herausatmest.

Beginne dich aus dem Becken heraus vor- und zurückzuwiegen. Brust und Rücken sollten dabei entspannt bleiben und die wiegende Bewegung sollte im Becken zentriert bleiben. Dränge beim Einatmen nach vorne und lass das Becken beim Ausatmen zurückschwingen. Wiege dich drei oder vier Minuten lang, bis du dich sexy fühlst.

Das ist letztendlich die Übung, die du wirklich und ohne Ausrede machen must. Spürst du erst die Auswirkungen auf dein Sexualleben, so wirst du ohnehin keine Ausreden mehr brauchen.

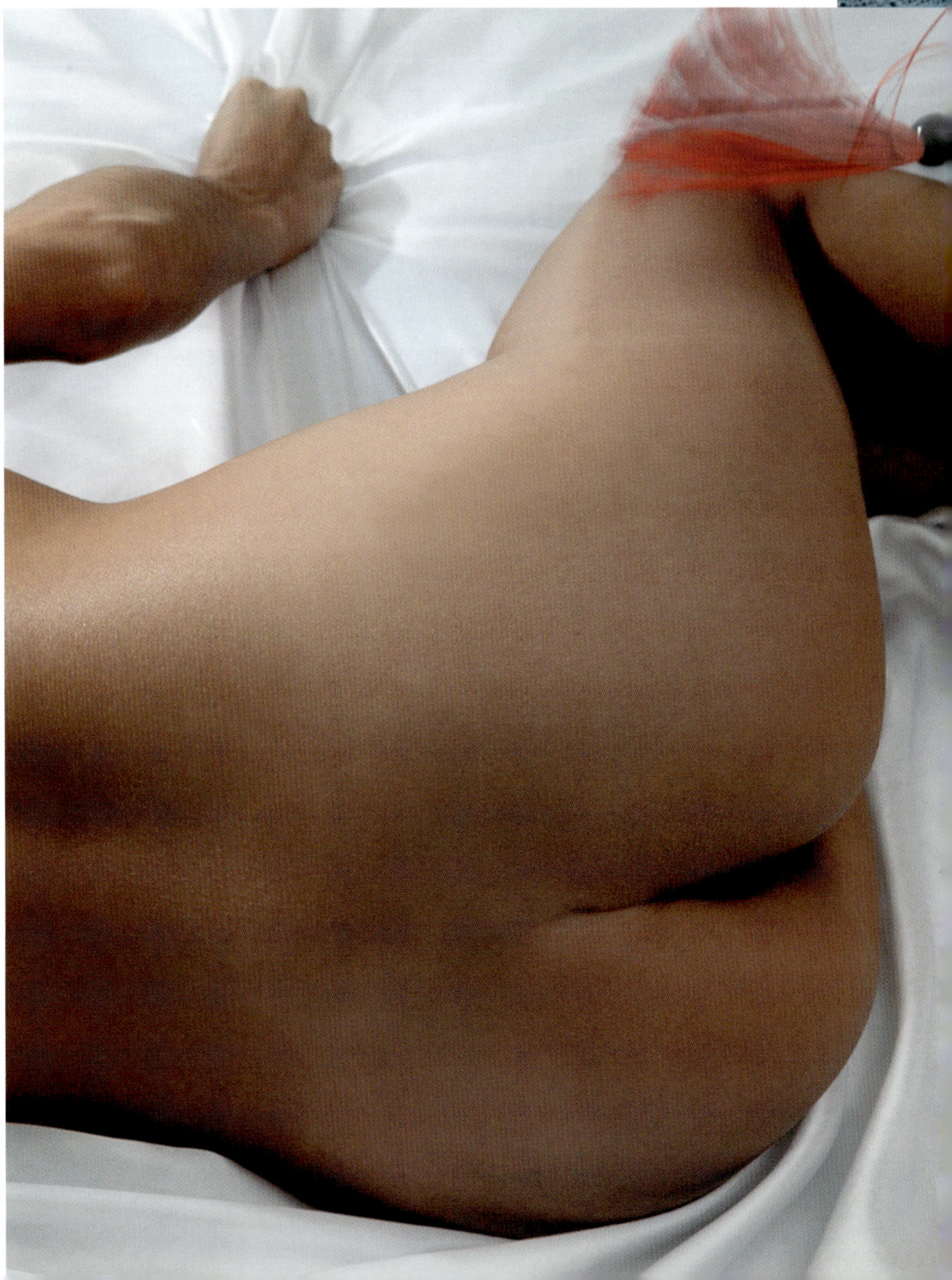

## DIE GESCHICHTE EINES PAARES

Wie viele Frauen so war auch Carolyn nach der Geburt eines Kindes unzufrieden mit dem Sex. Ihre Vagina war gedehnt und der Geschlechtsverkehr fühlte sich für sie sie und ihren Ehemann John nicht mehr so gut an. Ihr Arzt verordnete ihnen Kegel-Übungen. Nach einem Monat bemerkte sie, dass ihre Vagina wieder enger geworden war und sogar mehr als nur eng, auch elastisch und geschmeidig. Sie fühlte sich sexy und aufgeschlossener und konnte das erotische Spiel besser kontrollieren.

„Ich wurde durch die Kegel-Übungen viel stärker erregt während, er mich küsste und berührte", sagte sie. „Ich hatte da diesen neuen magischen Muskel, lernte ihn zu gebrauchen und hatte dabei eine Menge Spaß."

Auch John bemerkte den Unterschied.

„Der Geschlechtsverkehr wurde besser", erklärte er mir. „Sie wollte auch viel öfter mit mir schlafen und war heißer und sehr, sehr sexy. Ich hätte nie gedacht, dass einfache Übungen einen solchen Unterschied machen würden."

Als sie ihm erzählte, dass auch Männer Kegel-Übungen machen können, meinte er: „Das ist genau das, was ich hören wollte. Ich bin dabei!"

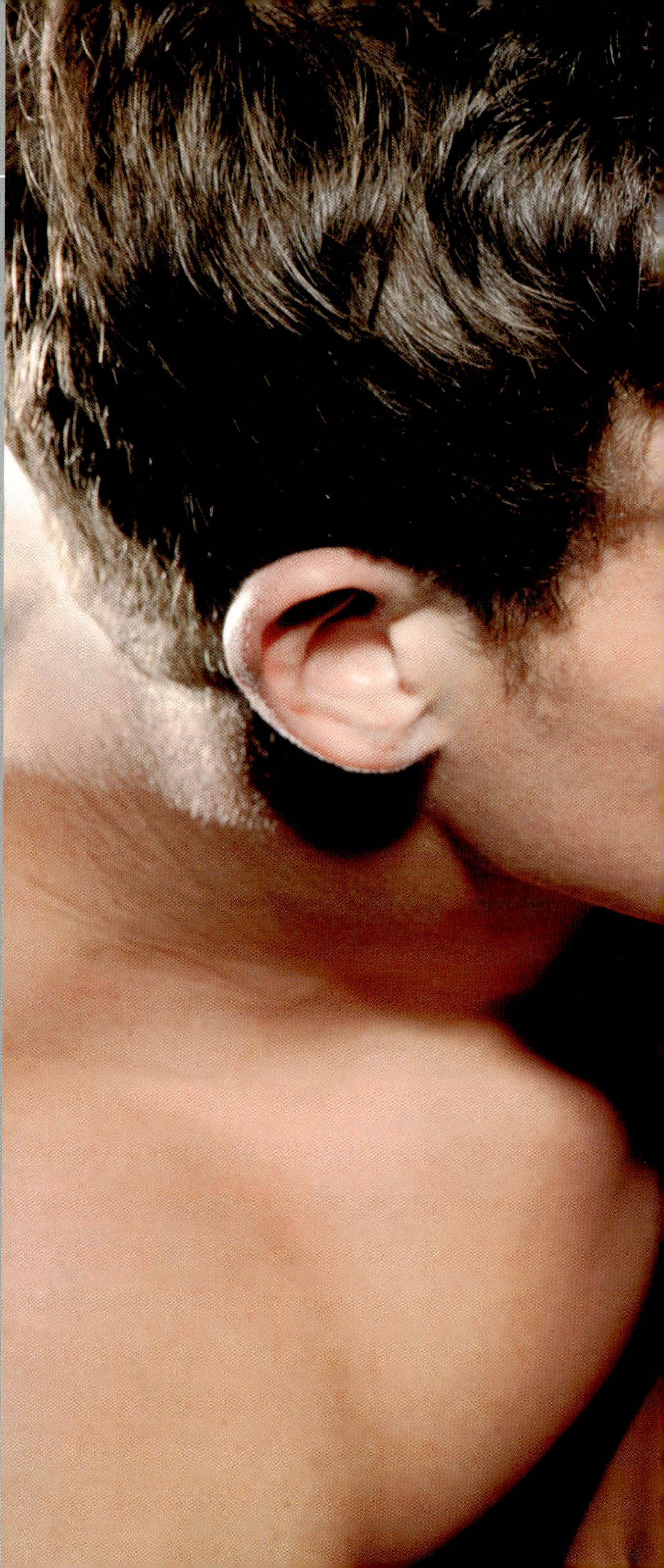

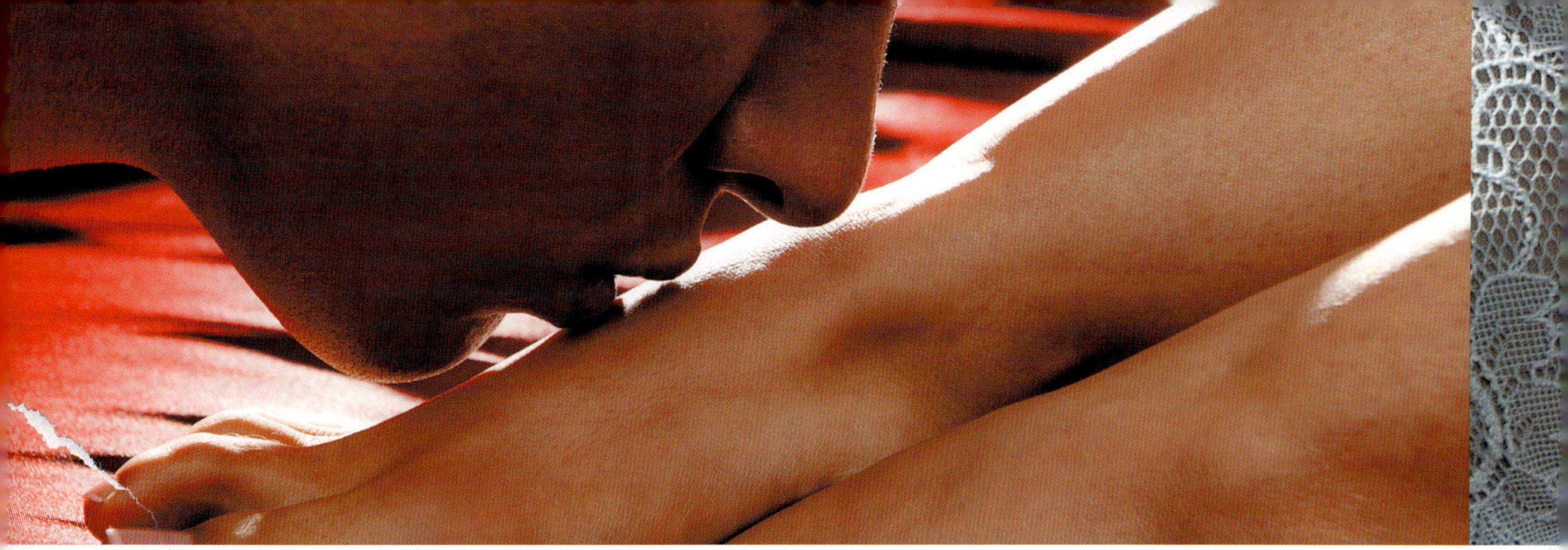

# DIE ELEMENTE DES VORSPIELS

Küssen, Berühren, Streicheln und Liebkosen sind die Elemente des Vorspiels. Beide Partner verwenden Mund und Hände, um einander zu stimulieren und zu erregen. Mit minutenlangem tiefem Küssen und Betatschen der Genitalien ist die Sache jedoch nicht erledigt. Frauen geben üblicherweise an, dass sie gern ein zwanzigminütiges Vorspiel hätten, Männern wollen fünfzehn Minuten.

## Küssen

Beschwerde Nummer Eins bei Frauen über die Art, wie Männer küssen, lautet „zu viel Zungeneinsatz".

Verwende lediglich die Zungenspitze und streiche ihr damit sanft über die Lippen. Erforsche die Spitze und die Seiten ihrer Zunge. Was auch immer du machst, stecke ihr keinesfalls einfach nur die Zunge in den Mund.

Die Beschwerde Nummer Eins bei Männern über die Art, wie Frauen küssen, lautet „Mund unentspannt und zu wenig geöffnet".

Mit geöffneten Lippen und entspanntem Mund solltest du auf seine Lippen achten. Knabbere zuerst sanft an der Unter- , danach an der Oberlippe und lecke daran mit deiner Zungenspitze. Gib ihm jetzt einen Kuss mit entspannten, offenen Lippen und ein wenig Zungeneinsatz. Halte sein Gesicht zwischen deinen Händen und drücke dich leicht von ihm weg, wenn er zu viel die Zunge spielen lässt.

*Sein bevorzugtes Vorspiel? Oraler Sex, sowohl aktiv als auch passiv. Ihre Wahl? Küsse auf den Mund, den Hals, den Nacken und die Brüste.*

## DER FRANZÖSISCHE KUSS

Es geht darum, nicht die ganze Zunge in ihren Mund zu stecken. Das wäre ein Zungen-Sandwich.

Ein französischer Kuss ist ein äußerst delikates Spiel zwischen den Zungenspitzen. Spiele mit der Zungenspitze mit den Lippen und der Zunge deines Partners. Umkreise mit der Zungenspitze seine (oder ihre) Zunge. Ziehe die Zunge zurück und mache so weiter und weiter und weiter ...

Wenn beide sehr erregt sind, dann lass die Zunge in rhythmischen Bewegungen vor- und zurückschnellen. Selbst wenn eure Lippen leidenschaftlich ineinander verkeilt sind, kämpfen die Zungen nicht um den Platz im Mund. Neckt einander nur mit den Spitzen eurer flinken Zungen.

### Tipp

Verwandle diesen heißen Kuss in eine Entkleidungszeremonie. Heize die situation mit deinen Küssen und Liebkosungen an. Lass die Hände beim Küssen nicht untätig, sondern streichle damit über den Körper deines Partners. Streife mit den Händen ihre Bluse in die Höhe und streichle ihre Brüste. Wenn es leicht möglich ist, dann mach ihr den Büstenhalter auf.

Öffne seine obersten Knöpfe und spiel mit seinen Brusthaaren, während du ihn küsst. Steck deine Hand in sein Hemd und liebkose seine Brustwarzen.

## „Offen gesagt“

Calvin erzählt: „Meine Freundin ist sehr auf den Mund fixiert. Sie will immer, dass ich sie beim Geschlechtsverkehr küsse, bei meinem und bei ihrem Orgasmus küsse und sie danach halte und küsse. Ich dachte nicht, dass sie der Kuss auf das Handgelenk so erregen würde, aber ich habe mich getäuscht. Sie sagt, es wäre das Leidenschaftlichste und Zärtlichste gewesen, das ich je für sie getan hätte.“



## Der verführerische Kuss (dem die Frauen nicht widerstehen können)

- Nimm ihr Gesicht in deine Hände und blicke ihr zärtlich in die Augen. Nähere dich langsam für den Kuss. Beim Küssen halte ihren Kopf und Nacken in den Händen.
- Lehne dich gegen eine Wand oder Tür. Nimm ihre Hände und halte sie über ihren Kopf, während du mit der Zungenspitze und den Lippen ihre Lippen, ihre Zunge und ihren Mund erforschst.
- Schmieg dich an sie und vergrabe das Gesicht in ihrem Nacken und ihrem Dekolletee.
- Kehre zum Kuss zurück. Küsse sie so lange, bis du fühlst, wie sie mit deinem Körper verschmilzt. Danach halte sie einfach nur.

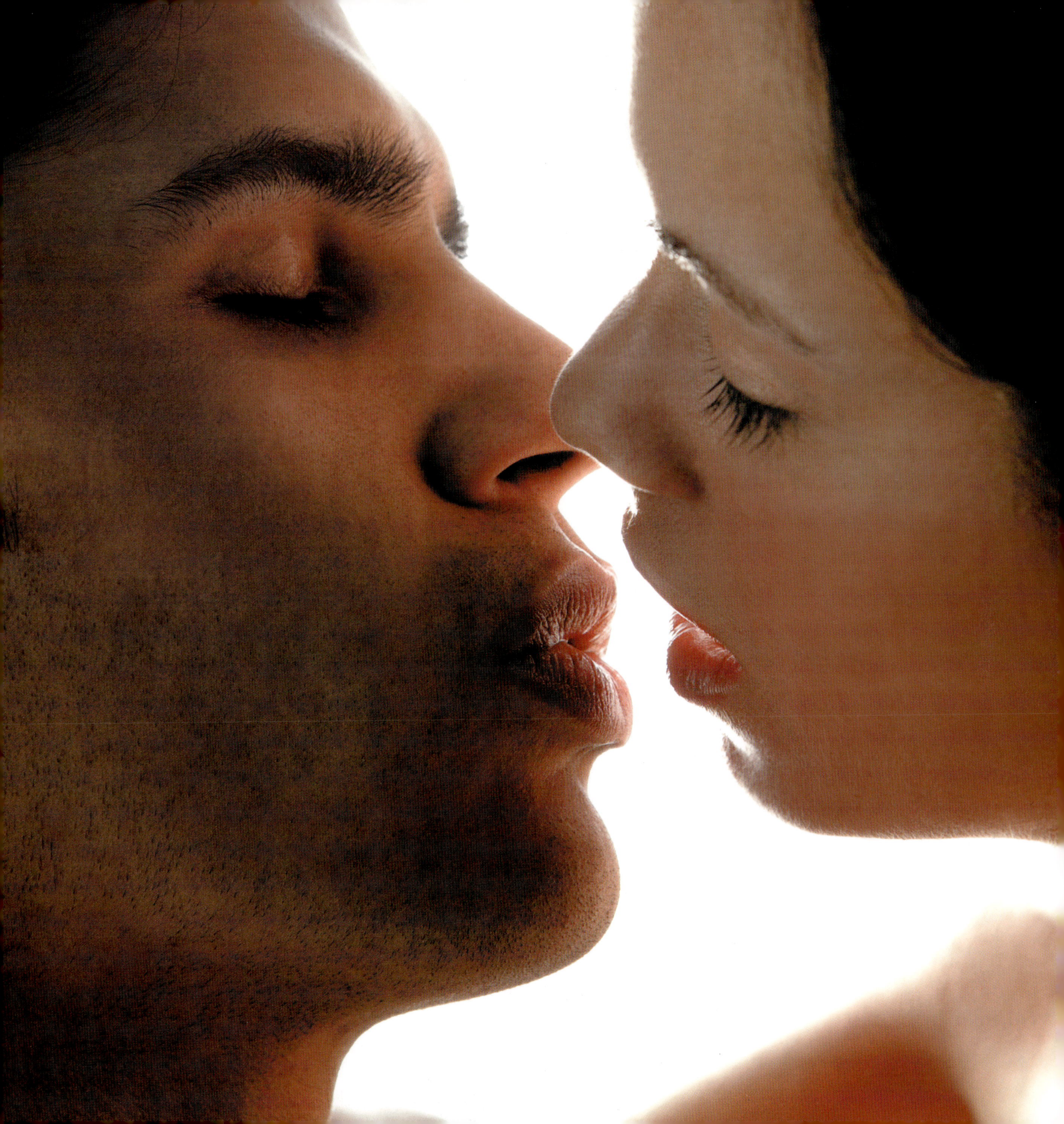

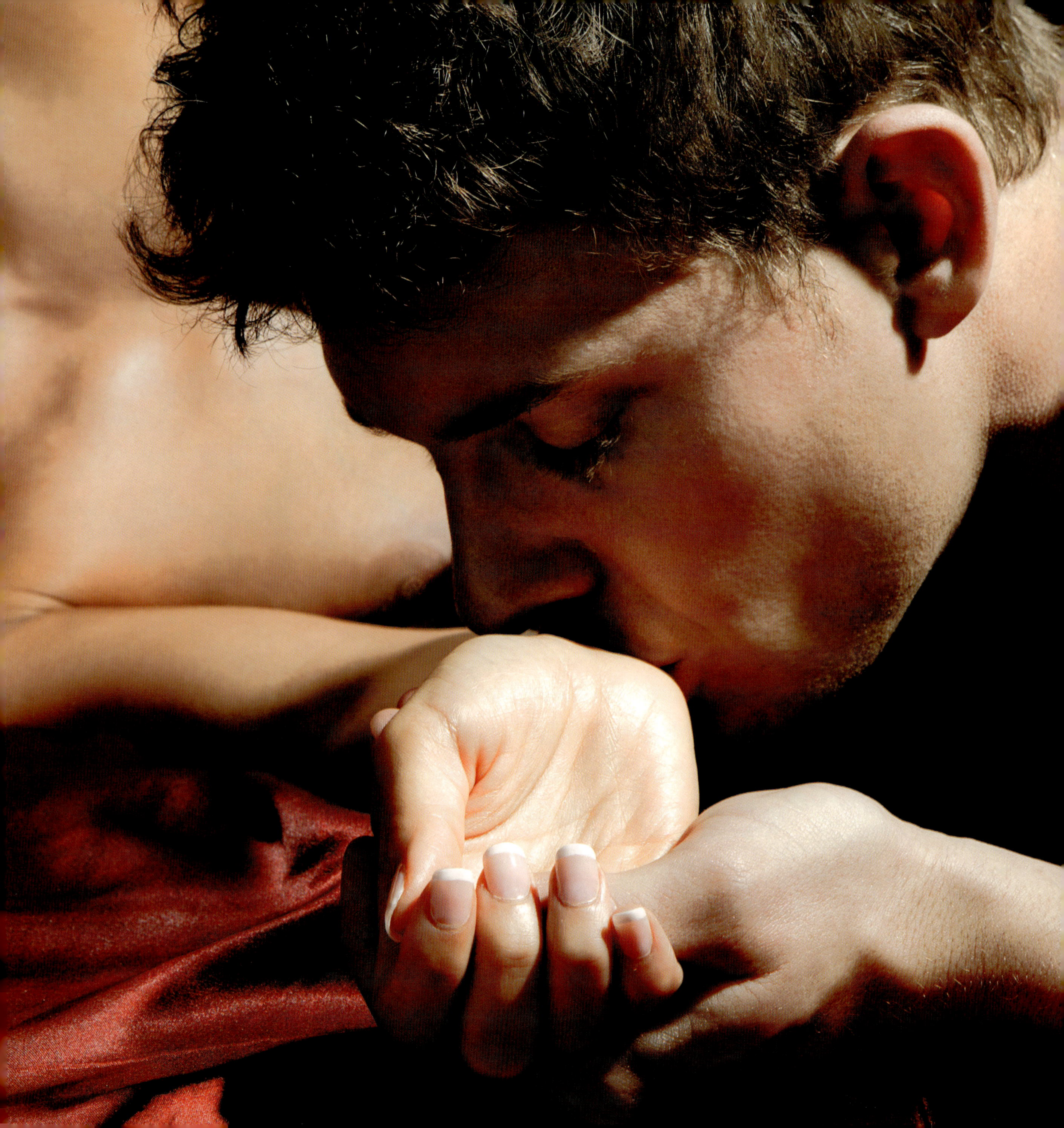

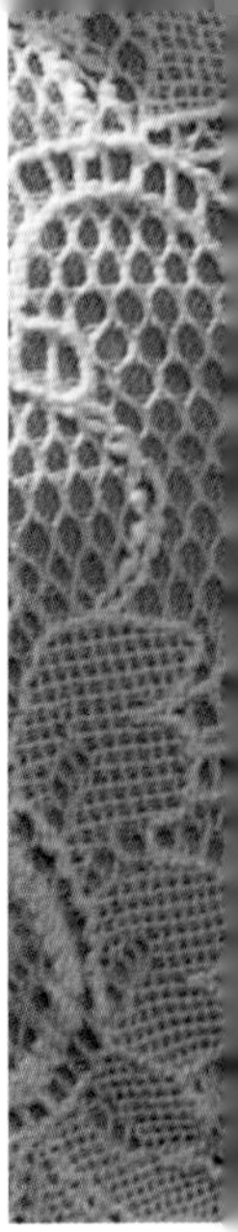

### DER VERFÜHRERISCHE KUSS AUF DAS HANDGELENK

Michel, der charmante französische Gigolo, der mir diesen Kuss gezeigt hat, nennt ihn „den Kuss der Küsse", weil man dabei den Puls des Liebhabers auf den Lippen spüren kann. Die Anweisungen sind für einen Mann geschrieben, der das Handgelenk einer Frau küsst, aber eine Frau kann einen Mann auf dieselbe Weise und mit großartigem Effekt küssen.

Küsse die Innenseite ihres Handgelenks. Halte deine Lippen auf dem Handgelenk, bis du ihren Puls spürst. Schau ihr dabei die ganze Zeit über in die Augen.

Streiche mit deinen Lippen sanft über ihre Lippen und nimm ihr Gesicht zwischen deine Hände. Während du ihr in die Augen blickst, presse deine Lippen sanft auf ihre Lippen, wie du es zuvor bei ihrem Handgelenk gemacht hast.

Schließe kurz die Augen, führe ihre Handgelenke wieder an deine Lippen und behalte sie dort, bis du ihren wilden Herzschlag spürst.

Küsse sie jetzt französisch.

*„Ein Kuss ist heilig", meint Michel. „Ein Mann dringt in die Seele einer Frau, wenn er sie küsst."*

## Die Augen offen oder geschlossen?

Studien zeigen, dass neunzig Prozent der Frauen beim Küssen die Augen schließen, während es bei den Männern nur etwa ein Drittel ist. Warum schauen die Frauen nicht?

Wir verpassen die Gelegenheit zu intensiverer emotionaler Intimität, wenn wir unsere Augen fest geschlossen halten, und sollten Männer sich nicht besser damit auskennen, da sie doch versuchen, beim Küssen Augenkontakt herzustellen? Männer binden sich mit größerer Intensivität, wenn sie dir beim Liebemachen in die Augen schauen können.

Mit offenen Augen kannst du auch subtilen Einfluss auf den Kuss-Stil eines Mannes nehmen. Er kann sehen, wie sich seine Küsse auf dich auswirken. Zeigen sie keinerlei Wirkung, dann wird er einige Änderungen vornehmen.

Halte Augenkontakt und nimm sein Gesicht in deine Hände, sodass du ihn leicht an dich ziehen oder von dir wegdrücken kannst. Wenn er deine Augen sehen kann, wird er sich deiner Führung eher hingeben.

**Tipp**

### DER DUFTENDE KUSS

Parfümiere nur die Teile des Körpers, die dein Liebhaber berühren soll. Das können so offensichtliche Körperstellen wie die Genitalien sein, aber auch Stellen, von denen du wünschst, er würde sie öfter berühren, etwa die Armbeugen oder die Innenseiten der Knie und Ellbögen. Lass ihn oder sie ein wenig schnuppern und an den parfümierten Stellen tief atmen. Keine Berührungen! Er/sie küsst dich mit der Nase. Vergewissere dich zuvor, ob er oder sie den Duft auch mag.

## Am Körper hinabküssen

Hast du genügend Zeit, um ausgiebig der Liebe zu frönen, dann küsse den Körper deines Partners beim gegenseitigen Ausziehen von oben bis unten. Stelle sicher, dass du auch die „erogenen Zonen" triffst, jene magischen erotischen Stellen, die extrem empfindlich sind gegenüber Berührungen mit der Hand oder dem Mund. Gewöhnlich weißt du, wo sie zu finden sind, aber vielleicht triffst du sie beim Vorspiel, Oralsex und Geschlechtsverkehr nicht ganz effektiv.

Hier ist ein guter Platz für eine kleine Ausführung über die erogenen Zonen.

### IHRE EROGENEN ZONEN

- DER K-PUNKT: die Klitoris. Das kleine rosa Organ, das wegen der ähnlichen Form oft mit dem Penis verglichen wird, liegt dort, wo die inneren Schamlippen sich am oberen Ende der Vaginalöffnung verbinden. Die Klitoris und das umliegende Gewebe sind der sexuell empfindlichste Teil des weiblichen Körpers.
- DER G-PUNKT: die kleine raue Gewebsmasse, die sich auf einem Drittel des Weges entlang der vorderen Vaginalwand befindet, ist nach dem deutschen Gynäkologen Ernst Grafenberg benannt, der ihn in den vierziger Jahren des zwanzigsten Jahrhunderts „entdeckt" hat. Natürlich haben die Verfasser des Kamasutra schon vor tausenden Jahren über diese Stelle geschrieben. Der G-Punkt schwillt an, sobald man ihn stimuliert, und manche Frauen kommen dadurch zum Orgasmus.
- DIE AFE-ZONE. Die Anterior-Fornix-Erotik-Zone ist ein kleines Hautstück, das näher am Gebärmutterhals liegt als der G-Punkt. Jede Frau wird sofort feucht, wenn man ihre AFE-Zone streichelt.
- DER U-PUNKT. Bei der Harnröhre (Urethra) denken wir wohl kaum an Sex, aber das Gewebe über der Öffnung und unterhalb der Klitoris ist ein Lustpunkt. Hier liegt ein guter Punkt, um eine Frau nach einem Orgasmus erneut zu stimulieren, wenn ihre Klitoris zu sensibel für Berührungen ist.
- INDIVIDUELLE EROGENE ZONEN. Manche Frauen haben sehr sensible Brüste oder Brustwarzen. Andere mögliche erogene Zonen sind die Innenseiten der Oberschenkel, die Rückseiten der Knie und die Hinterseite des Halses.

### SEINE EROGENEN ZONEN

- DER H-PUNKT. Wer weiß nicht, dass der Kopf seines Penis am empfindlichsten ist? Aber vergiss nicht die Corona, diesen dicken Hautkamm, der den Kopf vom Schaft trennt und äußerst sensibel für jede Berührung ist. Mit dem Finger oder der Zunge daran herumzuspielen kann einen Mann verrückt machen.
- DER F-PUNKT. Das Frenulum ist das lockere Hautfältchen auf der Unterseite des Penis, wo der Kopf auf den Schaft trifft. Bei den meisten Männern ist es sehr empfindlich.
- DIE R-REGION. Das Raphe ist die sichtbare Linie auf der Mitte des Hodensackes, eine Region der männlichen Anatomie, die beim Liebemachen allzu oft übersehen wird. Die Haut des Hodensackes ist sehr sensibel, ähnlich den Schamlippen einer Frau.
- DIE P-ZONE. Das Perineum ist die Gegend zwischen dem Anus und dem Ansatz des Hodensackes. Da es reich an Nervenenden ist, ist es bei vielen Männern die zweitwichtigste erogene Zone und der von den Frauen leider am meisten vernachlässigte Punkt.
- DER G-PUNKT. Jawohl, auch er hat einen und er liegt im Inneren des Körpers hinter dem Perineum. Du kannst ihn auf zwei Arten erreichen: indirekt, indem du mit Daumen und Finger auf das Perineum drückst, und direkt, indem du einen Finger in seinen Anus steckst und ihn auf dieselbe Weise streichelst, wie er es bei deinem G-Punkt macht.
- INDIVIDUELLE EROGENE ZONEN: Manche Männer reagieren sehr sensibel auf Berührungen ihrer Ohrläppchen, des Nackens, der Innenseiten der Oberschenkel, der Augenlider, der Brustwarzen und ihres Hinterns.

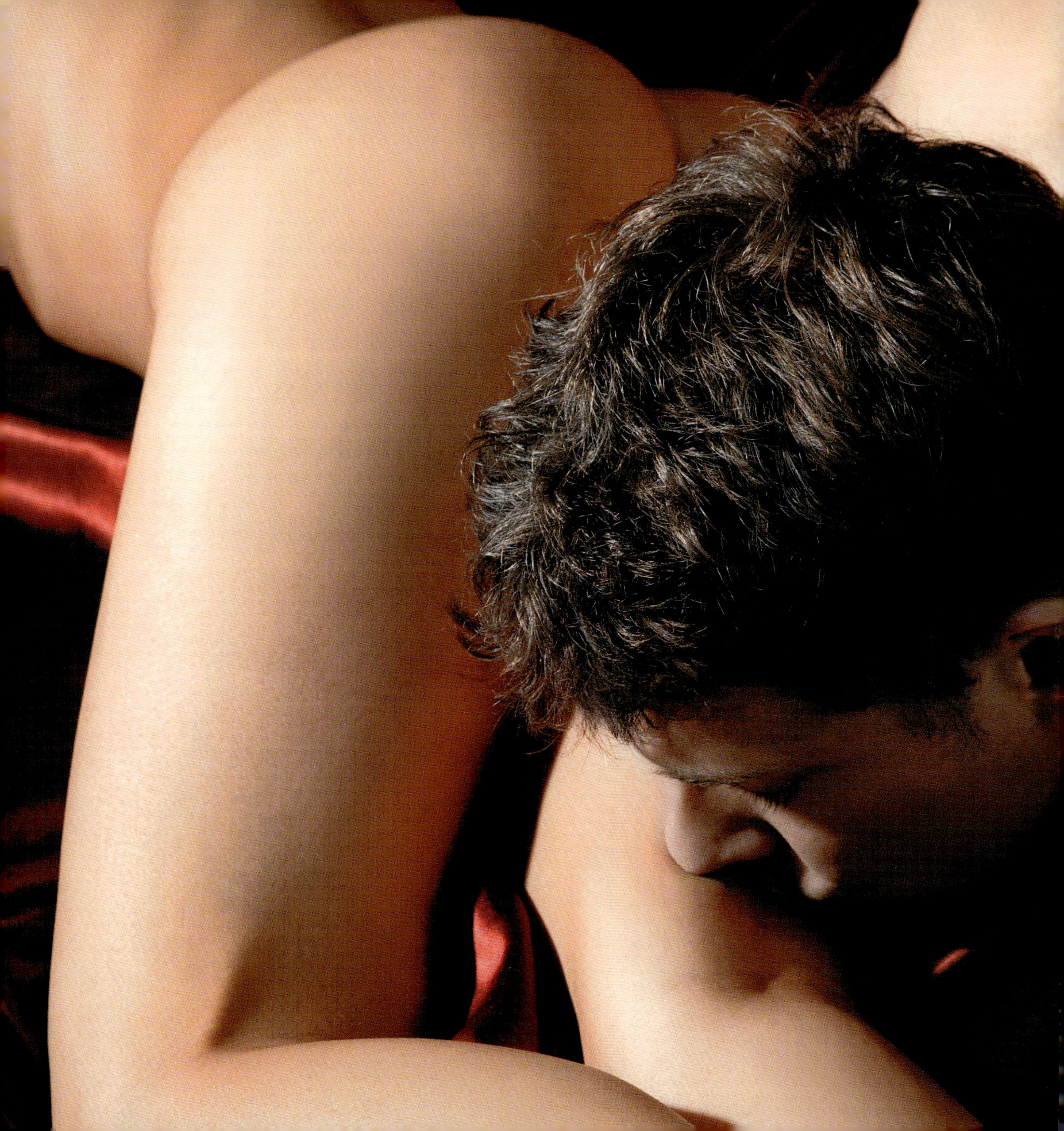

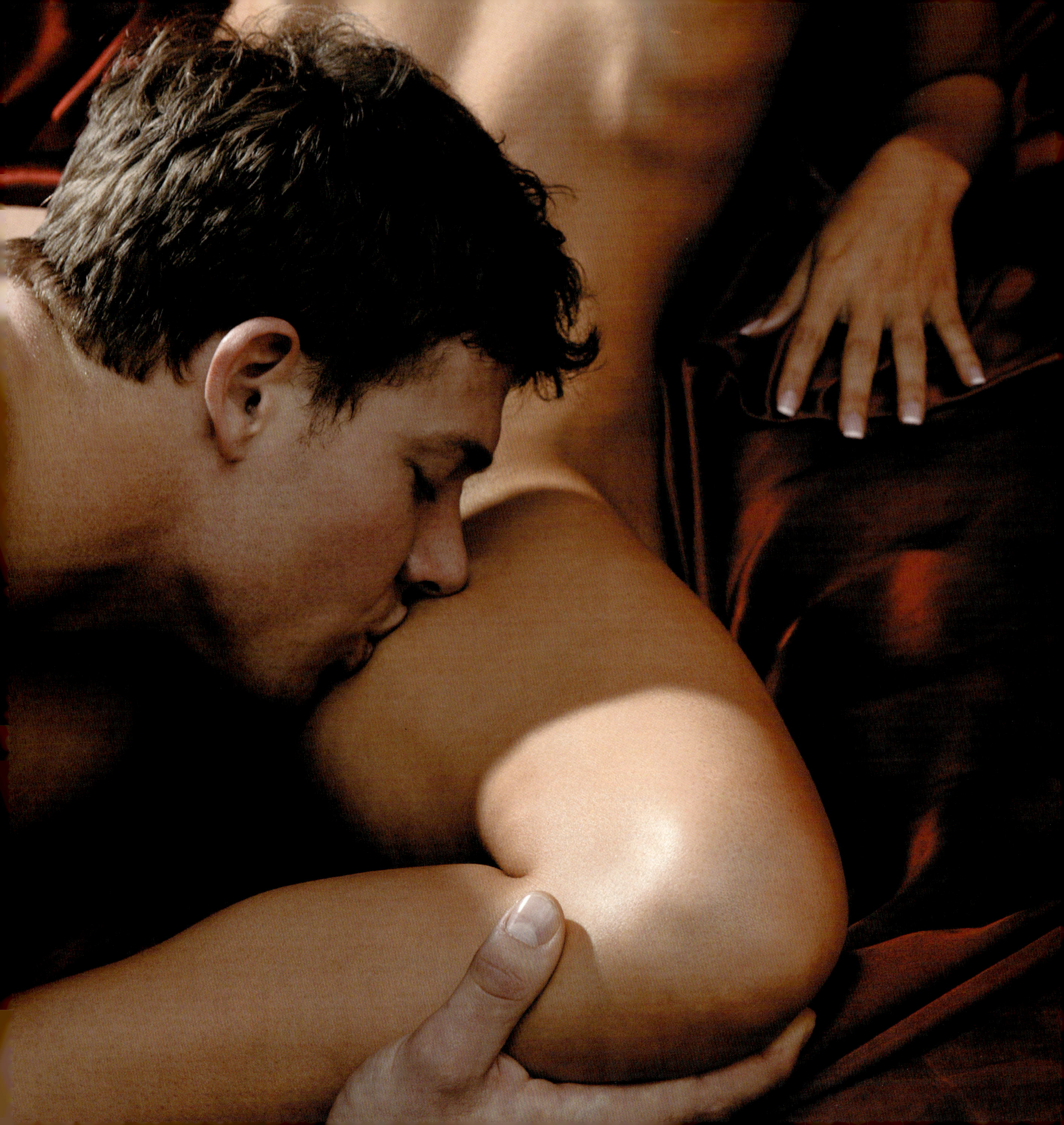

**Tipp**

Benütze Finger und Zunge, um die erogenen Zonen deines Liebhabers zu erforschen und zu stimulieren. Verwende nur geringen Druck, bis er oder sie dir anzeigt, dass mehr gewünscht wird. Achtet man beim Vorspiel auf die erogenen Zonen, das kann das zu explosiven Orgasmen führen.

Kombiniere die Stimulation mehrerer erogener Zonen und massiere etwa seinen Hintern, während deine Zunge über sein Frenulum schnellt. Spiele mit ihren Brustwarzen, während du die Innenseiten ihrer Oberschenkel leckst.

## An Fingern und Zehen saugen

Es erregt viele Menschen, wenn jemand an ihren Fingern oder Zehen saugt, und andere werden erregt, wenn sie daran saugen.

Im Verlauf eines leidenschaftlichen Vorspiels nimm seine Hand, stecke einen Finger in deinen Mund und sauge ihn ein und wieder heraus, während er dir dabei zusieht. Vergewissere dich, dass dein Mund feucht ist.

**Tipp**

Das ist eine sexy Geste, die ihr auch voll angezogen in der Öffentlichkeit machen könnt. Plötzlich rückt die Welt in den Hintergrund. Es gibt nur euch beide und die Einladung zum Geschlechtsverkehr.

Küss dich an ihrem Körper hinab bis zu den Zehen. Nimm jede einzeln in den Mund und sauge einige Augenblicke lang sanft daran. Streichle und massiere ihr dabei die Beine.

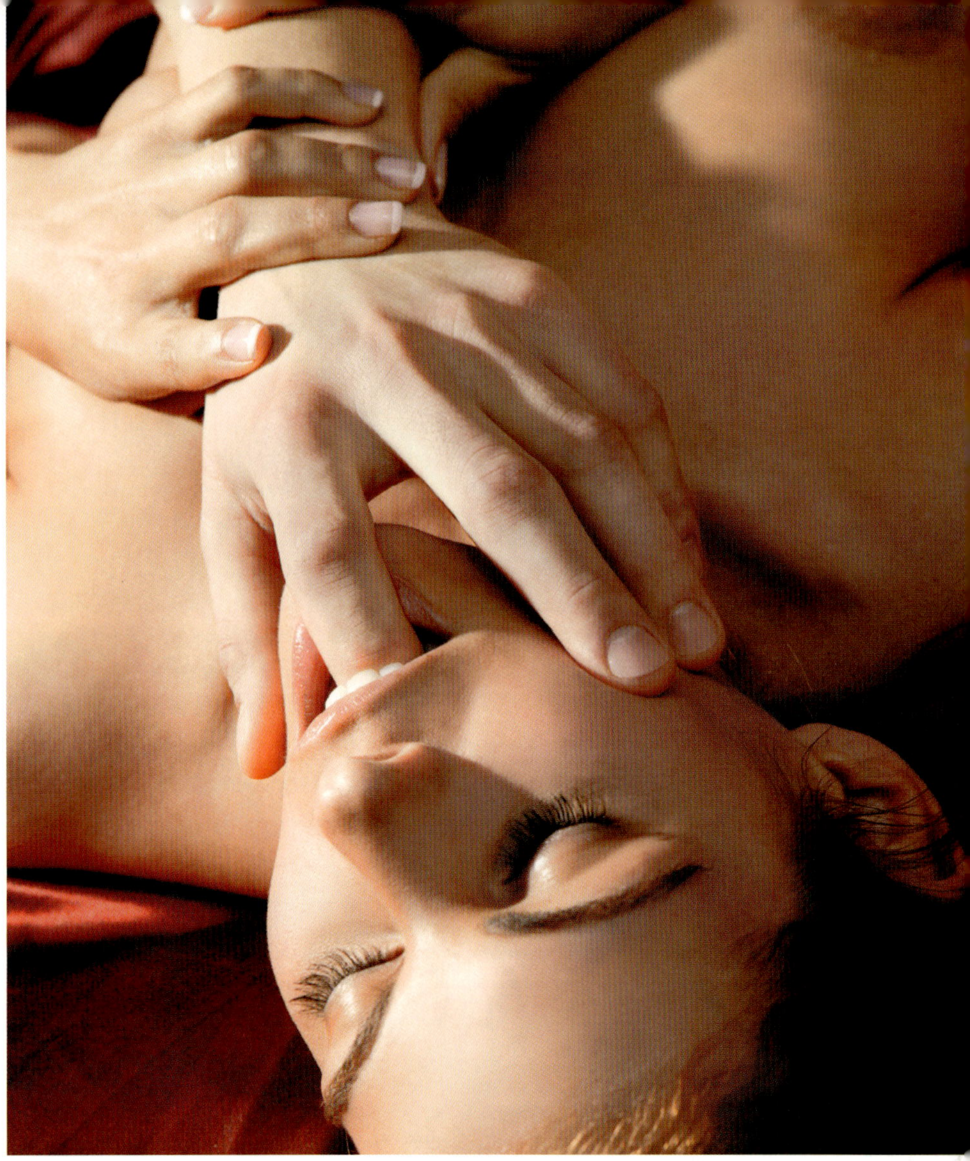

## „Offen gesagt“

Rachel erzählt: „Mein Mann benutzt abwaschbare Körperfarbe, um Kreise um meine heißen Punkte zu ziehen und verschnörkelte Linien an den Innenseiten meiner Oberschenkel. Wir schrieben den erogenen Zonen Zahlen in derselben Farbe zu und ich nannte ihm Zahlenfolgen, die er mit Fingern und Zunge berührte, bis ich den Faden verlor und mich der Lust hingab.“

## ALTE CHINESISCHE LUSTPUNKTE

Antiken chinesischen Texten über die Erotik zufolge hat jeder von uns, ob männlich oder weiblich, bestimmte „Akupunkturpunkte", die bei richtiger Stimulation die sexuelle Kraft und Ausdauer erhöhen. Das mag auf dich zutreffen oder aber auch nicht. Wenn du diese Punkte berührst, wirst du jedenfalls sofort erotische Lust verspüren. Dein Partner wird sensibler auf Berührung reagieren und nach mehr verlangen.

Hier sind die Lustpunkte:

### DAS CINNABAR-FELD

Es besteht aus einer Linie, die von sieben Punkten gebildet wird und vom Nabel bis vors Schambein oberhalb der Genitalien reicht. Denke dir eine Linie, die den Nabel mit diesem Punkt verbindet und fünf zusätzliche Punkte enthält, die alle denselben Abstand voneinander haben. Drücke mit der Fingerkuppe drei bis fünf Sekunden lang auf jeden dieser Punkte.

## „Offen gesagt"

„Ich liebe es, wie mein Mann mich berührt," meint Karen. „Wenn er seine Hände auf mich legt, fühle ich mich so, als würde ich ihm gehören. Ich mag dieses Gefühl. Sind wir zum Beispiel im Kino und er reibt seinen Daumen gegen meine Hand, dann werde ich feucht. Seine Berührungen beruhigen mich und regen meine Sinnlichkeit an."

### DIE BRUSTWARZEN

Benutze die Daumen, drücke damit auf die Brustwarzen und kreise drei bis fünf Sekunden lang.

### DIE BRÜSTE

Auf beiden Seiten des Brustbeins befinden sich etwa auf Höhe der Brustwarzen zwei Punkte in gleichem Abstand von jeder Brustwarze. Drücke mit der Fingerkuppe drei bis fünf Sekunden lang auf diese Punkte.

### DIE LEISTENGEGEND

Ein Paar von Lustpunkten befindet sich irgendwo in den Falten zwischen dem Bauch und den Oberschenkeln. Tippe leicht mit den Fingerkuppen darauf, bis dein Partner „Ja" sagt, und drücke dann drei bis fünf Sekunden lang auf diese Punkte.

### DER MITTELPUNKT DES PERINEUMS

Zwischen Anus und dem Ansatz des Hodensackes bei Männern und der Vaginalöffnung bei Frauen. Drücke mit einem Daumen oder einer Fingerkuppe drei bis fünf Sekunden lang auf diesen Punkt.

## VERWENDE DIE FINGERKUPPEN

„Die Spinnenbeine" nennt sich eine sanfte und erregende Berührung, die von einer Massagetechnik übernommen wurde. Verwende die Fingerkuppen, als wären sie die Beine einer Spinne, die ihren (oder seinen) Körper hinauf- und hinunterlaufen. Die Berührung ist eine leichte und stellt keine großen Anforderungen.

Beim „Liebesspaziergang" wandern die Finger auf seinem (oder ihrem) Körper von der einen erogenen Zone zur nächsten. Wenn du die Finger etwas langsamer bewegst als bei den Spinnenbeinen und mehr Druck ausübst, dann kannst du hochelektrische Pfade erzeugen. Dein Liebhaber wird nach weiterer Berührung hungern.

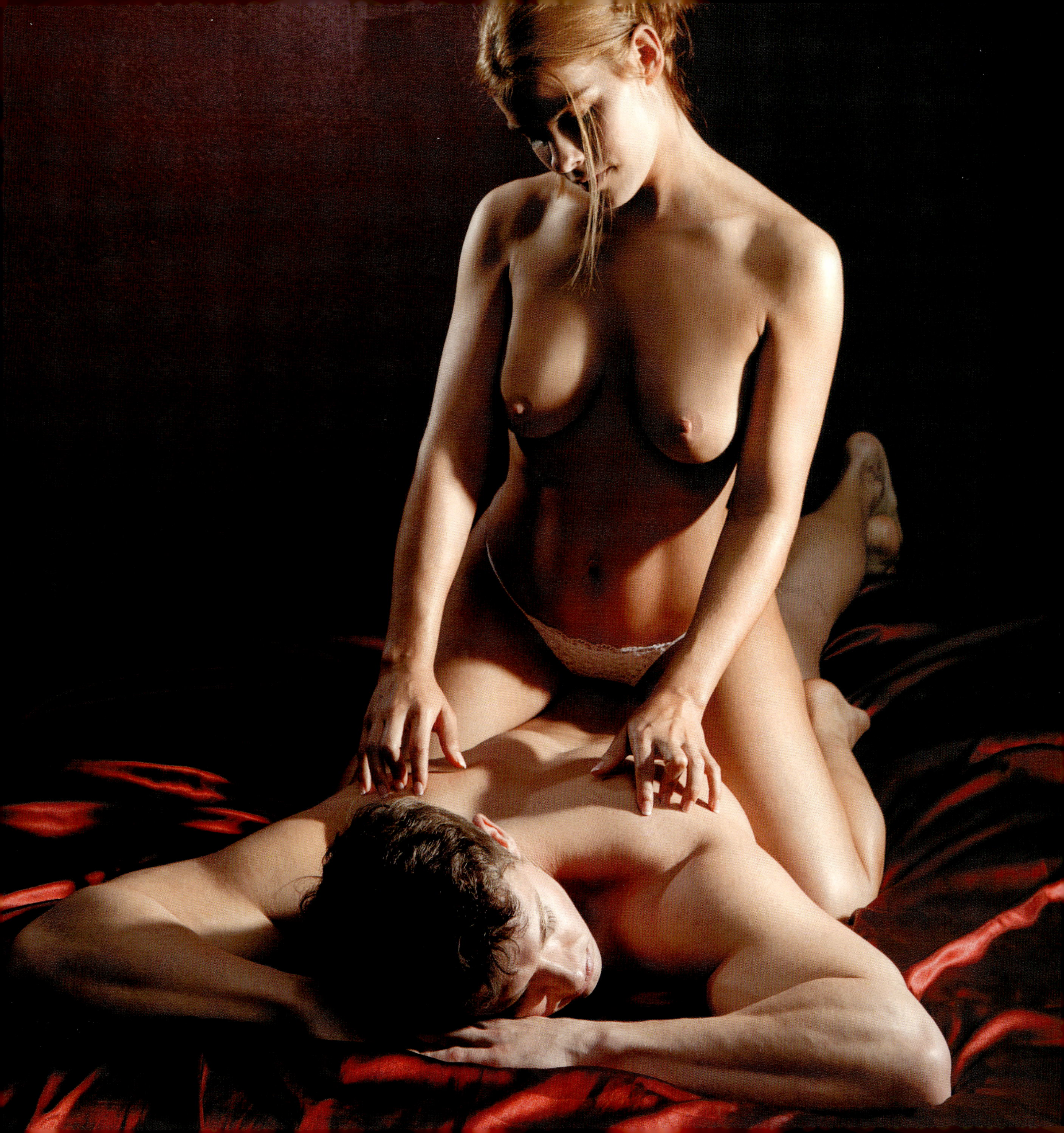

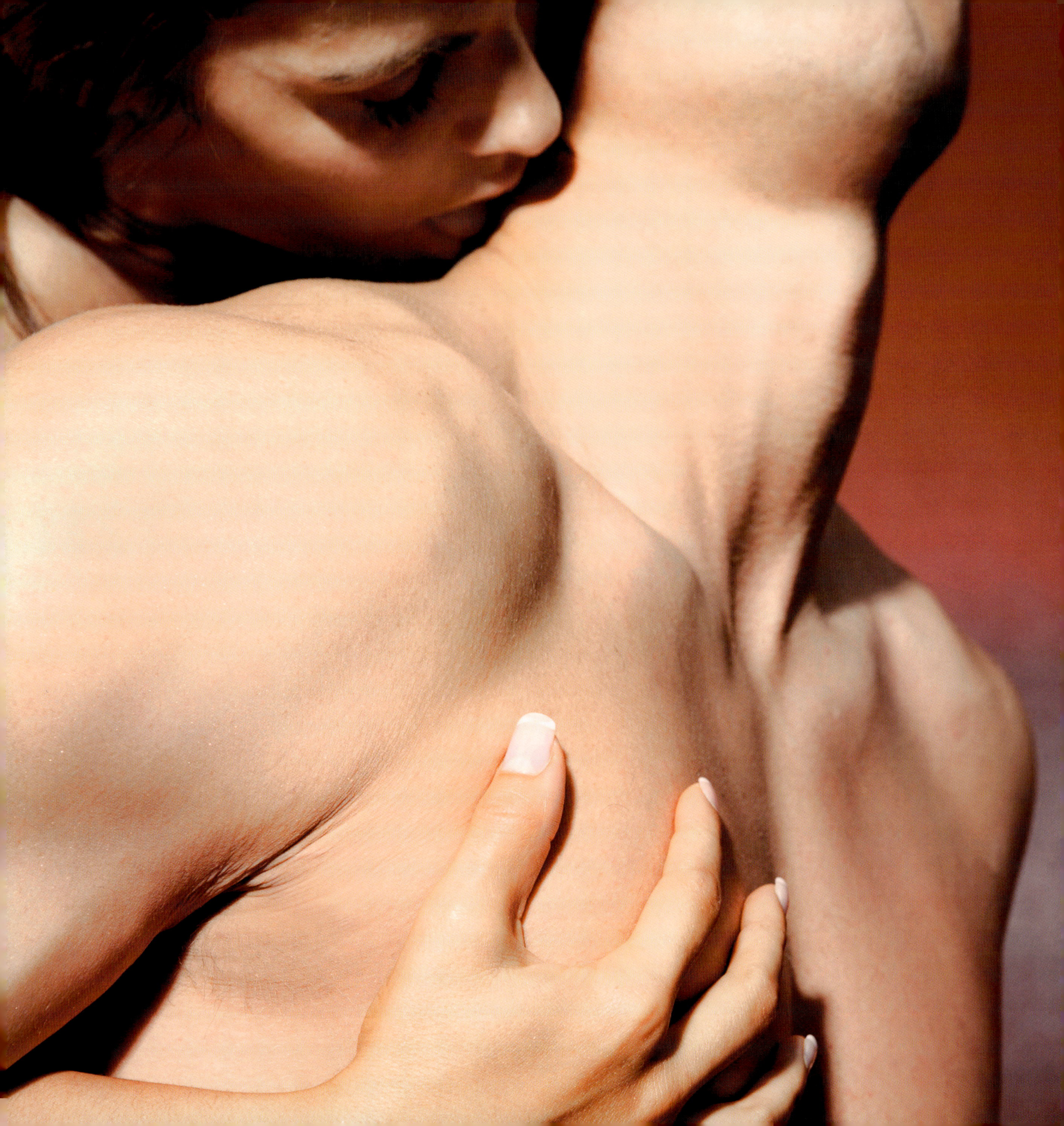

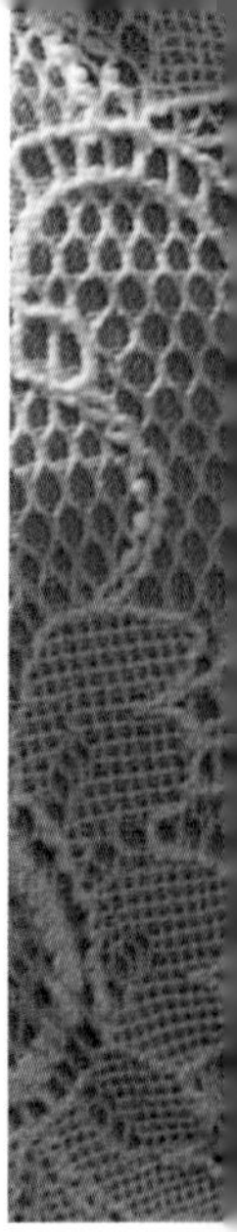

## Streicheln

Die breitflächigen Bewegungen, die bei Massagen angewendet werden, können auch an das erotische Spiel angepasst werden. Nachdem du ihn (oder sie) zuerst nur leicht mit den Fingerkuppen berührt hast, benutzt du jetzt die ganze Handfläche und machst längere und festere Bewegungen.

### DIE BRUSTWARZEN STREICHELN

Streichle mit der Handfläche über ihre (oder seine) Brustwarzen. Rubble sie gefühlvoll zwischen deinen Fingern und drücke sie sanft in die Brüste hinein und wieder heraus. Drehe wenn möglich gleichzeitig ein wenig daran.

Spiele jetzt mit dem Mund an ihren Brustwarzen herum und streiche mit den Händen an ihrem Körper hinab. Bedecke die Brustwarzen und den Warzenhof mit leichten herausfordernden Küssen und zärtlichem Knabbern. Kreise mit der Zunge um Warzenhof und Brustwarzen. Werde dabei schneller und schneller. Sauge die Brustwarze ein und knete sie sanft mit den Lippen. Nimm den Warzenhof in den Mund, sauge schließlich soviel von der Brust ein, wie du kannst, und halte sie dabei fest zwischen Zunge und Gaumen.

Falls du ein Mann bist, der dieses Brustwarzenspiel auch genießt, sollte deine Partnerin davon erfahren. Führe ihre Hände an deine Brustwarzen, bedecke ihre Finger mit deinen und zeige ihr, wie du es magst.

Überaschungselemente sind eine Möglichkeit, mehr Würze in das Vorspiel zu bringen. Wenn sich eine Frau einem Mann unerwartet von hinten nähert, nach seiner Brust greift und seinen Hals küsst, dann kann er ihr nicht widerstehen.

### DIE BRÜSTE STREICHELN

Es gibt da diesen alten Witz über das Vorspiel nach der Heirat: zweimal die linke Brust quetschen und ein schlampiger französischer Kuss.

Streichle ihren Busen, aber quetsche ihn nicht, sondern massiere ihn sanft mit der flachen Hand. Streiche mit den Fingern langsam an den Seiten der Brüste auf und ab. Liebkosen den Busen mit beiden Händen und richte deine ganze Aufmerksamkeit darauf.

*„Ab dem dreißigsten Lebensjahr bekommt ein Mann nicht gleich einen Orgasmus, wenn sich eine Frau auszieht. Sie muss ihn berühren."*

— Kim Cattrall, Schauspielerin
und Autorin von
*Die Sexuelle Intelligenz*

## Liebkosen der Genitalien

Der häufigste Fehler, den Frauen beim Spiel mit den Geschlechtsorganen machen, ist, zu sanft zu sein, und der häufigste Fehler der Männer ist, nicht sanft genug zu sein. Wir berühren einander, so wie *wir* berührt werden wollen, und nicht, wie die anderen es wollen.

Eine Aufwärm-Liebkosung für die Frau bezieht ein Streicheln der inneren und äußeren Schamlippen mit ein. Vielleicht gleitest du dabei mit einem oder zwei Fingern vorsichtig in ihre Vagina, während der Daumen weite Kreise um die Klitoris beschreibt. Stell dir vor, wie du die Schmierung ihres privatesten Bereichs anregst und an die Oberfläche bringst. Du kannst nicht einfach nach ihren Genitalien greifen und verlangen, dass sie dir darauf antworten.

Sie könnte das aber auch mit dir machen.

Nimm den Penis fest in die Hand. Streichle den Schaft und liebkose die Eichel. Lass ihn fühlen, dass du dich voll und ganz darauf konzentrierst.

Weihe das genitale Vorspiel am Altar der Lust!

### DIE FINGER AUF DEN EROGENEN ZONEN UND DAS SPIEL MIT DEM MUND

Ist sie frustriert (oder bist du's), weil es zu lange dauert, bis sie erregt wird?

Stecke ein oder zwei Finger in ihre Vagina und streichle die AFE-Zone, bis du spürst, dass sie feucht wird. Dann massiere ihren G-Punkt, während du an ihrer Klitoris leckst oder saugst.

Stecke jetzt einen Finger in ihren Anus, falls sie das erregend findet.

Für viele Frauen ist das Zusammenspiel von oraler und händischer Stimulation mit Aufmerksamkeit auf die erogenen Zonen höchst erregend.

**Grundfähigkeiten**

### Die Handarbeit (wie er sie noch nie zuvor erlebt hat und sich selbst nicht geben kann)

- Umfasse mit angefeuchteten Händen und ineinander geschobenen Fingern den Schaft seines Penis. Bewege die Hände jetzt in einer leichten Drehbewegung den Penisschaft hinauf und hinunter. Dann mache dieselbe Bewegung ohne die Drehung.
- Sobald er eine feste Erektion hat, schlage am oberen Ende des Schaftes die Hände gegeneinander und ziehe sie im Sekundenintervall sanft zusammen und wieder auseinander. Mache das den ganzen Schaft hinunter und wieder hinauf und stoppe bei der Corona, dem Rand, wo der Schaft auf die Eichel trifft.
- Wechsle zwischen drehenden und drückenden Streichelbewegungen, bis er bereit ist zur Ejakulation. Dann halte ihn fest in den Händen und drücke ihn im Rhythmus seiner Spasmen.
- Gib ihm den Rest, indem du mit dem Daumen von der Basis weg auf der Unterseite des Schaftes entlang bis zur Eichel hinaufstreichst.

## DIE GESCHICHTE EINES PAARES

Als sich Emma und Matthew ineinander verliebten waren sie wie viele Pärchen Ende 20 und „so heiß aufeinander", dass keiner von beiden viel Vorspiel brauchte.

Matthew erzählt: „Rückblickend gesehen waren wir sechs Monate lang in einem Zustand ständigen geistigen Vorspiels."

Nachdem sie zusammengezogen waren, entwickelten sie beim Liebemachen ein eher durchschnittliches Verhaltensmuster. Der Drang war weg und wurde durch eine wachsende emotionale Bindung abgelöst. Aber auch etwas anderes ging dabei verloren: Emmas Orgasmen.

„Wir erwarteten, dass alles so funktionieren würde wie bisher. Er hatte eine Erektion, sobald ich seinen Penis in die Hand nahm. Das gab uns eine gewisse Sicherheit. Wir küssten uns dann leidenschaftlich, streichelten einander am ganzen Körper und versuchten die alte Hitze wieder zu entfachen und die Genitalien zu liebkosen, bevor wir zum Geschlechtsverkehr übergingen.

Wenn ich nicht gekommen bin, dachten wir, dass er zu schnell war, aber das war nicht der Teil der Gleichung, den wir richtig stellen mussten."

Sie erkannten, dass sie etwas benötigten, was sie in ihren frühen Tagen nur spärlich benutzt haben: das Vorspiel.

Matthew meint: „Unterschätzen Sie nie die Wichtigkeit des Vorspiels. Es ist mehr als nur die Show vor dem Spiel, wie es die Männer gern sehen. Ein gutes Vorspiel führt jede Frau zum Orgasmus und als weitere Überraschung muss das Vorspiel nicht unbedingt gleich zum Geschlechtsverkehr führen."

Manchmal beginnen sie schon am Morgen mit dem Vorspiel und tauschen leidenschaftliche Küsse und zärtliche Berührungen aus, während sie sich für die Arbeit ankleiden. Matthew nennt das „den Motor warm laufen lassen". Emma ist dann abends viel offener und zugänglicher für seine Annäherungen, weil er „die Gedanken an Sex in ihren Kopf gesetzt hat und ein Versprechen".

Er verbringt zehn bis zwanzig Minuten damit, ihren Körper zu liebkosen und mit Hand und Mund ihre Genitalien zu stimulieren. Er meint dazu: „Ich liebe es, ihre Klitoris mit meiner Zungenspitze zu necken." Erst wenn Emma nicht mehr länger warten kann, dringt er in sie ein.

Er: „Ich lasse sie darum betteln."

Sie: „Und ich mach das auch!"

wegungen nur mit den Handflächen die Innenseiten ihrer Oberschenkel zu liebkosen. Arbeite dich mit derselben Streichelbewegung langsam an ihre Genitalien heran und öffne daraufhin ihre Schamlippen gefühlvoll mit den Fingern und streichle die inneren Schamlippen.
Vergewissere dich, dass dein Daumen und Zeigefinger gut geschmiert sind, und umkreise damit ihre Klitoris. Manche Frauen mögen es, wenn man ihre Klitoris direkt streichelt. Dazu nimm sie zwischen Daumen und Zeigefinger und drehe zärtlich daran.

- Halte zwei Finger in Form eines V und lege sie um die Klitoris. Drücke leicht und lass dann wieder locker. Dadurch entsteht eine wiegende Bewegung, die sie zum Orgasmus bringen kann. Du kannst auch abwechselnd kreisende und drückende Bewegungen machen, bis sie zum Orgasmus kommt.

Jeder gute Liebhaber weiß seine (oder ihre) Hände zu gebrauchen. Die richtige Berührung ist ausschlaggebend. Männer wollen generell fester berührt werden als Frauen, aber lass dich einfach von deinem Partner führen.

## Erotische Massage

Wenn du genügend Zeit hast zum Liebemachen, dann solltest du alle Berührungen, Zärtlichkeiten und Liebkosungen in einer erotischen Massage vereinen. Vielleicht wechselt ihr euch dabei ab oder widmet die eine Massage-Sitzung ihm und die nächste ihr. Das ist die beste Art, sich gegenseitig wieder sinnlich zu berühren.

Am Anfang liegt ein Partner nackt und mit dem Gesicht nach unten, der andere ist spärlich bekleidet. Verwende ein wenig Hautöl, das du in deiner Hand wärmst, ehe du es auf den Körper deines Geliebten aufträgst.

### DIE ULTIMATIVE EROTIKMASSAGE

- Beginne mit fließenden Streichelbewegungen und streiche mit den Händen über größere Bereiche seines (oder ihres) Körpers. Höre nicht auf zu kneten, zu reiben und zu streicheln.
- Mache jetzt kreisende Bewegungen von der Wirbelsäule aufwärts und zu den Seiten hin.
- Knete sanft seine (oder ihre) Schultern und den Hintern. Grabe die Finger ins Fleisch und massiere es durch.
- Streichle ihn mit ein oder zwei Fingern an den Innenseiten der Schenkel, den Seiten des Halses und, falls er nicht zu kitzlig ist, auch unter den Armen.
- Er soll sich jetzt umdrehen. Wiederhole die langen, fließenden Streichelbewegungen auf seiner Brust, dem Bauch und den Schenkeln. Streiche mit einem Finger über sein Gesicht und den Nacken entlang.

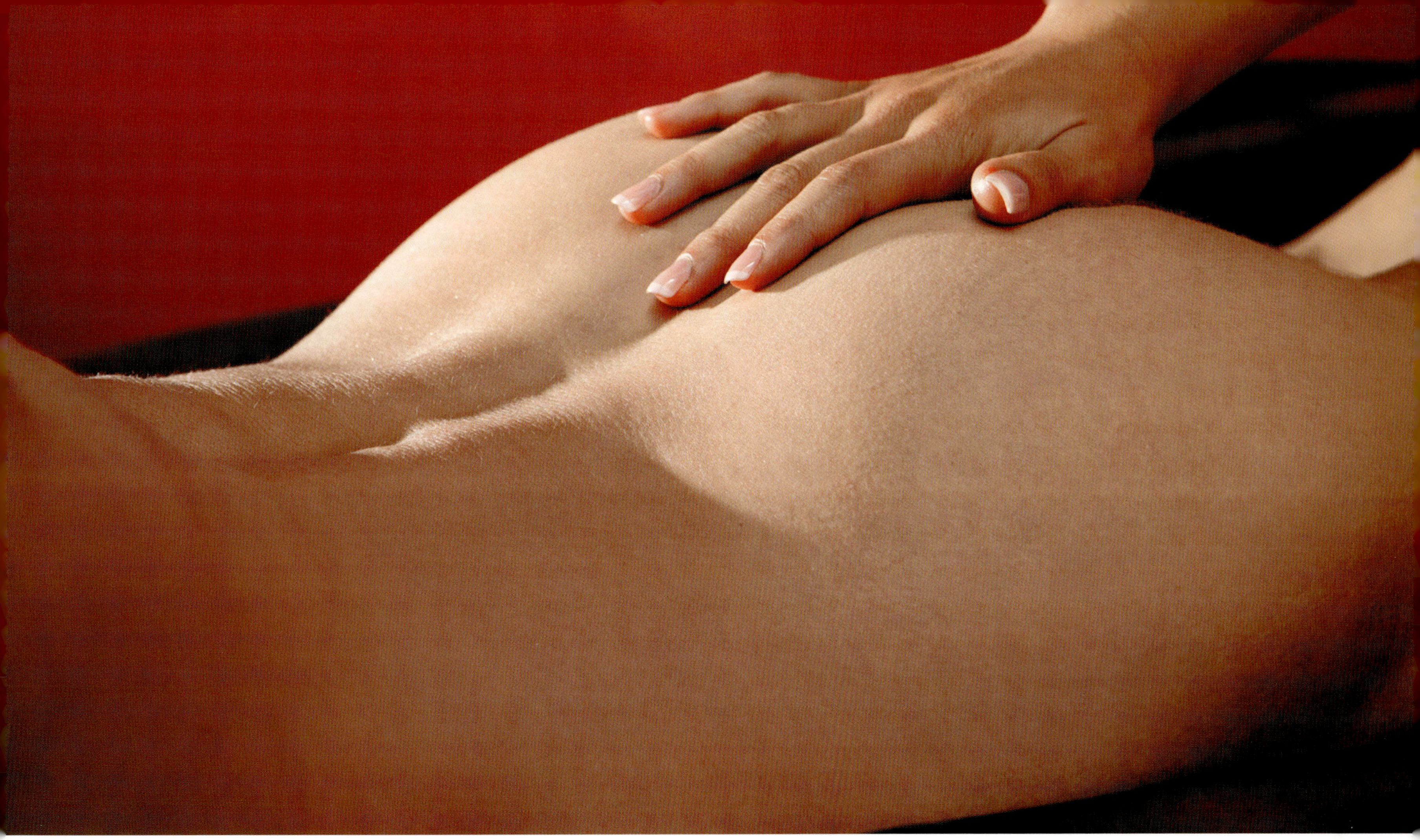

- Streichle mit den Fingern beider Hände seine Stirn von der Mitte zu den Schläfen hin. Drücke leicht auf die Schläfen.
- Führe die Hände in langen, großflächigen Streichelbewegungen an seinem Körper hinab bis zu den Zehen.

## SEINE GENITALIEN

- An diesem Punkt hat er möglicherweise eine Erektion. Bringe ihn in Position, aber führe ihn nicht ein. Senke deine Brüste auf seinen Körper und necke seine Brustwarzen, indem du deine daran reibst. Du kannst aber auch deine Brustwarzen in die Hand nehmen und gegen seine reiben.
- Mit gespreizten Beinen drückst du jetzt seinen Körper nach unten, sodass du am Ende zwischen seinen Beinen kniest. Nimm seine Hoden einzeln zwischen Finger und Daumen. Dann halte einen Hoden in der Hand und kitzle ihn mit den Fingern.
- Halte den Penis mit einer Hand und arbeite dich mit der anderen Hand kreisend bis zur Eichel vor. Streichle die Eichel mit der Handfläche.
- Mache rollende/reibende Bewegungen von der Basis weg, als ob du mit dem Penis als Stock im Feuer stochern würdest, und halte den Schaft dabei zwischen den Handflächen. Beginne langsam und steigere den Druck und die Geschwindigkeit, wenn er sich seinem Orgasmus nähert.
- Lehne dich nach vorn, sodass er auf deine Brüste ejakuliert. Damit er schneller kommt, kannst du ihm einen Finger in den Anus stecken und leicht drücken.

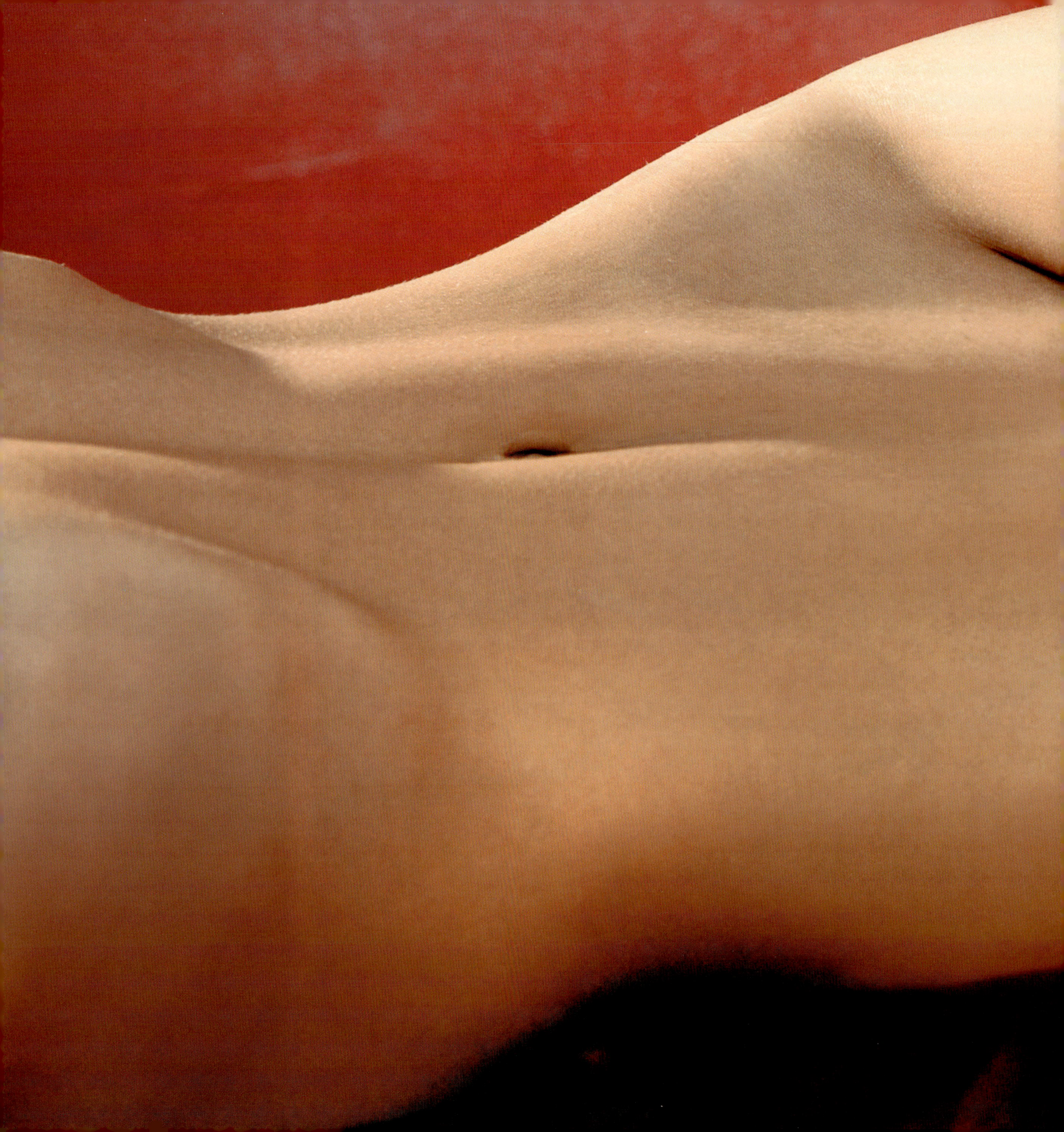

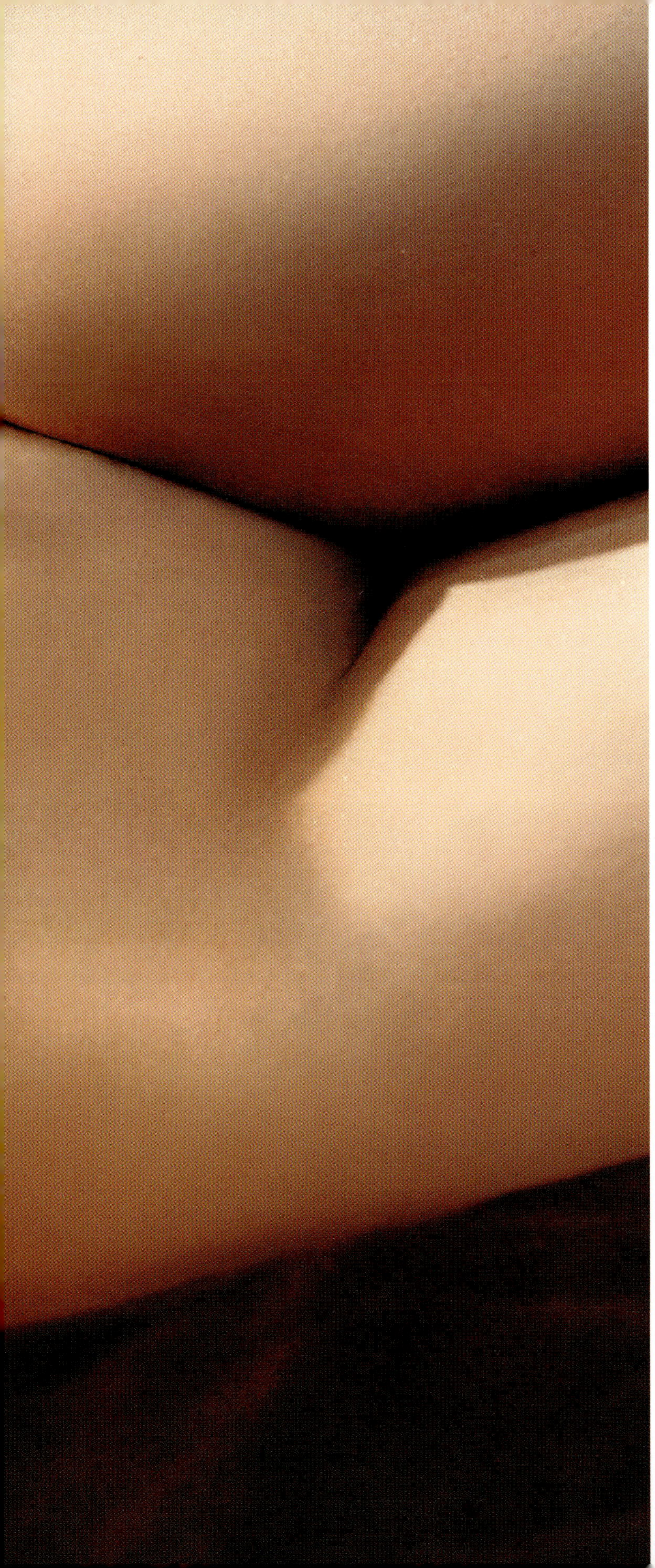

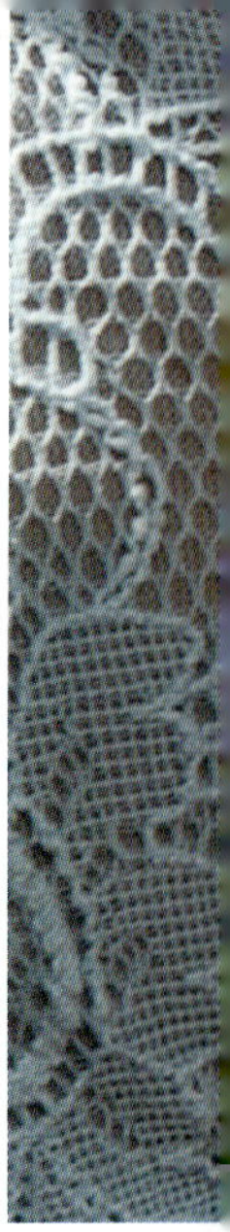

## IHRE GENITALIEN

- Streichle ihr Schamhaar, wenn sie es nicht wegrasiert oder auf andere Weise entfernt hat.
- Streiche mit den Fingerspitzen in langen, kreisenden Bewegungen über die äußeren Schamlippen. Dann krümme einen Finger oder zwei und benutze den Raum zwischen Knöchel und Gelenk dazu, die äußeren und inneren Schamlippen mit Vor- und Rückwärtsbewegungen zu massieren, und arbeite dich dann weiter vor zum Anus.
- Ändere diese Streichelbewegung, indem du nur den Daumen oder Zeigefinger benutzt.
- Kreise mit den Fingern um die Klitoris. Streiche mit einem Finger auf beiden Seiten der Klitoris hinab. Kreisen. Hinabstreichen.
- Wenn sie diese direkte klitorale Stimulation mag, dann kannst du die Klitoris zwischen zwei Finger nehmen und sanfte Kreisbewegungen ausführen. Kann sie aber wie viele Frauen die Intensität dieser Berührung nicht ertragen, dann kreise mit den Fingerspitzen über der Klitoris (am Zwölf-Uhr-Punkt).
- Streichle auch den G-Punkt. Während du mit den Kreisbewegungen über der Klitoris weitermachst, stecke einen oder zwei Finger in die Vagina und massiere ihren G-Punkt mit der kitzelnden Komm-Näher-Bewegung.
- Kreise jetzt mit der Fingerspitze schnell um ihre Klitoris, während du ihren G-Punkt massierst. Sei nicht überrascht, falls sie bei diesem Orgasmus ejakuliert.

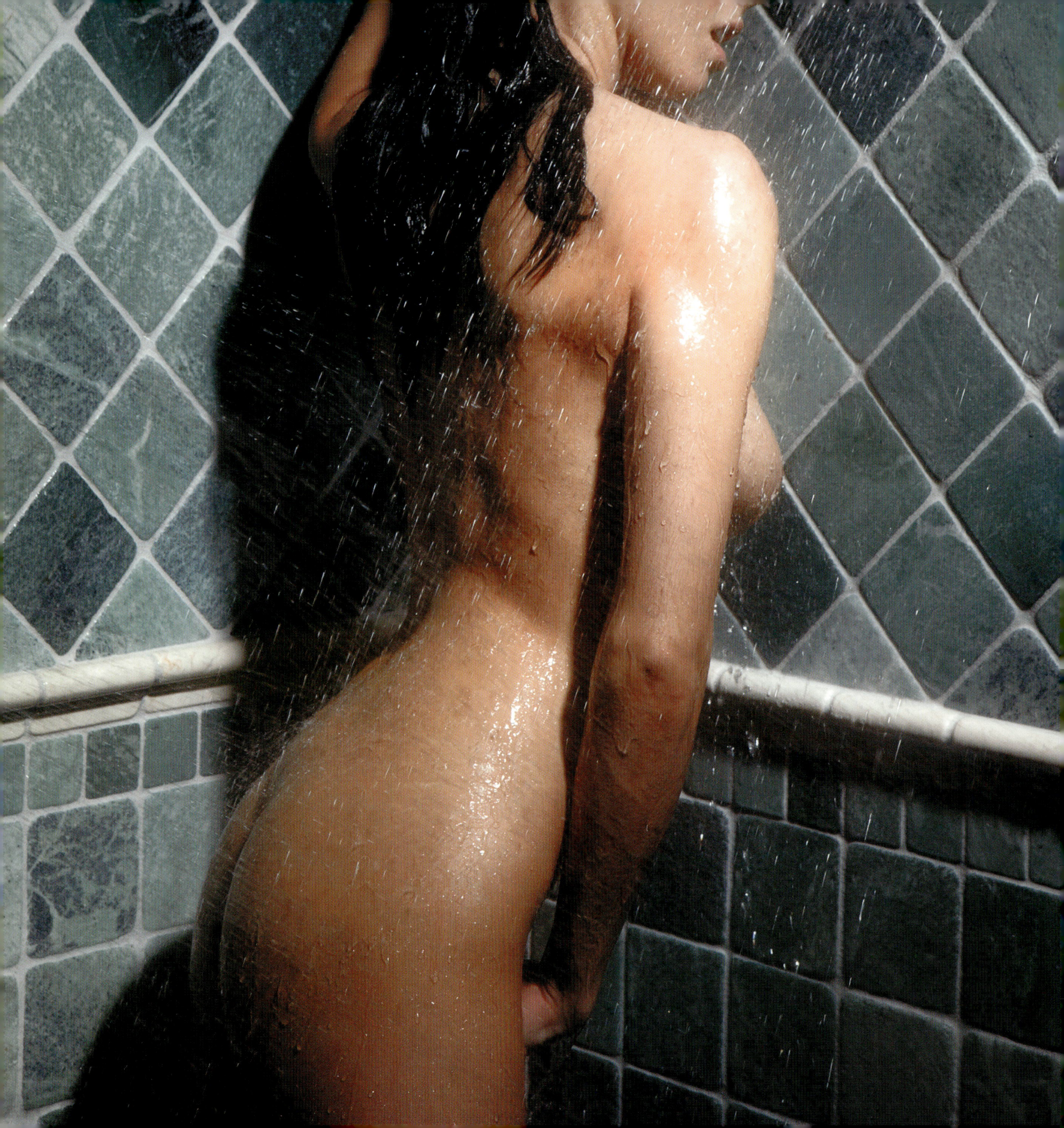

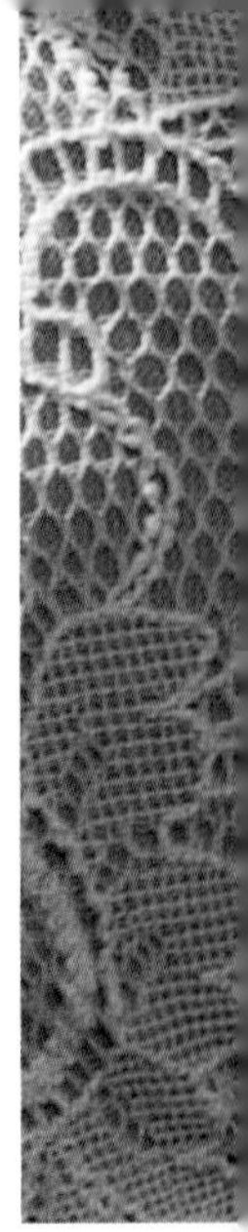

## Pärchenspiele

Manchmal könnt ihr einander ziemlich erregen, indem ihr so miteinander spielt, als wärt ihr noch Kinder und würdet noch keinen Sex kennen.

Frauen lieben diese Art des Vorspiels. Die Küsse, Berührungen, das Streicheln und Liebkosen vor dem Geschlechtsverkehr erhöhen die Wahrscheinlichkeit, dass sie zum Orgasmus kommen. Aber auch die Männer mögen es. Ab einem Alter von 35 Jahren brauchen sie ein längeres Vorspiel, um erregt zu werden, vor allem in Langzeitbeziehungen. Die meisten Erwachsenen sollten öfter spielen, als sie es tun.

Die folgenden Spiele werden dir das Gefühl geben, wieder ein Kind zu sein:

### STOSSEN UND ZERMAHLEN

Steht beide voll angezogen, küsst und streichelt euch und presst eure Becken aufeinander. Wenn ihr die Glut zwischen euch hochkommen spürt, dann stößt sie beim Aufwärtsstreichen in ihn hinein und presst sich beim Hinabstreichen gegen ihn, als würde sie ihn zermahlen. Schlinge ein Bein um seine Taille oder stütze dich an einer Wand oder Tür, um nicht das Gleichgewicht zu verlieren, aber leg dich auf keinen Fall hin!

### SIMULIERTER GESCHLECHTSVERKEHR

Macht das auf dem Fußboden, dem Sofa oder auch im Badezimmer. Ihr könnt Hemd oder Bluse aufknöpfen oder ausziehen, ab die Unterhöschen bleiben. Neckt und streichelt eure Genitalien durch die Kleider hindurch. Leckt und küsst einander oberhalb der Taille. Begebt euch in eine Stellung zum Geschlechtsverkehr und simuliert die Aktion. Bewegt euch schnell und hart und versucht damit aufzuhören, bevor ihr zum Orgasmus kommt.

### GEGENSEITIGE MASTURBATION

Eine Frau beim Masturbieren zu beobachten steht möglicherweise ganz oben auf seiner sexuellen Wunschliste. Auf ihrer Liste steht das vielleicht nicht so hoch oben, aber es würde sie überraschen, wie sehr es sie erregt. Jeder kann dabei etwas über den Erregungsprozess des anderen lernen und sie wird sich besser fühlen, wenn sie sich beim Geschlechtsverkehr selbst berührt, um zum Orgasmus zu kommen.

Manche Frauen haben eine Mann noch nie ejakulieren sehen außer in Pornofilmen. Die Ejakulation ist für sie ein sehr intimer Akt und viele Frauen finden das nicht nur körperlich, sondern auch geistig und seelisch erregend.

Frag sie, ob es für sie in Ordnung ist, wenn du das Sperma auf ihren Brüsten verreibst. Falls sie das mag, dann will sie vielleicht, dass du auf ihre Brüste, ihren Bauch, ihre Schenkel oder auch in ihr Gesicht ejakulierst. Pass nur auf, ihre Augen nicht zu treffen.

Legt euch zur Abwechslung Seite an Seite so nahe aneinander, dass ihr einander beinahe berührt (aber ihr tut es nicht), schließt eure Augen und masturbiert. Stellt euch vor, was euer Partner gerade macht, oder wechselt euch beim Masturbieren ab und lasst euch von eurem Liebhaber dabei küssen und streicheln.

*„Ich schaue meiner Frau liebend gern beim Masturbieren zu“, erzählt Rob. „Wenn sie sich ihrem Ziel nähert und ihre Finger in immer heißeren Kreisen herumschwirren, kann ich den Dampf spüren, der aus ihr herausströmt.“*

**Tipp**

**THEATRALISCHE MASTURBATION, UM IHN ZU ERREGEN**

Bitte ihn nicht um Sex. Zeige ihm, dass du ihn willst.

Ziehe eine sexy Bluse an und nichts weiter außer vielleicht schwarze Strapse und Stöckelschuhe. Nimm eine herausfordernde Position ein und lehne dich mit geöffneten Beinen gegen das Kopfende des Bettes, den Hintern auf einem oder zwei Kissen. Lass ihn einen Blick darauf werfen.

Mache mit zwei Fingern ein V und lege sie auf die Klitoris. Diese Handhaltung fördert deinen Orgasmus und außerdem kannst du ihm damit zeigen, was du zu bieten hast.

## „Offen gesagt"

„Es ist ein sehr intimer Akt, sich gegenseitig beim Masturbieren zu beobachten", erklärt Kate. „Ich dachte zuerst, es wäre kalt und klinisch, wenn wir einander wie Voyeure zuschauen. Aber so ist es gar nicht. Es ist etwas Besonderes, sich auf diese Weise seinem Liebhaber gegenüber zu öffnen. Du gibst dein größtes Geheimnis und das ist irgendwie sogar noch intimer als das Liebemachen. Ich war sehr erregt und auch innerlich berührt."

Gib dich ganz der Selbstbefriedigung hin. Lege eine Hand hinter den Kopf und greife nach der Bettstange. Schiebe das Becken nach vorne. Keuche und stöhne!

Machen Sie auffällige Bewegungen wie zum Beispiel:

- Der Achter: Gleite mit einem Finger über und um die Klitoris, als würdest du die Zahl 8 zeichnen.
- Die zwei Finger: Halte zwei Finger parallel auf beiden Seiten der Klitoris und streiche damit nach oben und unten.

Geniere dich nicht, einen Vibrator in deine Solo-Aufführung einzubauen, denn das ist eine verlässliche Art, zum Orgasmus zu kommen. Außerdem kommt er beim Zuschauen vielleicht auf eigene Ideen, wie man den Vibrator benutzen kann, um dich zu befriedigen.

## Geistiges Vorspiel

Das Gehirn ist das primäre Sexualorgan. Bei Männern ist die Verbindung zwischen Gehirn und Körper möglicherweise direkter und einfacher als bei Frauen. Er wird schon durch visuelle Information erregt, während sie normalerweise Worte zu den Bildern braucht. Doch sowohl Männer als auch Frauen müssen mental erregt sein, um Sex ausüben zu können. Vernachlässige beim Vorspiel nicht den Geist.

Alle Aktivitäten des Vorspiels haben eine geistige Komponente. Das Necken dient dazu, in deinem Partner den Gedanken an Sex zu wecken und ihre Säfte fließen zu lassen (oder seine Erektion zum Pochen zu bringen). Ein berühmter amerikanischer Präsident sagte einmal, dass es schrecklich sei, beim Vorspiel den Geist außer Acht zu lassen.

**Tipp**

## ZEIG, WAS DU HAST

Männer wollen Voyeure sein. Wir wissen das instinktiv, wenn wir sie kennenlernen, vergessen es aber, sobald wir mit ihnen leben. Schmiere sanfte Körperlotion auf deine nackten Arme und Beine, während er dir dabei zuschaut, greife mit den Händen in den Nacken und heb die Haare oder richte den Träger deines Büstenhalters.

Das sind zwar alte Tricks, aber sie funktionieren immer.

---

## NECKEN

Wie das Flirten ist auch das Necken ein Teil des Vorspiels und eine verlorene Kunst, sobald es um „die Beziehung" geht. Wenn sich Mann und Frau eben kennengelernt haben, necken sie einander normalerweise, indem sie einander erotische Versprechen machen, das Angebot wieder zurückziehen, um danach erneut Andeutungen zu machen. Beim Necken fühlt sich eine Frau unanständig, gefährlich und erotisch. Außerdem gibt es den Männern eine Gelegenheit, ihre Sehnsucht nach Kontakt zum Ausdruck zu bringen.

**Tipp**

## DER LANGSAME STRIP

Der Schlüssel liegt darin, deine Augen nicht vom Partner abzuwenden, während du dich ausziehst. Trage Kleider, die einfach auszuziehen sind und die du nicht über den Kopf ziehen musst, und auch keine engen Hosen. Blusen und Hemden kann man aufknöpfen und sie geben einen sexy Einblick – ein weiteres Klischee, das immer funktioniert.

---

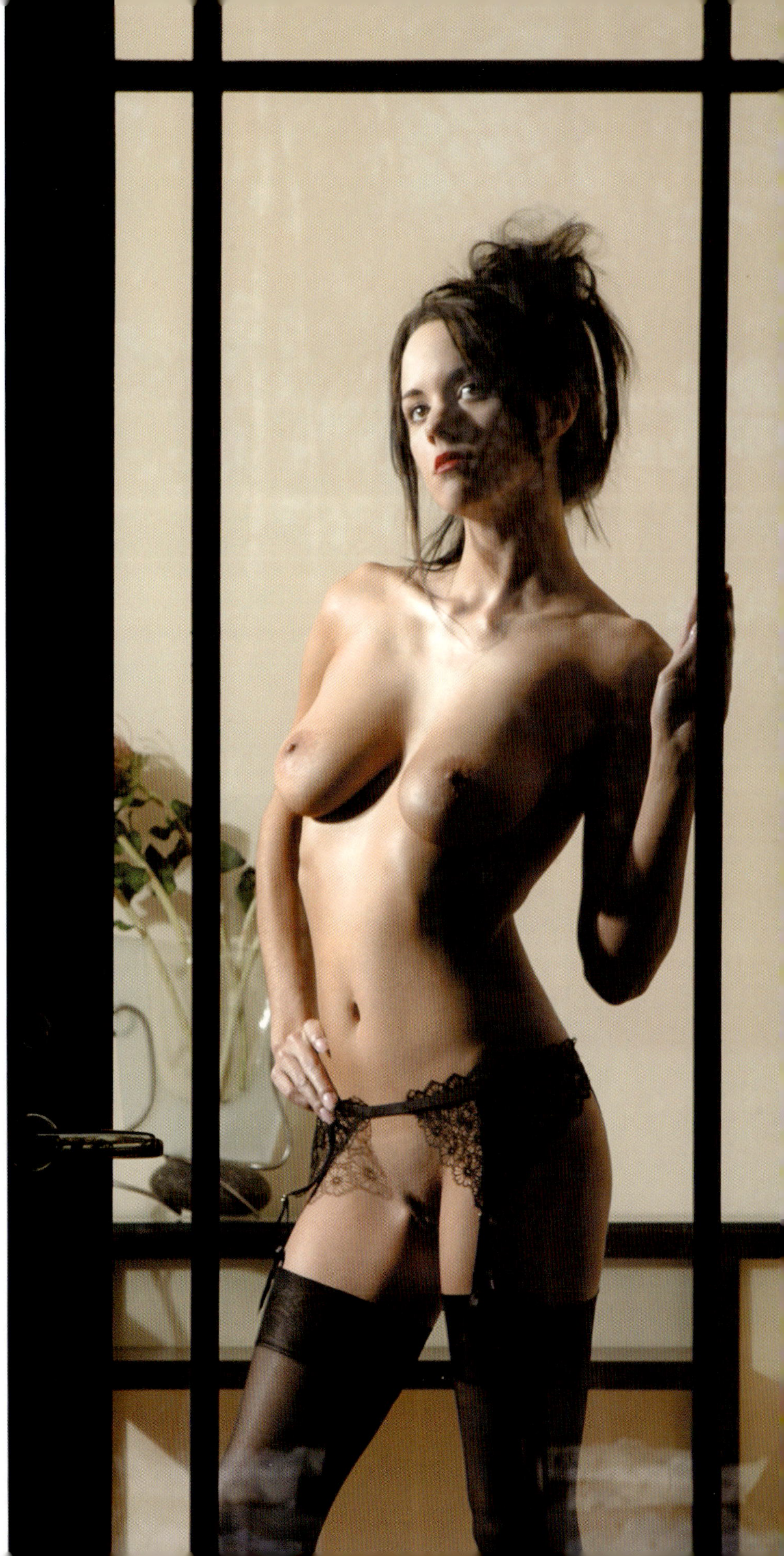

Frauen setzen diese visuelle Neckerei sehr effektiv ein, aber beide Geschlechter können einander visuell aufreizen. Erinnere dich wieder daran, wie du in den Anfangszeiten herumgespielt hast. Lass wieder einige spielerische Elemente in den Sex einfließen.

Nimm zum Beispiel eine Feder, necke damit deinen nackten Partner und richte die Aufmerksamkeit vor allem auf die Genitalien. Bewahre im Nachtkästchen einige sinnliche Objekte auf. Kaufe eine Maske mit Federn und trage diese beim Oralsex. Die Federn tanzen und kitzeln auf unerwartete Weise.

Du kannst auch die Teile deines Körpers parfümieren, die dein Liebhaber berühren soll. Zuerst müssen er oder sie schnüffeln, dann dürfen sie berühren.

Beginne schon Stunden zuvor mit dem Vorspiel. Streife durch sein Hemd hindurch sanft seine Brustwarzen oder berühre durch die Hosen hindurch kurz seine Penisspitze, wenn du morgens aus der Tür huschst. Gestalte den Abschiedskuss lebendiger, indem du ihr in den Hintern kneifst und sie leidenschaftlich an dich ziehst. Flüstere ihr verführerische Worte ins Ohr und gehe dann.

Abends beim Nach-Hause-Kommen füge zum Vorspiel noch einige Liebesbisse und Klapse hinzu.

## „Offen gesagt“

Mark erzählt: „Mein Mädchen weiß, wie sie mich zum Sex überredet. Wir befinden uns beispielsweise an einem öffentlichen Platz und sie zieht sich ein wenig aus, um mich zu erregen. Sie zeigt mir, dass sie ‚heiß‘ ist, schaut mir schmachtend in die Augen, lässt ihre Jacke von den Schultern gleiten und öffnet die oberen Knöpfe ihrer Bluse. Sobald im Kino die Lichter ausgehen, zieht sie einen Schuh aus und streift mit ihrem Fuß an meinem Bein hoch.“

**Tipp**

Durch einen leichten Biss, ein Kneifen oder einen sanften Klaps im Geiste des Vorspiels wird bei manchen Männern und Frauen die Erregung verstärkt. Klapse auf den Hintern sind sehr effektiv, weil sie das Blut näher an die Hautoberfläche bringen und empfindsamer für Berührungen machen. Aber das ist individuell sehr verschieden. Dein Partner liebt es vielleicht, wenn du seine Brustwarzen mit Liebesbissen oder sanften Kniffen reizt, oder aber auch nicht. Es kann sehr erregend (oder sehr ermüdend) sein, mit dem Fingernagel über die Haut zu streichen.

Achte dabei gut auf die Reaktionen deines Partners.

Das Vorspiel muss nicht immer aus Masturbation, neckischen Spielchen oder erotischen Massagen bestehen. Ein Pärchen kann sich auch dadurch stimulieren, dass die beiden einfach körperliche und emotionelle Intimität miteinander teilen.

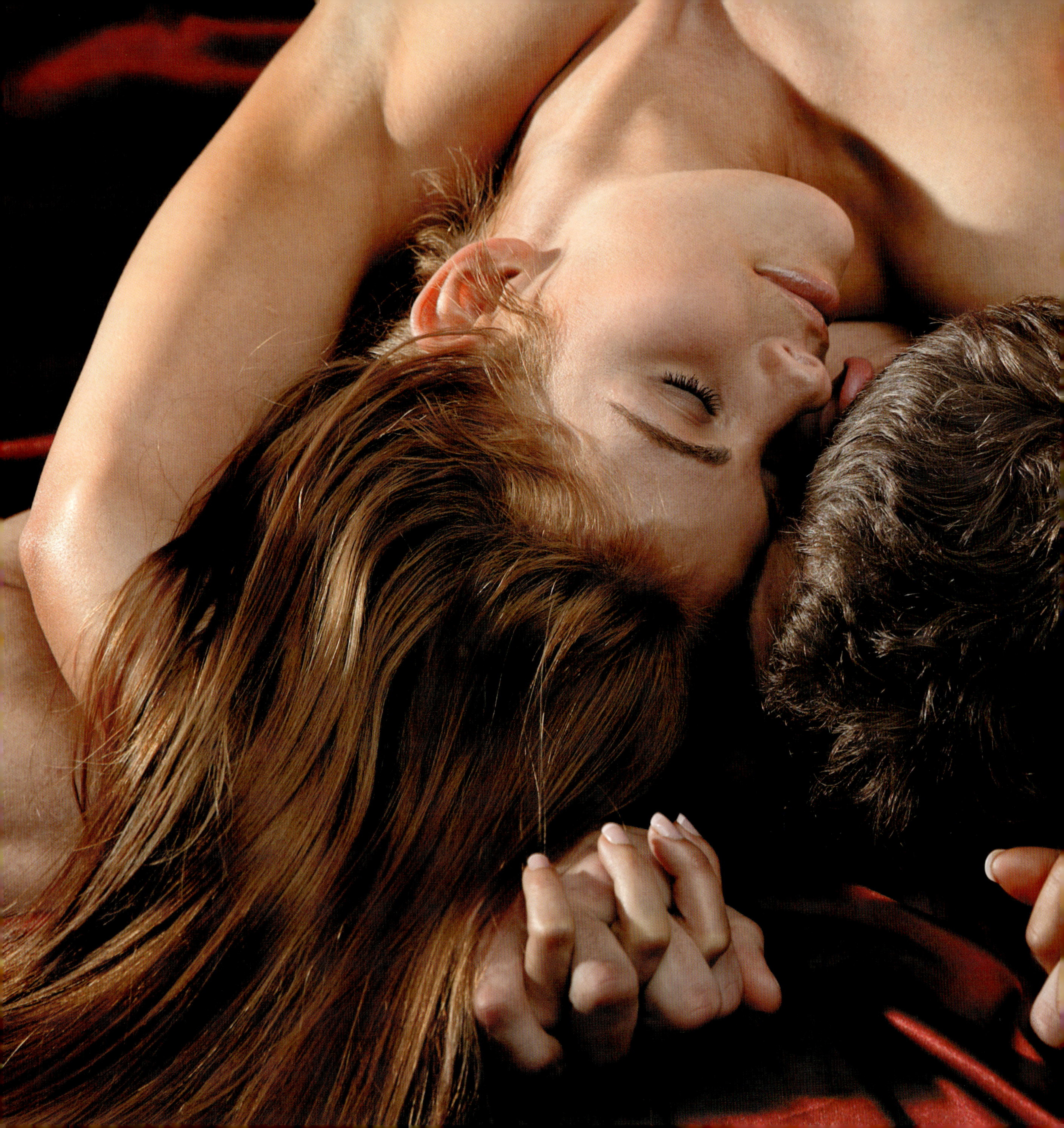

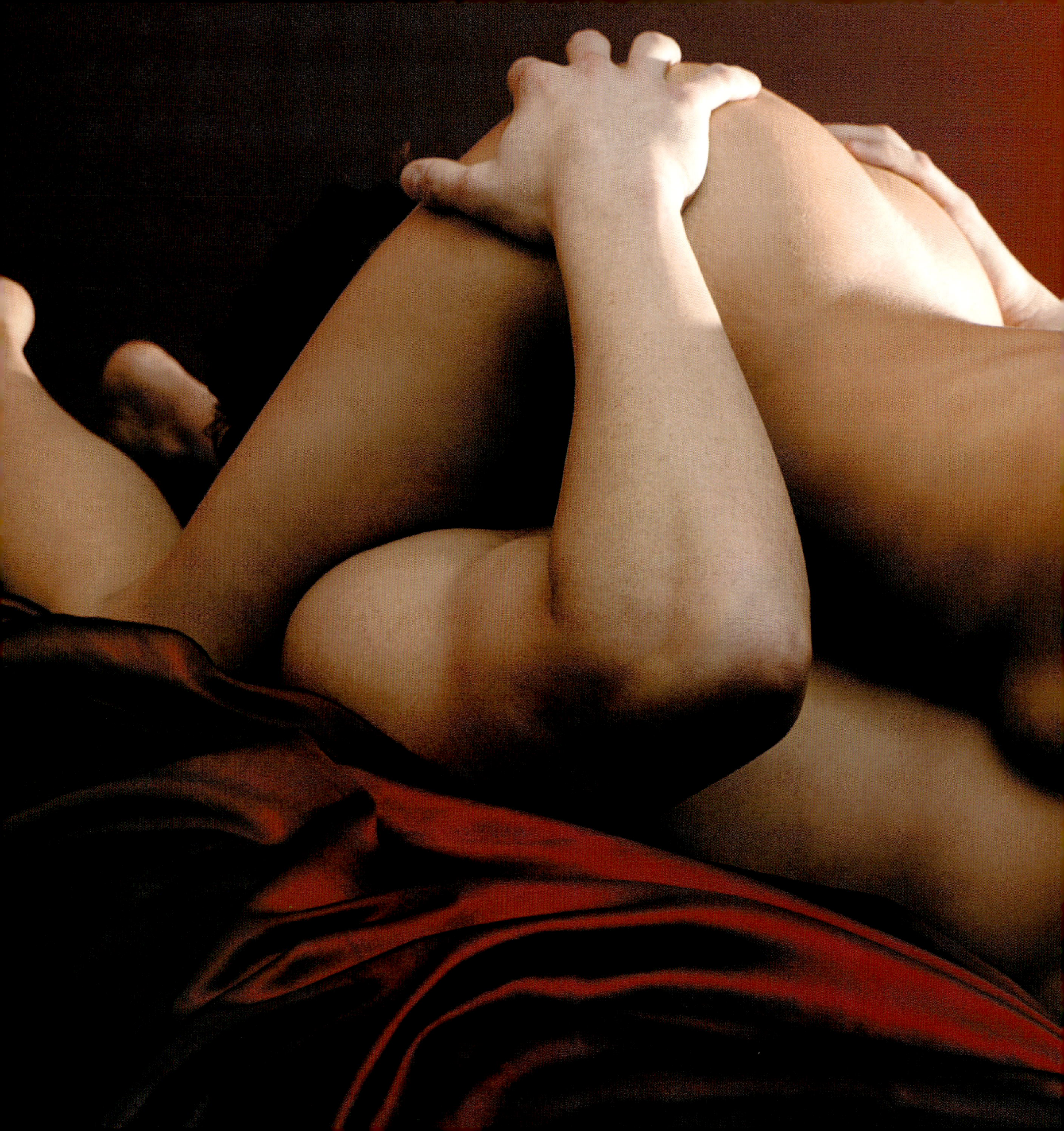

# ORALSEX

3

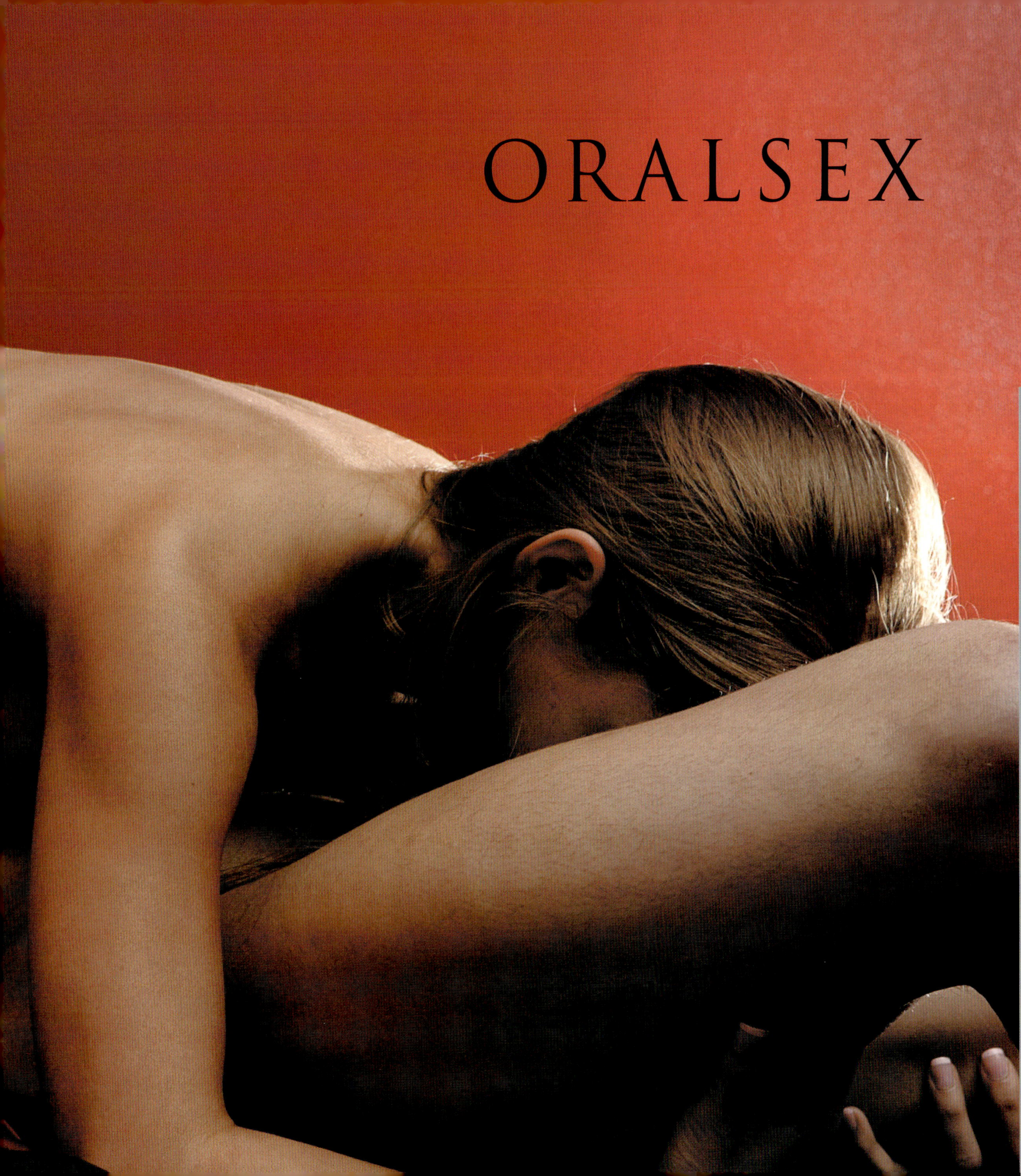

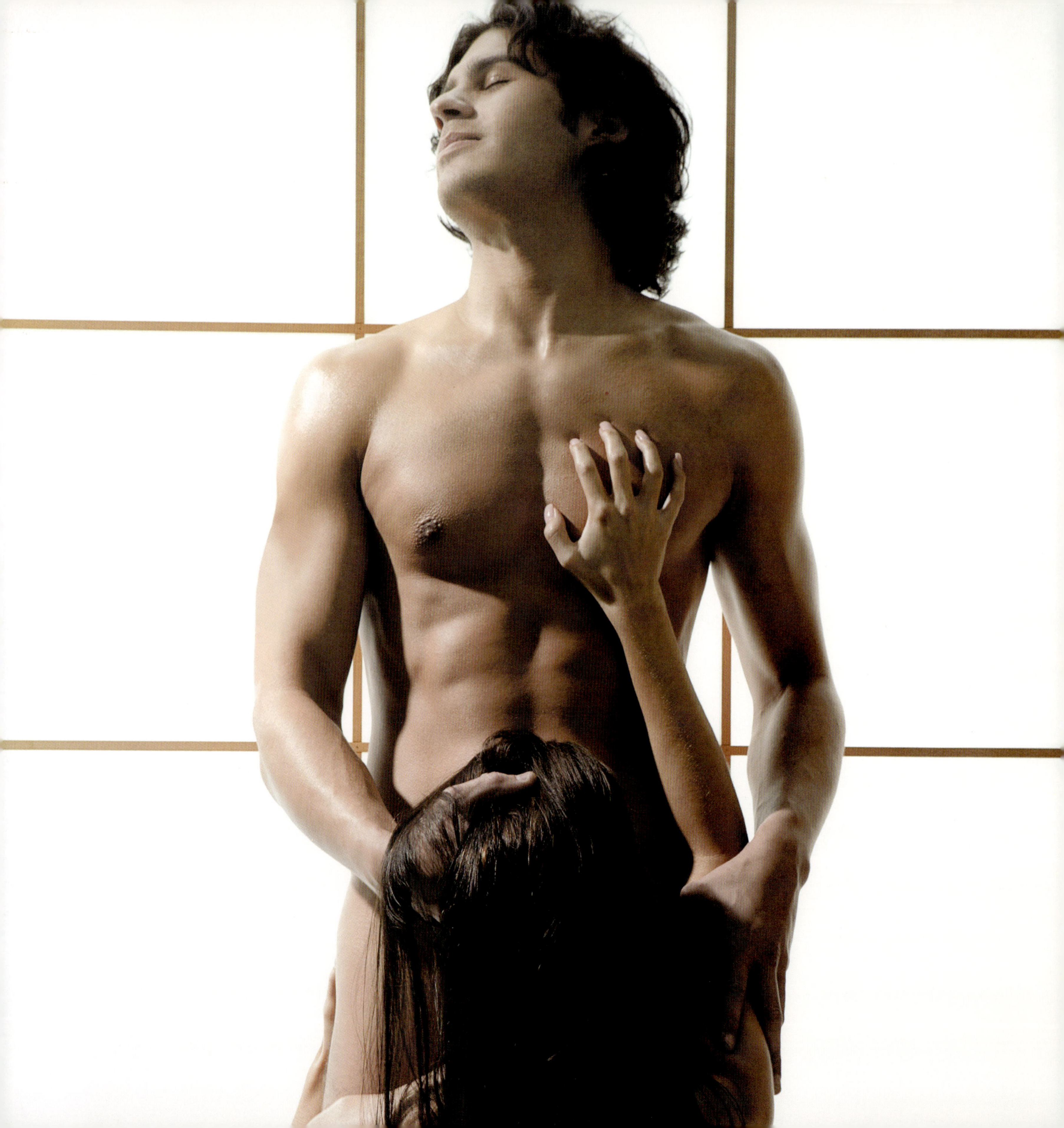

# DIE MACHT DES MUNDES

*„Fellatio.*

*„Es gibt kein Sexualleben ohne Fellatio."*

— Jeff, ein glücklich verheirateter Mann

ORALSEX gehört zum Vorspiel, wenn du vor dem Orgasmus damit aufhörst (vor allem bei seinem Orgasmus). Viele Männer bringen ihre Partnerinnen gerne mittels Cunnilingus vor dem Geschlechtsverkehr zum Orgasmus. Falls die Frau beim Geschlechtsverkehr nicht zum Orgasmus kommt, ist sie schon befriedigt, bevor er seine Erleichterung erlangt. Außerdem wird sie dadurch in eine gute Ausgangsposition versetzt, um gleich mehrere Orgasmen zu bekommen.

Wenn beide Partner durch orale Stimulation zum Orgasmus kommen, dann *ist* der Oralsex schon der Sex. Es muss nicht unbedingt bei jedem sexuellen Aufeinandertreffen zum Geschlechtsverkehr kommen.

## Fellatio

Männer lieben oralen Sex. Sie sind für beinahe alle Anstrengungen dankbar, aber jede Frau sollte wissen, wie man einen Blow-Job ausführt, um einen Mann sehr dankbar zu stimmen. Selbst wenn es dir nicht so sehr gefällt, es zu tun, wie ihm, es zu empfangen, wirst du von deiner eigenen erotischen Macht überrascht sein, sobald du siehst, wie sehr ihn das erregt.

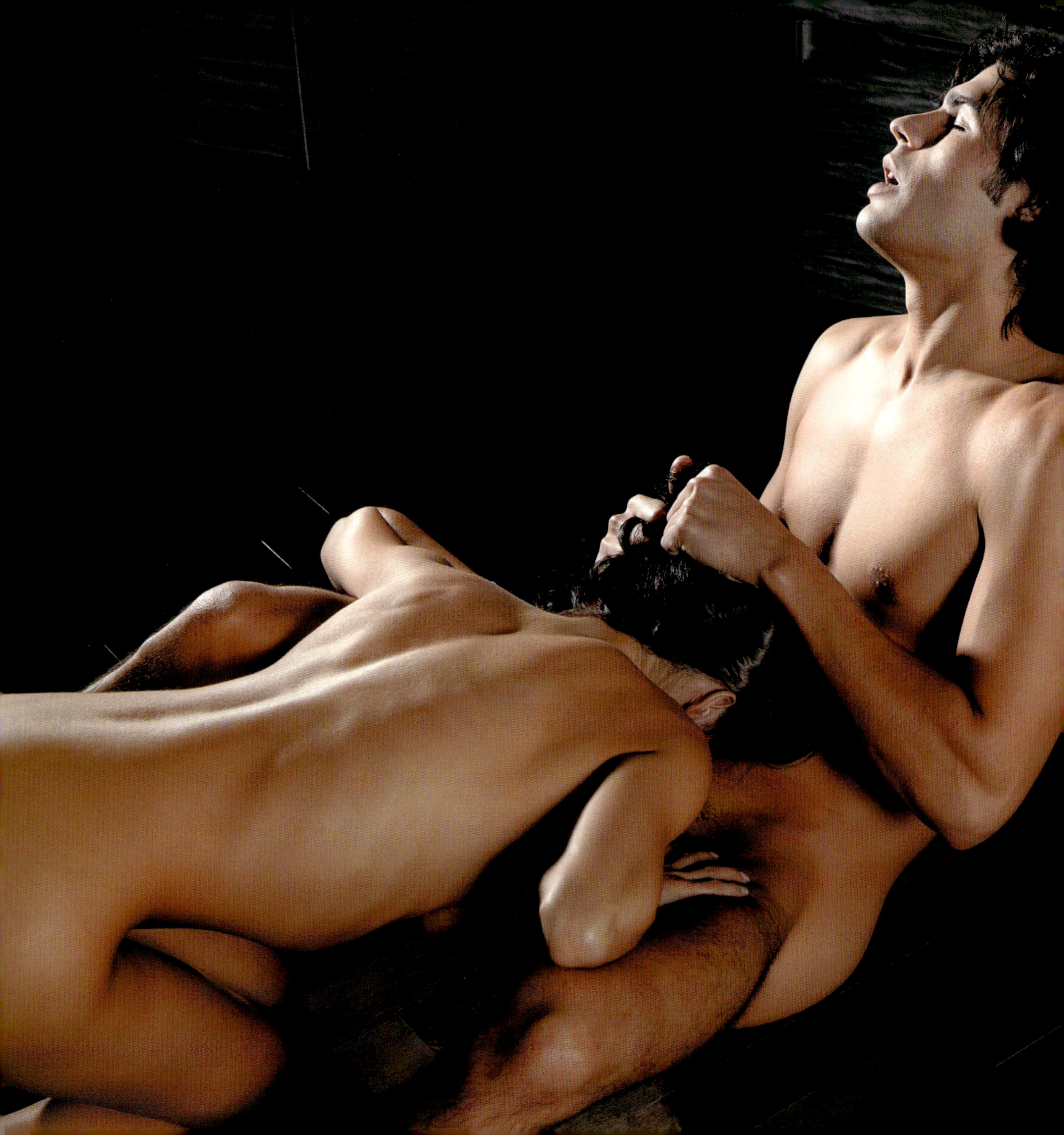

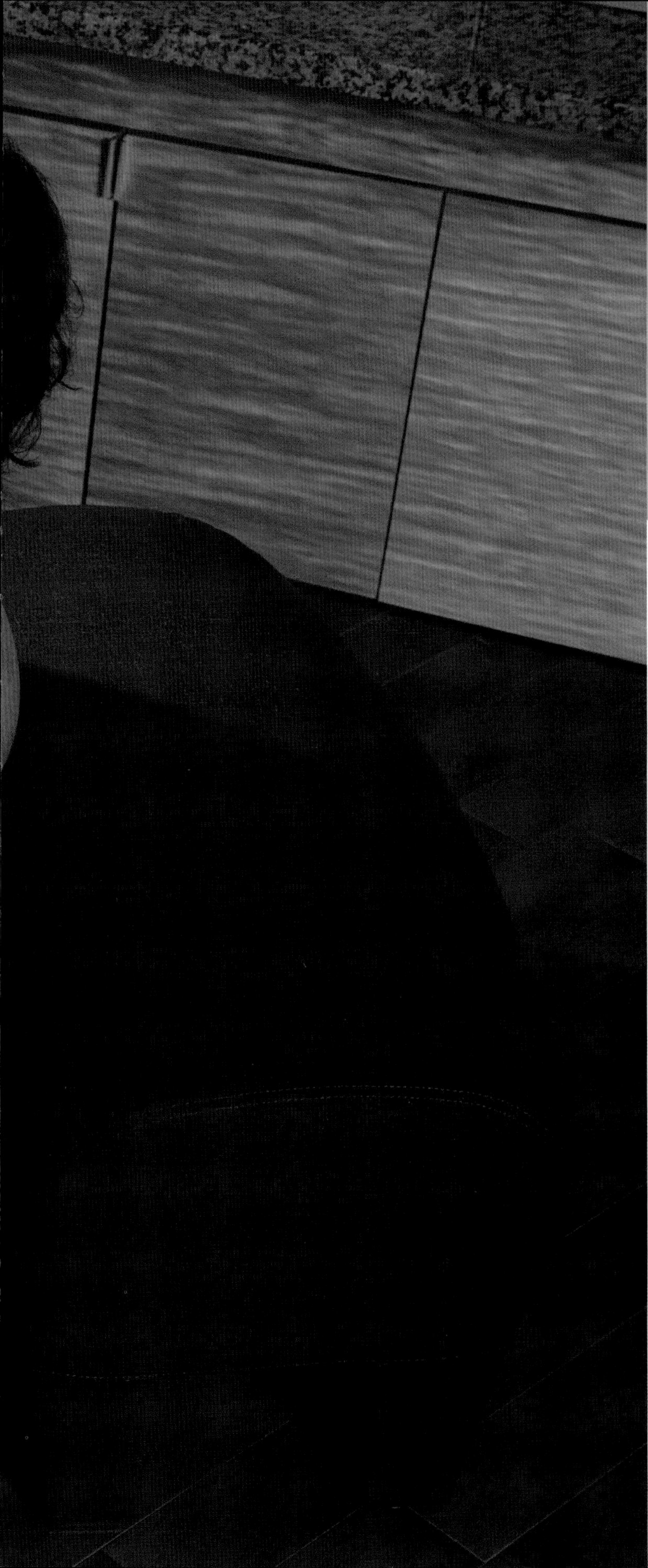

# „Offen gesagt“

Laura erzählt: „Es gab da diesen großartigen Oralsexfilm, der die Generation meiner Mutter aufrüttelte: Jon Voight in *Coming Home* (1978), der einen von der Taille abwärts gelähmten Vietnamveteranen spielt, der Jane Fonda mit dem Mund befriedigt, welche die Ehefrau eines Offiziers darstellt, der am Ende des Filmes Selbstmord begeht. Die Botschaft lautete: Der Ehemann brachte sich um, weil er weniger Mann war als ein Krüppel.

Meine Generation hat Chloe Sevigny und Vincent Gallo in dieser berühmten Cunnilingus-Szene in *The Brown Bunny* (2003). Diese Szene ist ausführlicher und heißer. Es fehlen die Ecken und Kanten des älteren Filmes und natürlich auch die sakramentalen Aspekte des Cunnilingus. Voight betete an ihrem Altar. Gallo – nein, der war nur wegen sich selbst bei der Sache.“

**Tipp**

## SCHLUCKEN

Schlucken ist nicht wirklich schwierig und er wird sie dafür lieben. Ein Mann fühlt sich akzeptiert und geliebt, wenn eine Frau seinen Samen schluckt. Du kannst den Zeitpunkt des Samenergusses gut kontrollieren, indem du auf sein Perineum drückst.

Positioniere dich so, dass sein Ejakulat direkt deine Kehle hinunterschießt. Ein einfacher Weg dazu wäre folgender: Leg dich mit dem Kopf außerhalb des Bettes auf den Rücken. Dein Mund und deine Kehle bilden eine glatte Linie. Für einen eleganten Abschluss des Blow-Jobs soll er sich breitbeinig vor dein Gesicht stellen.

*Zwei Goldene Regeln bei Fellatio: Kein Auf-und Abbewegen des Kopfes (das sieht nur dumm aus) und die Zunge sollte immer in Bewegung bleiben.*

## Das Grundgerüst des Blow-Jobs

- Küsse und lecke die Innenseiten seiner Schenkel, während du ganz sanft an seinem Hodensack ziehst. Kratze mit den Fingerkuppen an seinen Hoden und nimm sie einzeln in den Mund. Spiele daran herum und ziehe äußerst sanft mit deinem Mund daran.
- Während du dich seinen Hoden widmest, streichle mit dem Finger liebevoll den Schaft seines Penis hinauf und hinunter.
- Begib dich in eine angenehme Position und knie im rechten Winkel zu seinem Körper oder zwischen seinen Beinen an der Seite des Bettes oder dränge ihn an die Bettkannte und knie auf dem Boden. Befeuchte deine Lippen und vergewissere dich, dass sie deine Zähne bedecken. Fahre mit der Zunge um die Spitze seines Penis, um diese anzufeuchten.
- Halte seinen Penis fest in der Hand. Mit der anderen Hand forme mit Daumen und Zeigefinger einen Kreis, den der Sex-Experte Lou Paget „den Ring und die Dichtung“ nennt, um deinen Mund zu verlängern und ihn daran zu hindern, weiter einzudringen, als du möchtest. Sollte seine Erektion nicht fest genug sein, kannst du seinen Penis mit beiden Händen in einer nach oben gerichteten Drehbewegung streicheln.
- Umkreise die Eichel mit schwirrenden Zungenbewegungen und lecke den Penisschaft hinauf und hinab und dann wieder zur Eichel zurück.
- Folge mit deiner Zunge dem Rand der Corona, während du mit beiden Händen den Schaft bearbeitest, indem du den Penis dazwischen einklemmst, sofern du den Ring nicht an seinem Platz behalten willst.
- Schlage mit der Zunge gegen sein Frenulum und lecke am Raphe.
- Blicke ihm von Zeit zu Zeit in die Augen.
- Mache mindestens zwanzig Sekunden lang folgende showhafte Bewegung: Nimm wiederholt seinen Penis in den Mund und sauge daran. Deine Zunge bewegt sich dabei ständig.
- Gehe zurück zur Eichel und lasse deine Zunge darüber kreisen. Sauge an der Eichel und wiederhole diesen Vorgang mehrmals.
- Lass dich von ihm leiten, wenn er dich zurückzieht. Er weiß, dass er er früher zum Orgasmus kommen würde, als ihm lieb ist, falls du nicht aufhörst. Nimm seine Hand und lege sie auf deine Vagina. Er soll dich jetzt solange stimulieren, bis seine Erregung sich ein wenig gelegt hat.
- Willst du jedoch, dass er kommt, so drücke sanft mit Daumen oder Finger auf sein Perineum.

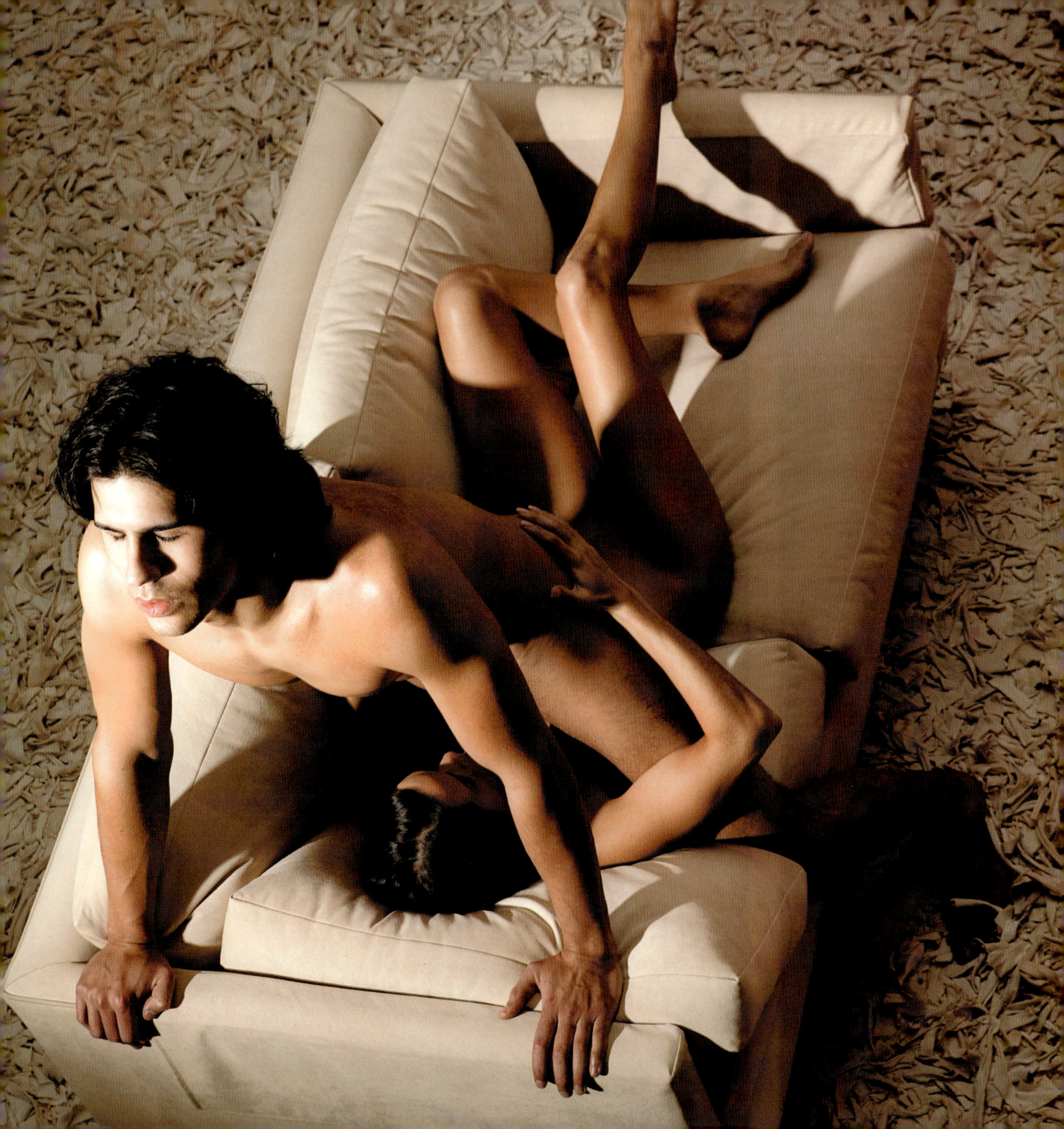

## DIE GESCHICHTE EINES PAARES

Dies ist keine politisch korrekte Geschichte. Angie traf Donald auf einer großen städtischen Universität, wo er Professor und sie Studentin war. Die Studienrichtung war Biologie, die zwangsläufig auch die menschliche Sexualität behandelt.

Angie erzählt: „Ich war einige Jahre älter als die meisten anderen Studenten und er war ein sehr junger Professor. Wir waren beide verheiratet und es war irgendwie nicht richtig, aber die Anziehung war zu stark, um ihr widerstehen zu können."

Ihre Affäre begann mit verstohlenen Küssen in seinem Büro, ging weiter mit „Füßeln" unter dem Tisch einer lokalen Kneipe, wo sie einander zum Abendessen getroffen haben, und erreichte ihren gloriosen Höhepunkt auf einem orangefarbigen Bettlaken in einem nahen Hotel.

„Ich habe schon vorher oralen Sex bekommen, aber nicht von jemandem, der es wirklich versteht, Cunnilingus auszuüben. Als er es zum ersten Mal gemacht hat, konnte ich die Hitze in meiner Klitoris spüren. Ich war so heiß, dass ich glaubte, kochen zu müssen. Unter seiner Zunge begann ich zu keuchen und zu stöhnen. An einem bestimmten Punkt bewegte sich seine Zunge so flink über meine Klitoris, dass es sich anfühlte, als ob sie von hunderten Schmetterlingen mit schwirrenden Flügeln gestreift würde.

Ich kam und hatte einen gewaltigen Orgasmus. Er streichelte meine Schamlippen, steckte seine Finger in mich hinein und hielt seine Zunge über meine Klitoris, ohne sie zu bewegen, was mir wie eine Ewigkeit erschien, aber wohl nur eine Minute lang dauerte. Dann wiederholte er das Ganze und verschaffte mir einen weiteren Orgasmus.

An diesem Tag hat sich mein Leben geändert.

Ich wusste, dass ich nicht zu einem Mann zurückgehen konnte, der nach dem Cunnilingus gurgelte. Meine Ehe zog sich noch einige Monate dahin, aber sie war eigentlich an diesem Tag vorbei."

Donald versprach, seine Frau zu verlassen, aber er hat das nie gemacht. Angie war gebrochen und löste die Beziehung. Trotzdem denkt sie Jahre später in Liebe und Dankbarkeit an ihn zurück.

„Er war mein sexuelles Erwachen. Ich wusste, dass ich diese Art der Liebe brauchte und legte mich nie für weniger hin."

Der Mann, den sie demnächst heiraten wird, ist laut ihren eigenen Worten ein „vollendeter oraler Liebhaber". Sie erzählte ihm ihre Geschichte und er verstand sie voll und ganz. In diesem Augenblick wusste sie, dass sie die Liebe ihres Lebens gefunden hat.

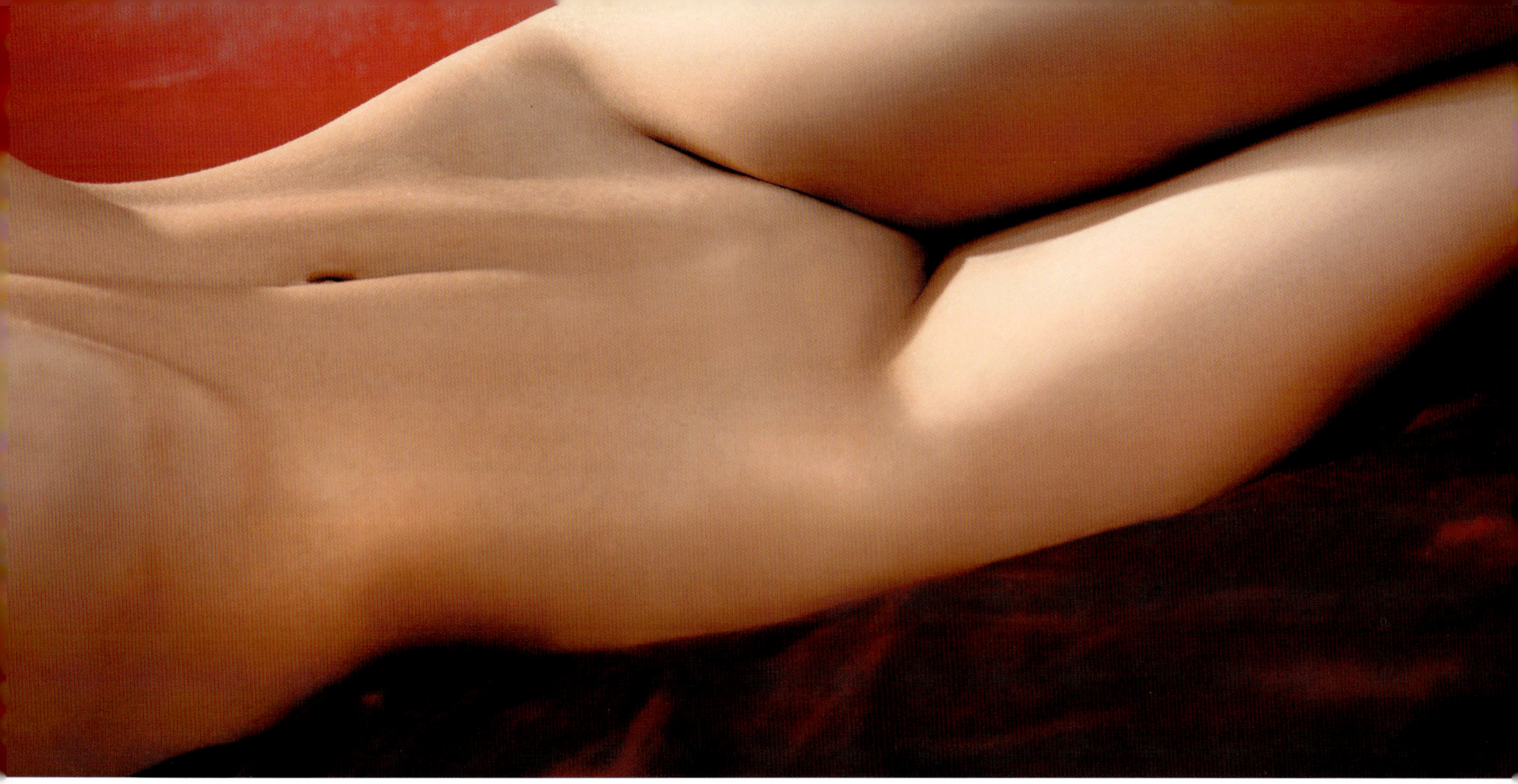

# Cunnilingus

Die meisten Männer üben beinahe genauso gern Cunnilingus aus, wie sie Fellatio mögen. Tatsächlich geben viele Männer an, dass sie es gerne machen würden, ihre Partnerinnen jedoch vor oralem Sex zurückschrecken. Überraschenderweise sind Frauen in den Zwanzigern weniger darauf aus, sich oral befriedigen zu lassen, als ältere Frauen. Sie üben zwar Oralsex aus, müssen ihn jedoch nicht unbedingt erhalten.

Sowohl das Geben als auch das Empfangen von oralem Sex gehört zu den grundlegenden Fähigkeiten.

Drei Dinge, die du bedenken solltest, wenn du sie oral befriedigen willst: Mache sanfte, weiche Streichelbewegungen und achte auf ihre Hinweise nach mehr oder weniger Druck. Ahme keinesfalls das übertriebene Zungenschlagen nach, das du in Pornofilmen sehen kannst. Es sieht großartig aus, ist jedoch nicht sehr effektiv. Mache dich auch nicht sofort an ihre Klitoris heran.

Wenn sie jedoch noch immer „Nein, danke“ sagt?

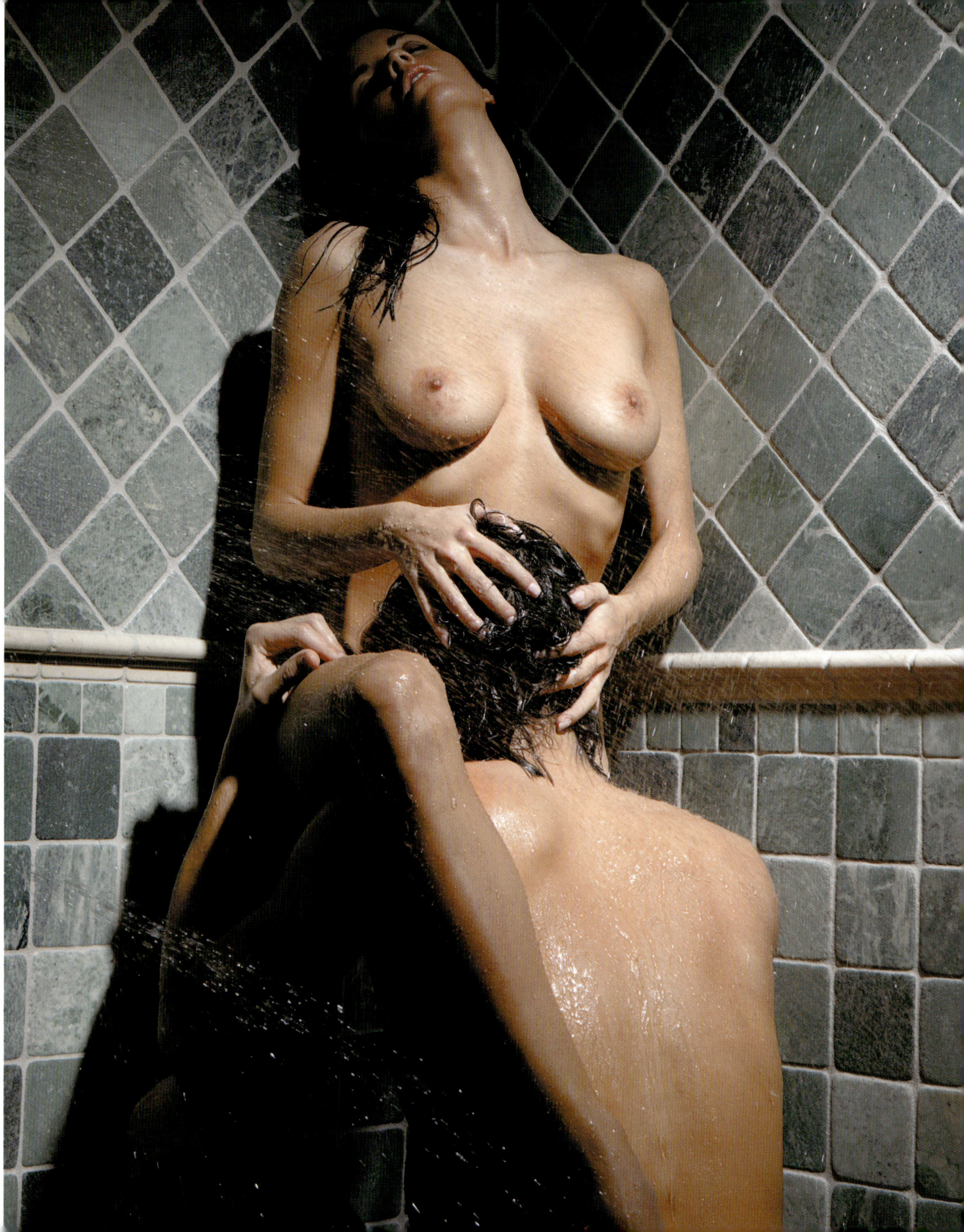

**Tipp**

### FANTASIEVOLLES STREICHELN

Um einen zusätzlichen Effekt zu erzielen, mache Folgendes:

*Das Zungenschnippen:* Benutze nur die Zungenspitze und lasse sie entlang des klitoralen Schaftes flink vor- und zurückschnellen. Wenn sie sich dem Orgasmus nähert, schnippe mit der Zunge über die Spitze der Klitoris (Vorsicht: Das ist für manche Frauen zu viel direkte Stimulation).

*Die samtene Nummer:* Benutze diese Technik bei einer Frau, die nach ihrem ersten Orgasmus etwas fester berührt werden will. Lege deine Zungenspitze auf den Schaft ihrer Klitoris und halte sie ruhig. Schüttle den Kopf, als würdest du „Nein, nein, nein" sagen. Der Schlüssel dieser Bewegung liegt darin, die Zunge ruhig zu halten, während du den Kopf bewegst.

## „Offen gesagt"

Amanda erzählt: „Josh wusste beim Cunnilingus nie, was er mit seiner Zunge anstellen sollte. Eines Tages stimulierten wir uns gegenseitig mit den Händen. Er bewegte seine Hand von meiner Pussy zu seinem Schwanz und begann daran herumzumachen. Ich verstand die Botschaft. Er wollte mir zeigen, wie er es gern hätte. Ich nahm meine Hand von der Klitoris und steckte sie in seinen Mund. Er saugte an meinen Säften. Ich küsste ihn, zog ihn zurück und ließ meine Zungenspitze über die Spitze seiner Zunge schnellen und auch er verstand meine Botschaft."

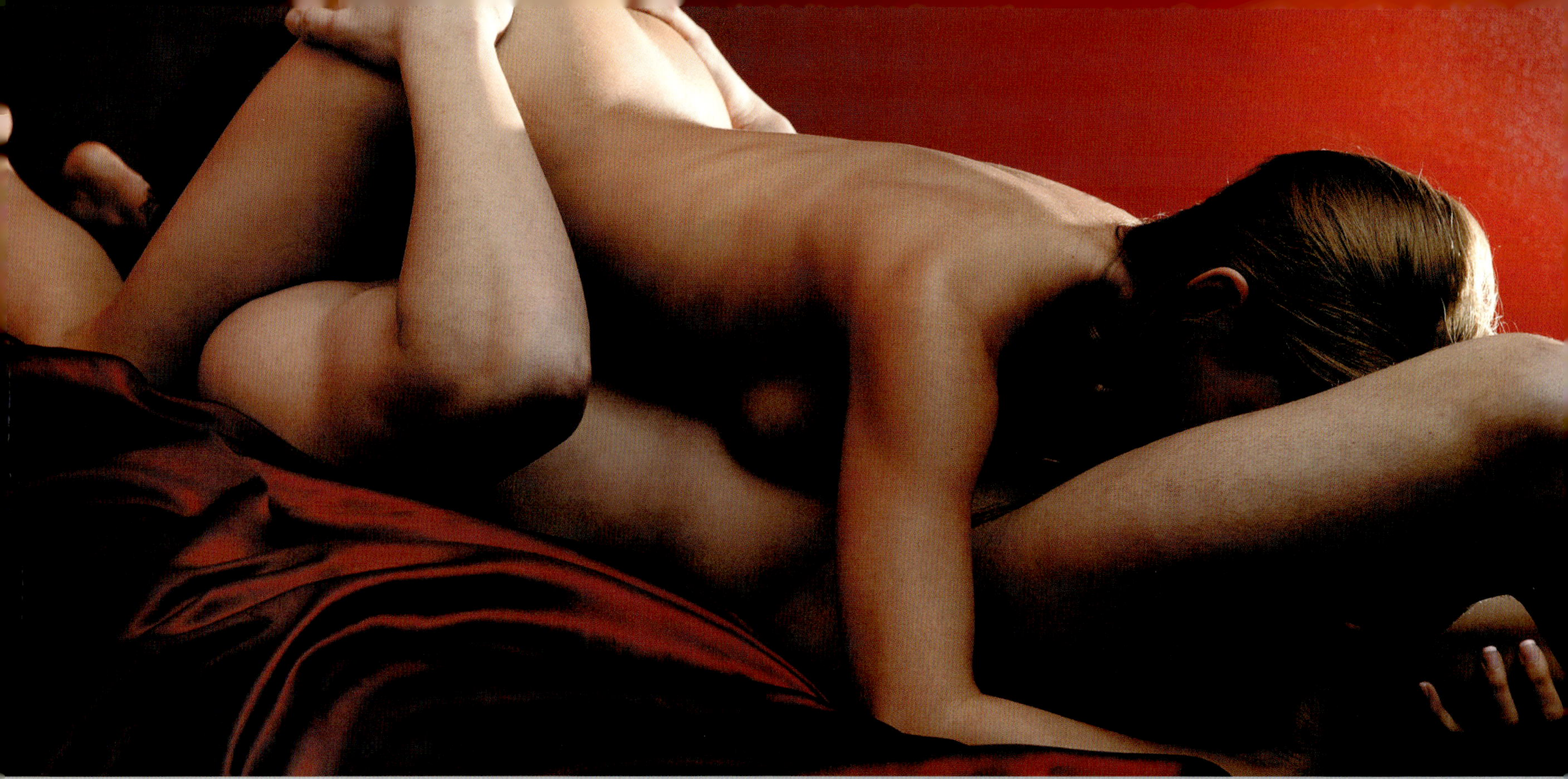

# 69

Um die 69er-Stellung besser zu gestalten, könnt ihr euch beim Küssen und Lecken abwechseln. Wenn er aktiv ist, kann sie währenddessen seinen Penis im Mund halten oder aber auch außerhalb desselben, wo er von ihrem heißen Atem angeregt wird. Ist sie gerade dabei, ihn zu stimulieren, kann er seinen Mund auf ihre Vulva legen, sodass sie mehr sein heißer Atem kitzelt als seine Zunge.

Auf diese Weise wird die Erregungsperiode verlängert und der eine Partner wird davon abgehalten, den anderen zu beißen.

**Tipp**

Variiere beim Oralsex die Temperatur des Mundes. Beginne mit normaler Körpertemperatur. Dann nimm ein paar Eiswürfel in den Mund und stimuliere deinen Partner mit der Hand. Warte, bis deine Zunge taub wird, spucke das Eis aus und berühre mit dem eiskalten Mund seine Genitalien. Für ihn wird das wie ein sexueller Stromschlag sein.

Sobald nach einigen Minuten die Mundtemperatur wieder normal ist, wiederholst du diesen Vorgang, füllst deinen Mund aber dieses Mal mit einem heißen Getränk.

Diese Methode, bei der man mit der Temperatur spielt, bringt bei den meisten Männern die Erektion zurück und kann bei einigen die Erregungsphase verlängern. Andere sagen, dass sie so intensivere Orgasmen erleben.

Kann oraler Sex eine Ehe retten bzw. einen Mann oder eine Frau in dich verliebt machen?

Möglicherweise schon, denn Männer und Frauen, die Oralsex mögen, glauben an seine Kraft. Schon mehrere wohlhabende Männer haben vor dem Auge der Öffentlichkeit ihre Frau wegen einer anderen verlassen, die leidenschaftliche Fellatio beherrschte.

Aber kann man seinem Partner zeigen, wie er (oder sie) es machen sollen?

Klar, sofern er (oder sie) es auch lernen will.

In der westlichen Welt ist Oralsex heutzutage ein unverzichtbarer Bestandteil des Liebemachens. Cunnilingus ist (neben dem Vibrator) der sicherste Weg zum weiblichen Orgasmus. Fellatio ist der Herzenswunsch eines jeden Mannes.

Du kannst die Fähigkeiten deines Liebhabers noch verstärken:

## BLEIBE MIT DEINER KRITIK KONSTRUKTIV

Hier ist ein Beispiel für konstruktive Kritik: „Liebling, ich mag es wirklich, wenn du meine Klitoris leckst und an ihr saugst, aber sie ist so empfindlich, sobald ich erregt bin, und du erregst mich so! Könntest du bitte ein wenig sanfter sein?"

Das ist viel besser als: „Au! Du tust mir weh! Hör auf damit!"

Ein weiteres Beispiel für konstruktive Kritik ist: Lege deine Hand auf ihre Hand, mit der sie bei Fellatio deinen Penis hält. Drücke sie! Zeige ihr lieber den von dir erwünschten Griff und die Intensität, als ihr einfach den Penis in den Mund zu schieben.

Nur wenn sie dich fest hält, kannst du sagen: „Bitte, bitte, mehr, härter, schneller, tiefer, bitte."

## MEHR ZEIGEN, WENIGER SAGEN

Gegenseitige Masturbation kann zu einem Vortrag darüber werden, wie ihr eure Genitalien behandelt haben wollt. Wenn ihr Seite an Seite masturbiert, während ihr einander küsst und streichelt, wird diese Lehrstunde noch nützlicher, weil auch der Mund dabei mitspielen kann. Zeigt ihm (oder ihr) den Zusammenhang zwischen der Ar,t wie ihr eure Genitalien streichelt, und den Bewegungen eurer Lippen und Zungenspitze auf dem Mund und der Zunge eures Liebhabers.

## EINE ÄUSSERE QUELLE EINBRINGEN

Lies deinem Liebhaber als Teil des Vorspiels laut eine detaillierte Beschreibung von oralem Sex vor. Aber erzähle ihm (oder ihr) nicht, wie sie es machen sollen, sondern frage stattdessen: „Ist das nicht heiß?"

Leg erotische Lektüre neben das Bett. Sollte der erste Vortrag nicht die ersehnten Ergebnisse erbringen, dann wird das vielleicht der zweite oder dritte schaffen. Auch manche Videos und DVDs können nützlich sein, falls sie realistischen Oralsex zeigen.

Wenn es dir keine Unannehmlichkeiten macht, dann sage einfach: „Oh, schau dir das an. Was meinst du, wie der das macht?"

## „Offen gesagt"

Dave berichtet: „Die meisten Frauen sind nicht sehr gut beim Oralsex. Sie machen es einfach nicht lang genug oder sie haben nicht erkannt, wie sie den Würgereflex vermeiden können. Nichts kann einem Mann mehr die Lust verderben als einer Frau dabei zuzuhören, wie sie den Penis wieder herauswürgt. Ist eine Frau gut beim Oralsex, dann ist sie gewöhnlich sehr gut. Eine Frau, die weiß, wie man einen verwöhnt, ist wirklich ein Geschenk für einen Mann. Es fühlt sich an, als würde sie deinem Körper ein Sakrament spenden."

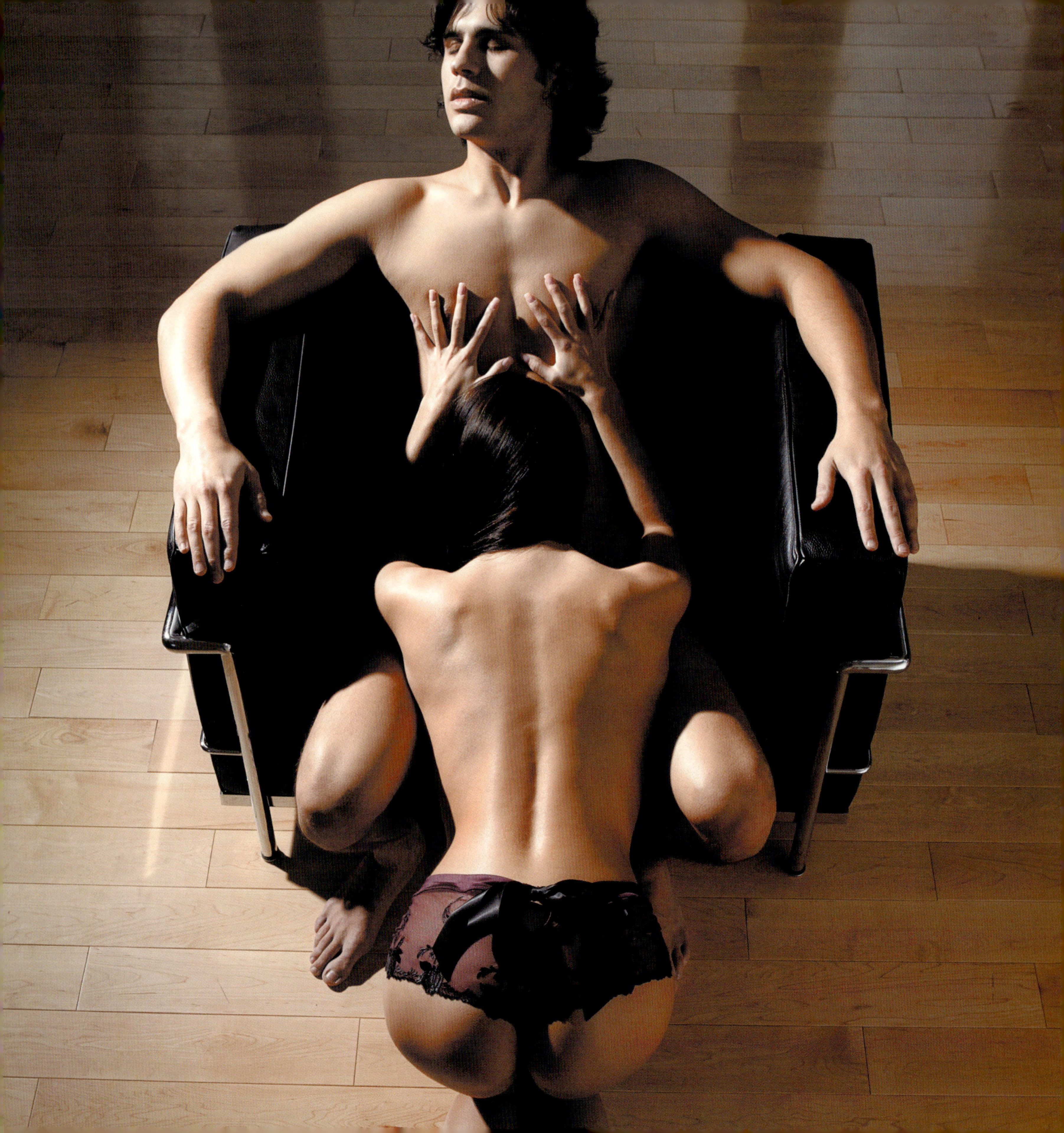

## DIE GESCHICHTE EINES PAARES

Sharon erzählt: „Ich vergöttere Roberts Penis. Ein wenig Penisverehrung ist gut für die Seele. Jede Frau sollte ihren Mann auf diese Weise ehren."

Robert fügt rasch hinzu, dass er ihre Vagina auch vergöttert.

Vor einigen Jahren entdeckte dieses Pärchen auf eine Indienreise den Lingam (Penis) und die Yoni (Vagina), Kultobjekte oder Fetische, die normalerweise aus Stein oder Glas hergestellt werden. Sie kauften einige davon, errichteten in ihrem Schlafzimmer einen kleinen Altar und begannen Bücher über die Geschichte der heiligen Sexualität zu lesen.

„Ich habe Roberts Penis immer geliebt. Es ist ein schönes Ding, wie eine Figur aus Ebenholz. Ich liebe auch seinen Geruch und Geschmack. Der Lingam in unserem Schlafzimmer ispirierte mich dazu, seinen Penis noch mehr zu lieben.

Ich mag es, ihn mindestens einmal pro Woche durch Fellatio zum Orgasmus zu bringen. Am liebsten knie ich dabei vor ihm."

Gelegentlich lässt Sharon ihrem Enthusiasmus auch außerhalb ihres Heims freien Lauf.

Sie berichtet: „Wir nahmen gerade einen Drink in der Lobby eines Hotels in Manhattan zu uns, als ich meine Hand in seinen Hosenschlitz steckte und fühlte, dass sich seine Pracht regte. Durch die Unterhosen hindurch spielte ich mit ihm, bis er nicht mehr ruhig sitzen konnte.

Er zog mein Gesicht näher und flüsterte mir ins Ohr: ‚Lass uns gehen.'"

Sie zahlten die Rechnung. Als Sharon auf die Tür zugehen wollte (um nach Hause zu eilen), nahm er sie bei den Schultern, drehte sie sanft herum und drängte sie in den Aufzug. Sie fuhren ins zwölfte Stockwerk. Warum ins zwölfte? Niemand sonst stieg auf dieser Etage aus dem Lift. Am Ende des Ganges sagte er, dass sie sich hinknien können, und öffnete den Reißverschluss seiner Hose.

„Es wahr sehr aufregend. Ich nahm seinen Penis in den Mund, während er meinen Kopf mit den Händen hielt. Ich saugte und leckte und nach kurzer Zeit schmeckte ich sein heißes, süßes Sperma. Er half mir gerade auf die Beine und machte seine Hose zu, als jemand eine Tür im Flur öffnete."

Will eine Frau sehen, welche erotische Macht sie über einen Mann hat, dann sollte sie ihn mit dem Mund zum Orgasmus zu bringen. Er wird nicht nur ein körperlich erregendes Erlebnis haben, sondern auch ewig dankbar sein.

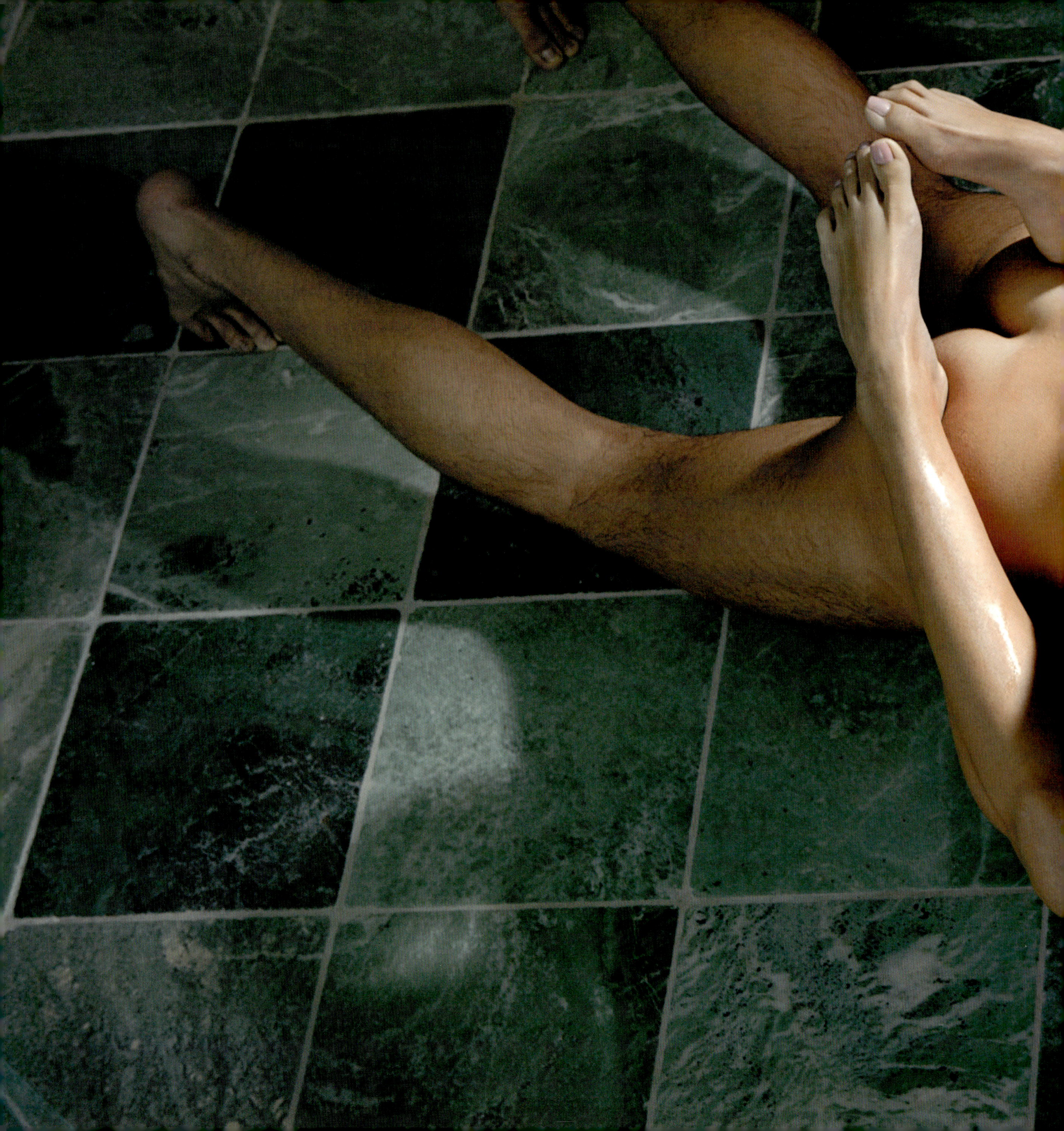

# GESCHLECHTSVERKEHR

4

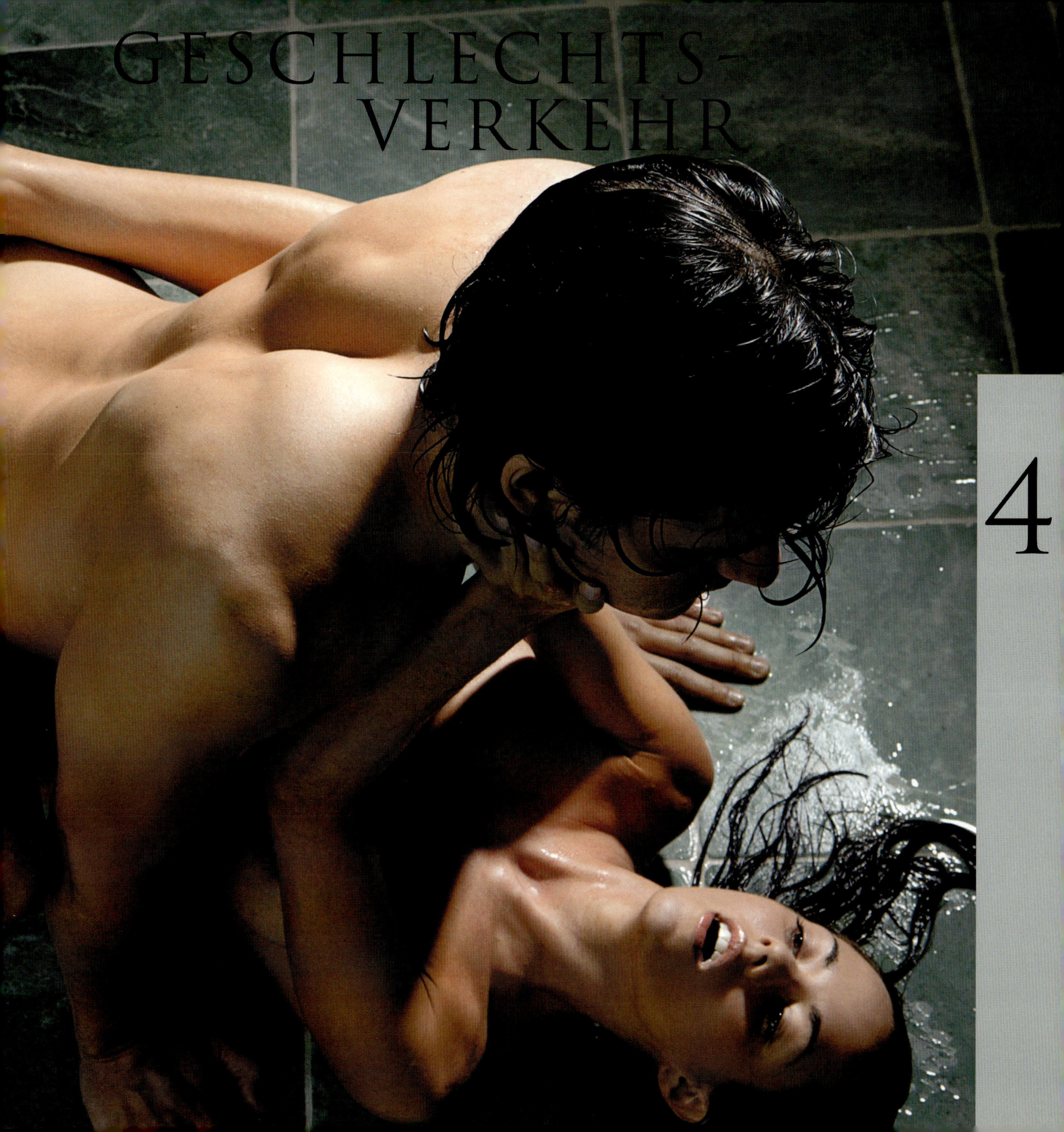

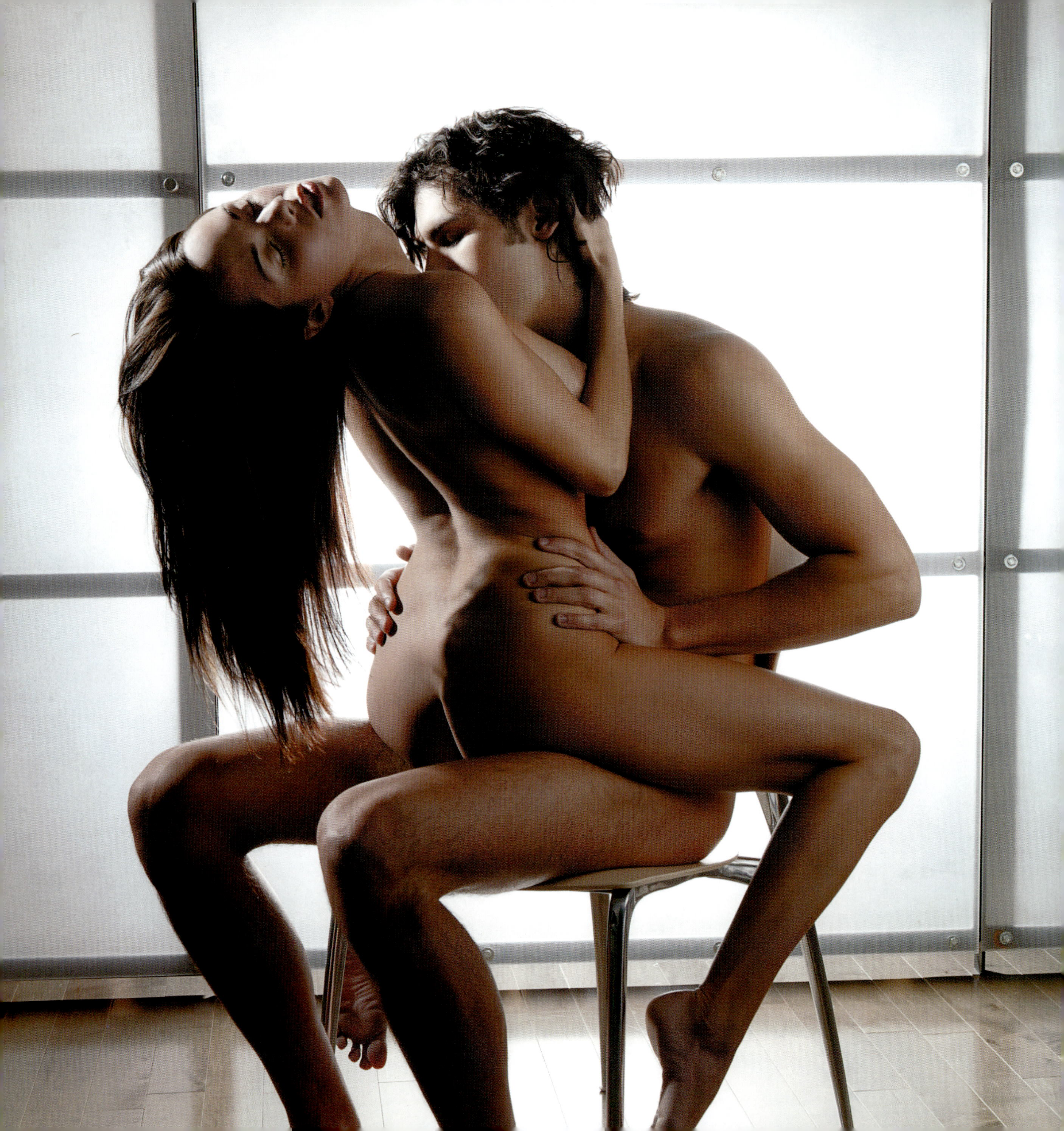

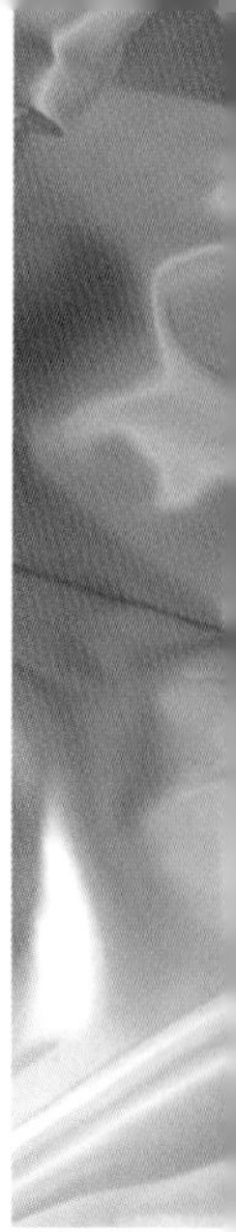

# DIE STELLUNGEN UND TECHNIKEN

*„Es gibt drei ‚Wohlfühl'-Standards zu jeder Stellung beim Geschlechtsverkehr: Komfort, visuelle Stimulation und Erregung. Ich sage nie, dass irgendeine dieser Positionen ‚die Beste' sei oder etwas, das ein Paar ‚machen muss'. Was gut für beide ist, hängt davon ab, wie ihre Körper zusammenarbeiten, was sie erregend finden und was angenehm für sie ist. In einer unangenehmen Stellung hatte noch niemand guten Sex."*

— Dr. med. Prokash Kothasi,
berüchtigter Sexologe aus Mumbai

ES GIBT SECHS grundlegende Stellungen beim Geschlechtsverkehr: die Frau oben, der Mann oben (Missionarsstellung), von hinten, auf der Seite liegend, sitzend und stehend.

Jedes Pärchen sollte diese Grundstellungen beherrschen. Vielleicht bevorzugen du und dein Partner eine bestimmte Stellung, die wahrscheinlich davon abhängt, wie eure beiden Körper zueinander passen. Aber man kann jede Stellung an seine Bedürfnisse anpassen und eines dieser Bedürfnisse ist die Abwechslung. Körper verändern sich auch durch Verletzungen, Schwangerschaft, Krankheit, Gewichtsverlust oder -zunahme und natürlich mit dem Alter. Was früher einmal funktioniert hat, das geht heute vielleicht nicht mehr so gut.

Auf der anderen Seite können Stellungen, die dir nie gefallen haben, heute unter die Rubrik „Ja" fallen. Wenn Frauen das dreißigste Lebensjahr überschreiten und sexuell selbstsicherer werden, wollen sie beispielsweise lieber oben sein, wohingegen sie sich früher in dieser Stellung zu exponiert vorkamen. Wenn Männer etwas älter werden, sind sie oft entspannter und lassen die Frauen einen Teil der Zeit das Kommando übernehmen.

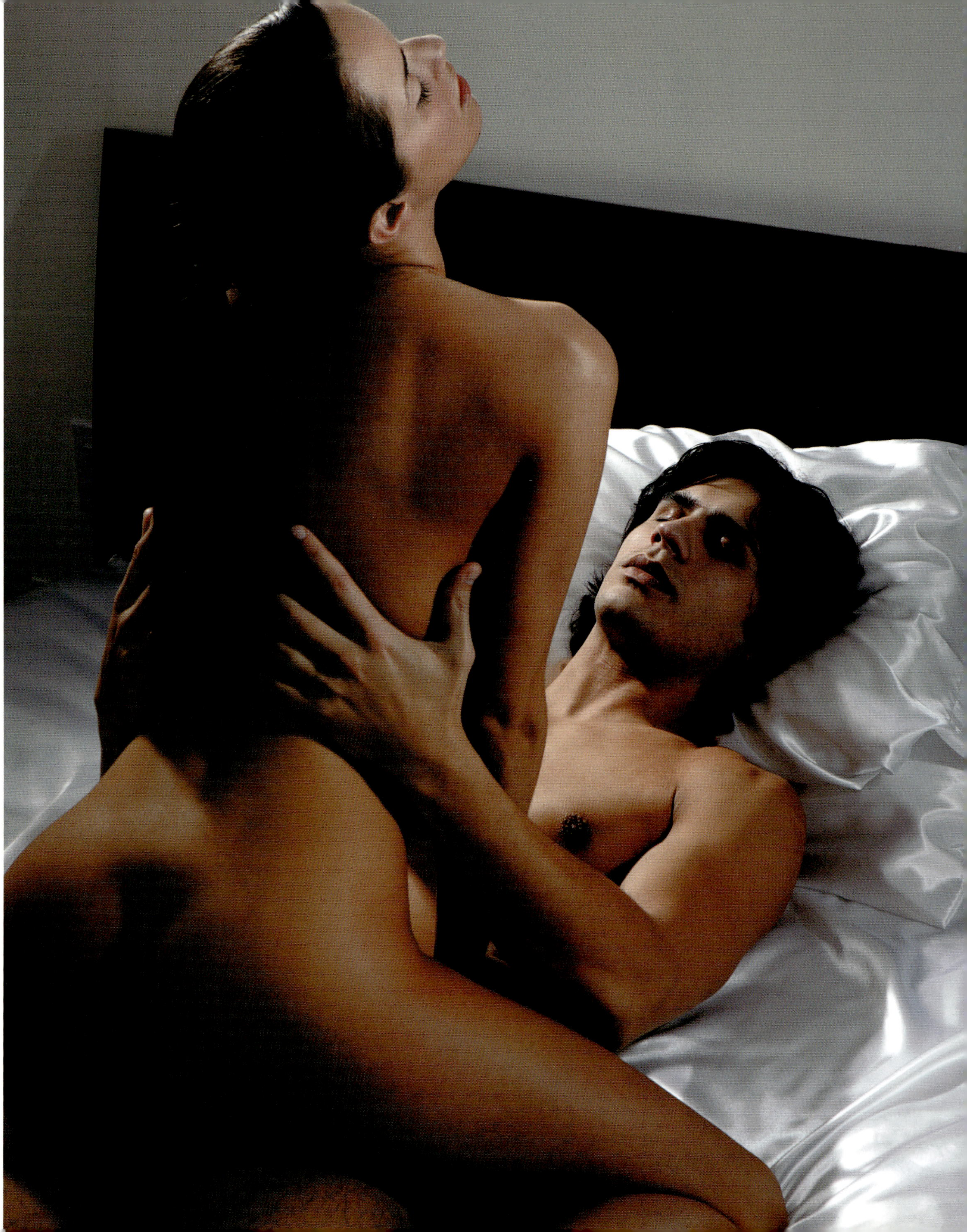

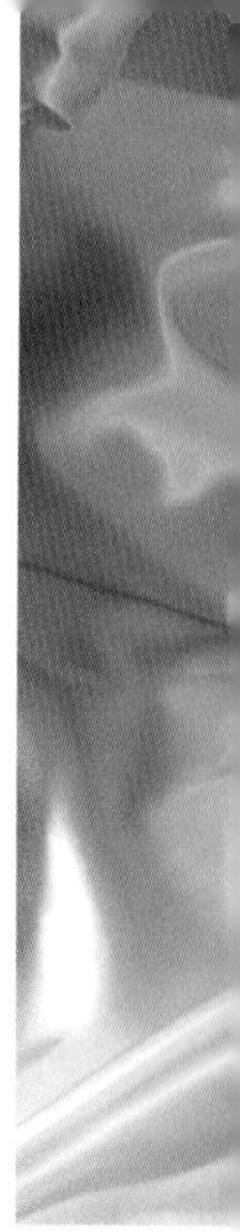

# DIE ERSTE DER SECHS GRUNDSTELLUNGEN

## Die Frau sitzt oben

Das ist die bevorzugte Stellung für den weiblichen Orgasmus, da sie die Freiheit hat, beim Geschlechtsverkehr ihre Klitoris zu reiben, und sowohl den Winkel und die Tiefe seines Eindringens als auch die Geschwindigkeit der Stöße kontrollieren kann.

SEIN BONUS: die visuelle Stimulation.

DIE STELLUNG: Sie hockt oder sitzt rittlings auf ihm, während er auf dem Rücken liegt. Ihre Beine sind auf beiden Seiten seines Körpers abgewinkelt. Sie kann sich entweder vor- oder zurückbeugen, ihre Hand zur Unterstützung verwenden oder freihändig aufrecht sitzen. Sie kann sich bei der Stellung „Umgedrehtes Cowgirl" auch verkehrt herum auf ihn setzen und seine Füße anschauen statt den Kopf.

**Tipp**

### DIE FRAU SITZT OBEN UND DREHT SICH

Diese kleine Abänderung eines alten Favoriten gibt dem Grundkonzept einen neuen Dreh. Er liegt am Rücken und sie sitzt mit dem Gesicht zu seinen Füßen auf ihm. Er winkelt ein Bein an und sie dreht ihren Körper so, dass sie zur selben Zeit ihr Becken an seinem Schenkel reibt während sie auf seinem Penis reitet.

Er bewegt sich langsam, aber sie hat die doppelte Arbeit.

# „Offen gesagt"

„Mein erster Ehemann war ein ziemlicher Macho", erzählt Jessica. „Er ließ mich nur ganz selten und als ‚Spezialbehandlung' oben sein. Als wir geheiratet haben, war ich jung und wusste nicht, was für ein Trottel er war, bis ich ihn verlassen und andere Männer kennengelernt habe. Mein zweiter Ehemann ist ein richtiger Mann. Manchmal nimmt er mich auf meisterhafte Weise und ein anderes Mal ist er glücklich darüber, sich von mir reiten zu lassen. Ich bin gerne oben, weil ich dann schneller komme, aber auch weil er mir dabei so gerne zuschaut."

**Tipp**

## DIE OVALE BAHN

Das ist eine feurige Bewegung, die für den Mann so gut aussieht, wie sie für die Frau angenehm ist.

Du bewegst dich einfach auf einer ovalen Bahn, anstatt das gerade Auf-Und-Nieder-Muster einzuhalten. Stell dir vor, du beschreibst mit deinem Körper eine senkrechte Ellipse. Lehne dich etwas nach vorne, während du an seinem Penis abwärtsstreifst, um deine Klitoris zu stimulieren. Beim Nach-Oben-Streichen lehne dich leicht nach hinten und stimuliere dadurch deinen G-Punkt.

**Tipp**

## DIE KORKENDREHUNG

Setze dich auf ihn, führe ihn ein und lehne dich vor, wobei du dein Becken bis auf drei Viertel seines Penis anhebst. Stütze dich mit den Händen auf seinen Schultern. Dann drehe dein Becken nach rechts und drücke dabei nach unten. Ziehe dich wieder hoch und schiebe das Becken nach links, während du nach unten drückst.

Dazu kannst du beim Nach-Unten-Drücken noch den PC-Muskel anspannen (siehe Kegel-Übungen Seite 36) und ihn bei der Aufwärtsbewegung wieder lockern.

Bist du gelenkig, vollführe eine Drehung, während du dich mit den Händen auf seine Knie stützt und nach hinten beugst.

Eine Variation der Korkendrehung sieht so aus, dass sich die Frau vom Mann wegdreht, sich vorlehnt und auf seinen Knien abstützt, während er aufrecht auf einem Stuhl, einer Couch oder einem Bett sitzt. Diese Stellung ermöglicht nicht nur ein tieferes Eindringen, sondern bietet ihm auch einen stimulierenden Anblick.

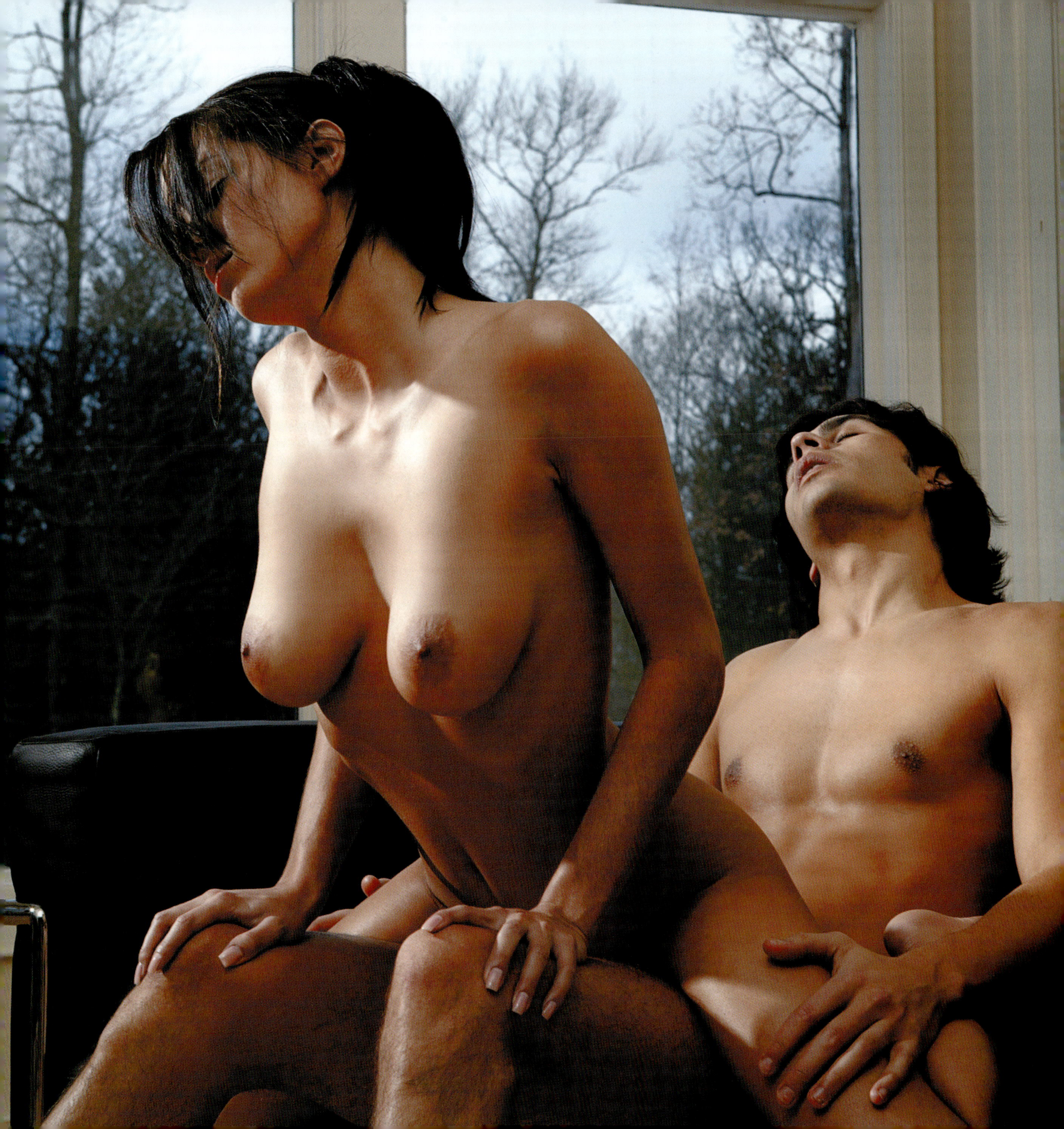

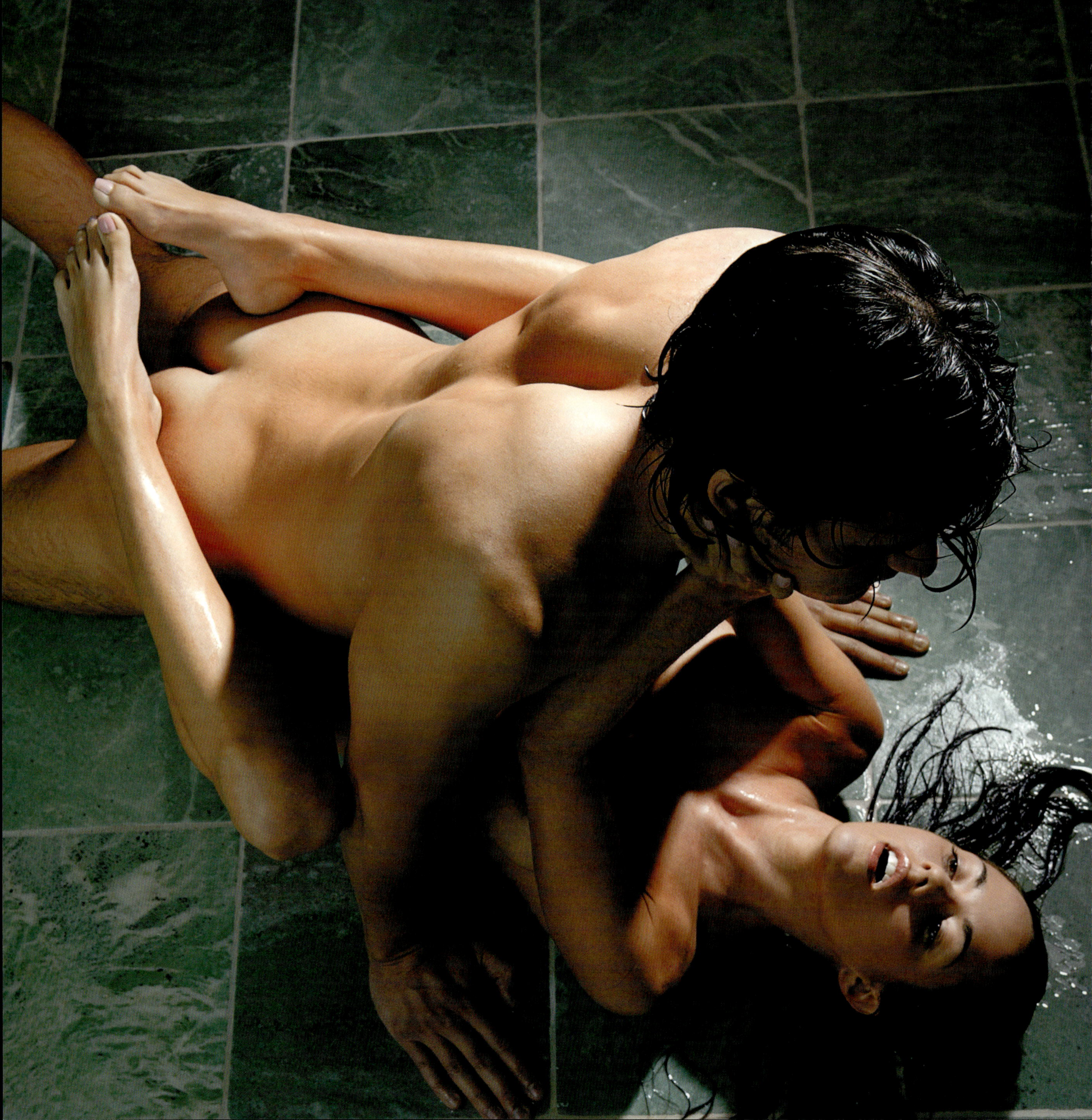

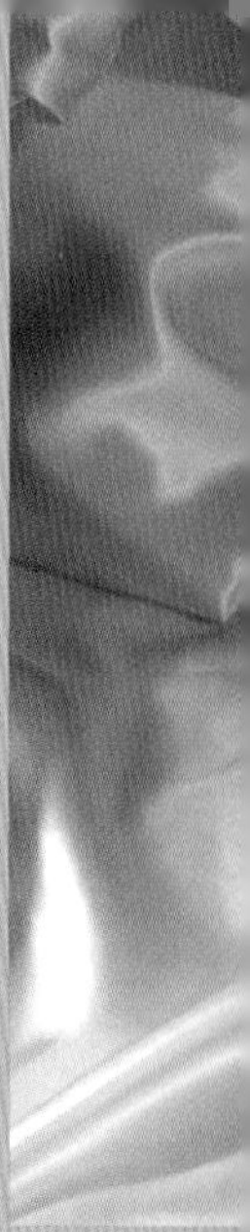

# Die Missionarsstellung

Der Legende nach haben Pazifikinsulaner diese Stellung nach den Missionaren benannt, die nur auf diese Weise Sex hatten. Seither hat diese Stellung unfairerweise einen schlechten Ruf bekommen. Wegen der harten Stöße und des emotionalen Kontaktes ist dies nämlich eine großartige Stellung.

IHR BONUS: Viele Frauen lieben diese Stellung genauso wie die Männer, weil sie das Eindringen und die Intimität verbindet.

DIE STELLUNG: Sie liegt mir leicht gespreizten Beinen auf dem Rücken. Er liegt auf ihr und stützt sein Gewicht zumindest teilweise mit den Händen und Ellbögen. Man kann die Tiefe des Eindringens steuern, indem man Kissen unter ihren Rücken oder Hintern legt, indem sie die Schenkel um seine Taille schlingt oder ihre Füße auf seine Schultern legt.

*„Vielen Frauen bietet das Liegen in der Missionarsstellung mit einigen Kissen unterm Hintern die perfekte Beckenschräglage für die Stimulation ihres G-Punktes und einen Orgasmus.“*

— Dr. med. Laura Berman,
Talk-Show-Gastgeberin und Autorin

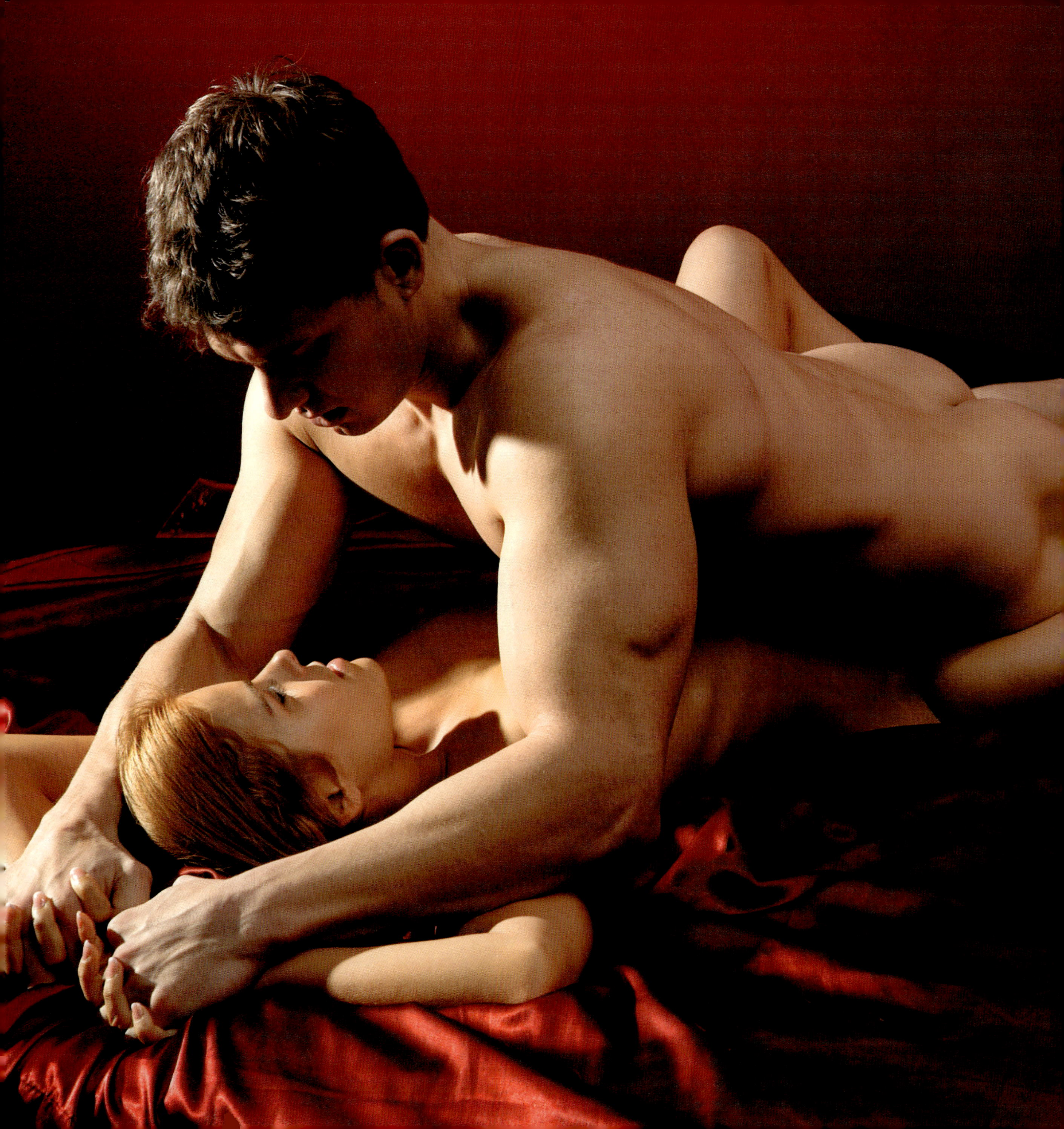

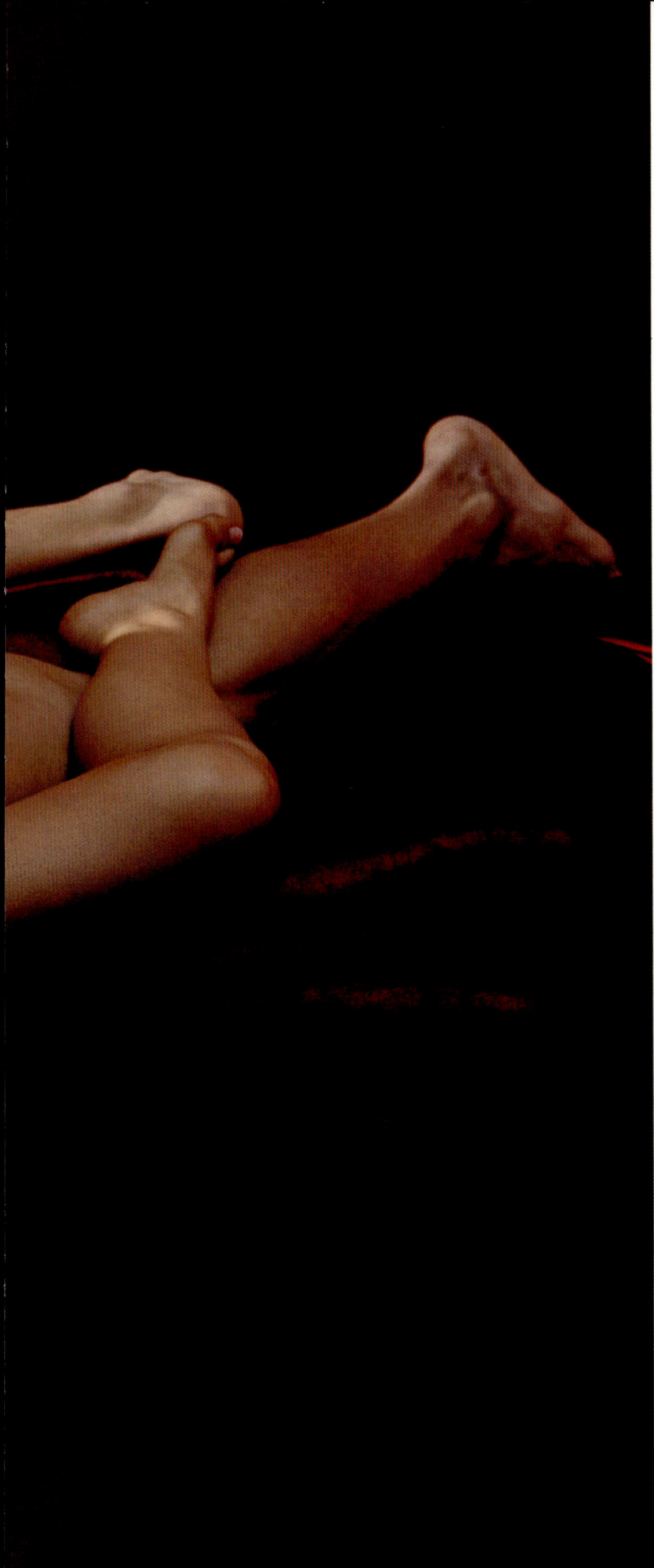

# „Offen gesagt“

Meredith berichtet: „Ich liebe die Intimität dieser Stellung. Es ist langsames, genussvolles Liebemachen und ich komme auf diese Weise zum Orgasmus. Ich fühle mich ihm dabei so nahe. Aber mein Mann und ich sind etwa gleich groß. Ich kann mir nicht vorstellen, das mit einem wirklich großen Kerl zu machen.“

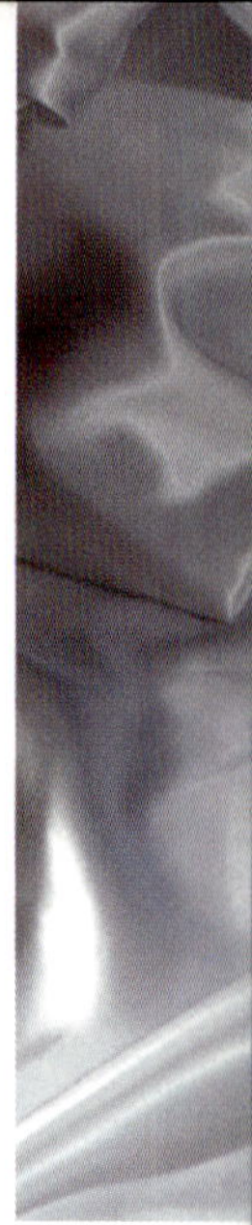

**Tipp**

## CAT (COITAL ALIGNMENT TECHNIQUE)

Ihr wollt einen altmodischen gleichzeitigen Orgasmus in der Missionarsstellung?

Sex-Experten erklären uns seit vielen Jahren, dass es unrealistisch sei, gleichzeitig mit seinem Partner zum Orgasmus zu kommen. Sie haben damit sicher recht. Aber manche Frauen wollen das dennoch erreichen und oft sind es genau die Frauen, die ohnehin Probleme damit haben, beim Geschlechtsverkehr einen Orgasmus zu bekommen. CAT ist eine Technik, die von einem australischen Psychotherapeuten entwickelt wurde, um die Begierde dieser Frauen zu stillen.

Sie liegt auf dem Rücken und er liegt mit seinem ganzen Gewicht auf ihr, sodass er sich mit seinem Becken über ihrer Klitoris befindet. Sie schlingt die Beine um seine Schenkel und legt die Knöchel auf seine Waden.

Dies ist der Schlüssel zum Erfolg: Bewegt nur eure beiden Becken in stetigem Rhythmus, der weder schneller noch langsamer wird, bis beide Partner zum Orgasmus kommen.

Sie führt bei der Aufwärtsbewegung und drückt sein Becken nach hinten, während er gleichzeitig einen Gegendruck ausübt, indem er mit dem Schaft seines Penis gegen ihre Klitoris drückt. Er führt beim Abwärtsstreichen und drückt ihr Becken nach unten, während sie einen Gegendruck ausübt, indem sie ihre Klitoris gegen die Basis seines Penis drückt.

Aber man sollte dabei vorsichtig sein, denn diese Stellung ist nicht für jedermann. Ist der Mann viel größer als die Frau, dann wird sie sich sehr ungemütlich dabei fühlen.

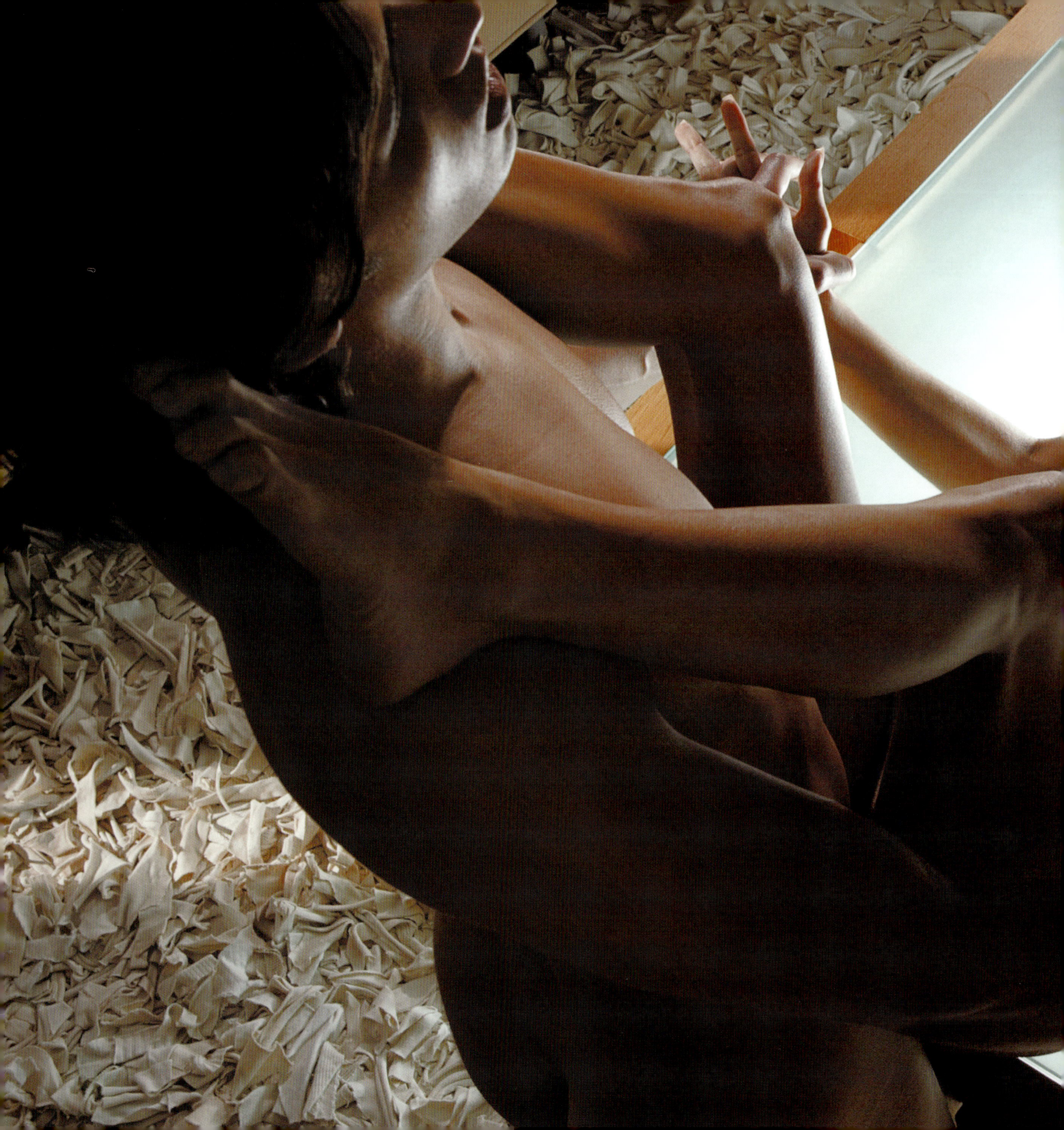

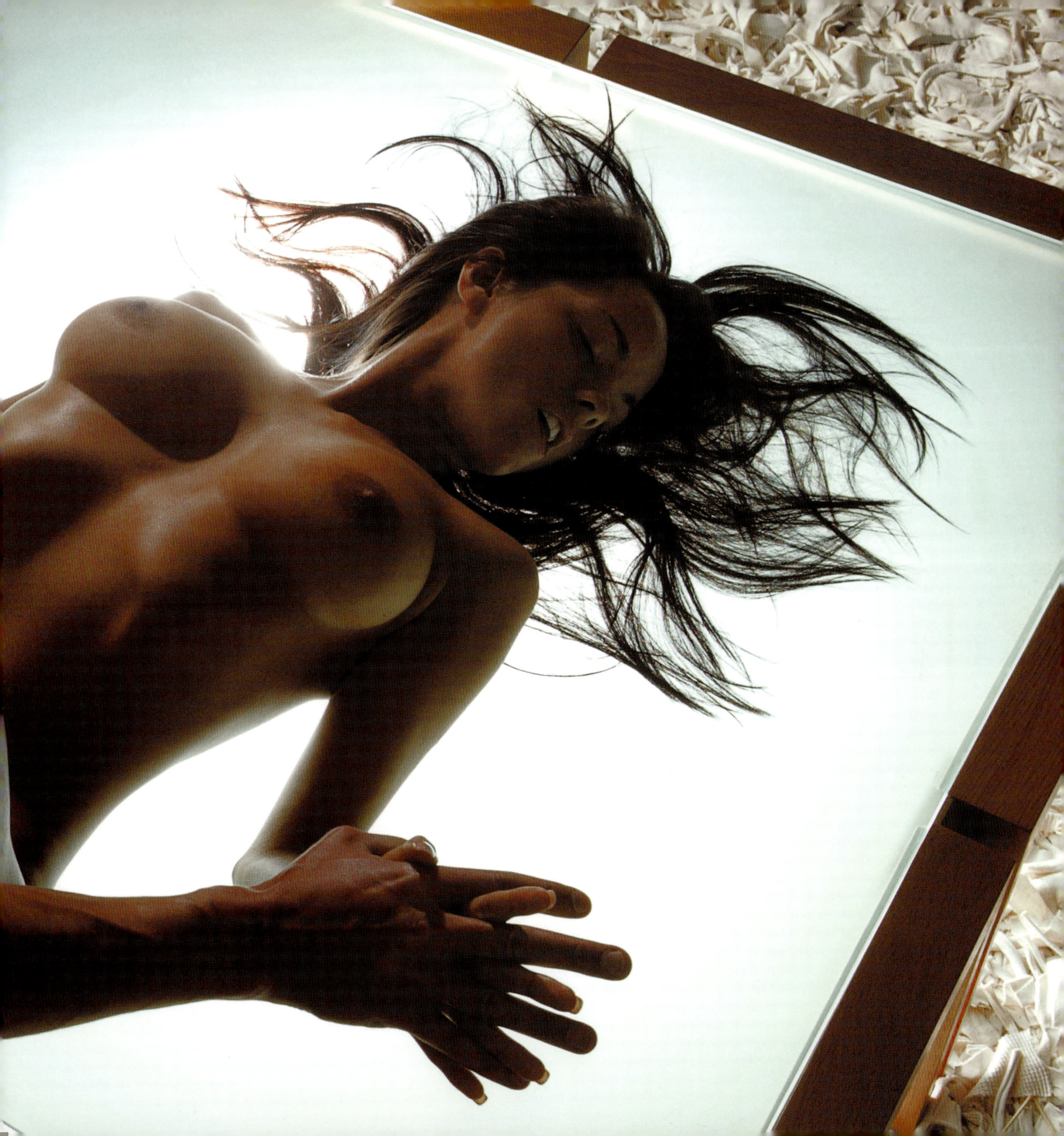

### DER TRICK MIT DER EICHEL

Geschlechtsverkehr in der Missionarsstellung kann dazu führen, dass der Mann viel früher ejakuliert, als ihm oder ihr lieb ist.

Du willst langsamer werden, ohne dass sie langsamer wird? Wie machst du das?

Fühlst du dich beim Geschlechtsverkehr sehr erregt, bist aber noch nicht an dem Punkt angekommen, an dem du die Ejakulation nicht mehr verhindern kannst, dann ziehe deinen Penis so weit zurück, dass nur noch die Eichel in ihrer Vagina bleibt. Bleibe zehn bis dreißig Sekunden lang reglos und beginne danach mit langsamen Stößen.

Du kannst diese Bewegung beim Geschlechtsverkehr zwei bis drei Mal oder auch mehrmals einsetzen.

## Ein einfacherer Simultan-Orgasmus

Noch vor ein bis zwei Generationen glaubten die meisten Frauen, dass ein gleichzeitiger Orgasmus beim Liebemachen das Höchste sei, und täuschten dann oft ihren Orgasmus vor, sobald der Mann ejakulierte.

Heute wissen wir, dass ein Simultan-Orgasmus ein netter Intimitätsbonus ist, den wir nicht vortäuschen müssen, um ihn zu bekommen.

Falls euch CAT nicht liegt, dann versucht Folgendes:

1. VERLÄNGERT DAS VORSPIEL: Der „schnellere“ Partner (möglicherweise der Mann) soll dem „langsameren“ Partner größere orale und manuelle Aufmerksamkeit schenken. Beginnt erst mit dem Geschlechtsverkehr, wenn ihr miteinander harmonisert. Ihr kennt die Zeichen: Stöhnen, Schwitzen und mit zitternder Stimme darum bitten. Legt einander die Hände unten auf eure Rücken oder Schenkel, sodass ihr einander leicht die nötigen Anweisungen (schneller oder langsamer) geben könnt. Falls einer von euch nahe am Orgasmus ist, aber der andere noch nicht, dann sollte er (oder sie) sich zurückziehen. Der „schnellere“ Partner küsst und liebkost seine(n) Liebhaber(in).

   Ihr könnt leichter miteinander kommunizieren, wenn ihr einander dabei in die Augen schaut.

2. VERGESST DAS „LADIES FIRST“: Normalerweise verschafft er ihr den ersten Orgasmus durch Cunniligus. Diesmal aber hört, kurz bevor sie zum Orgasmus kommt, mit der oralen Stimulation auf. Damit er „aufholen“ kann, stimuliert sie ihn mit Hand oder Mund. Wenn beide das gleiche Level erreicht haben, beginnen sie mit dem Geschlechtsverkehr, wobei sie einander die Hände auf die Hüften legen, um so die Geschwindigkeit zu steuern.

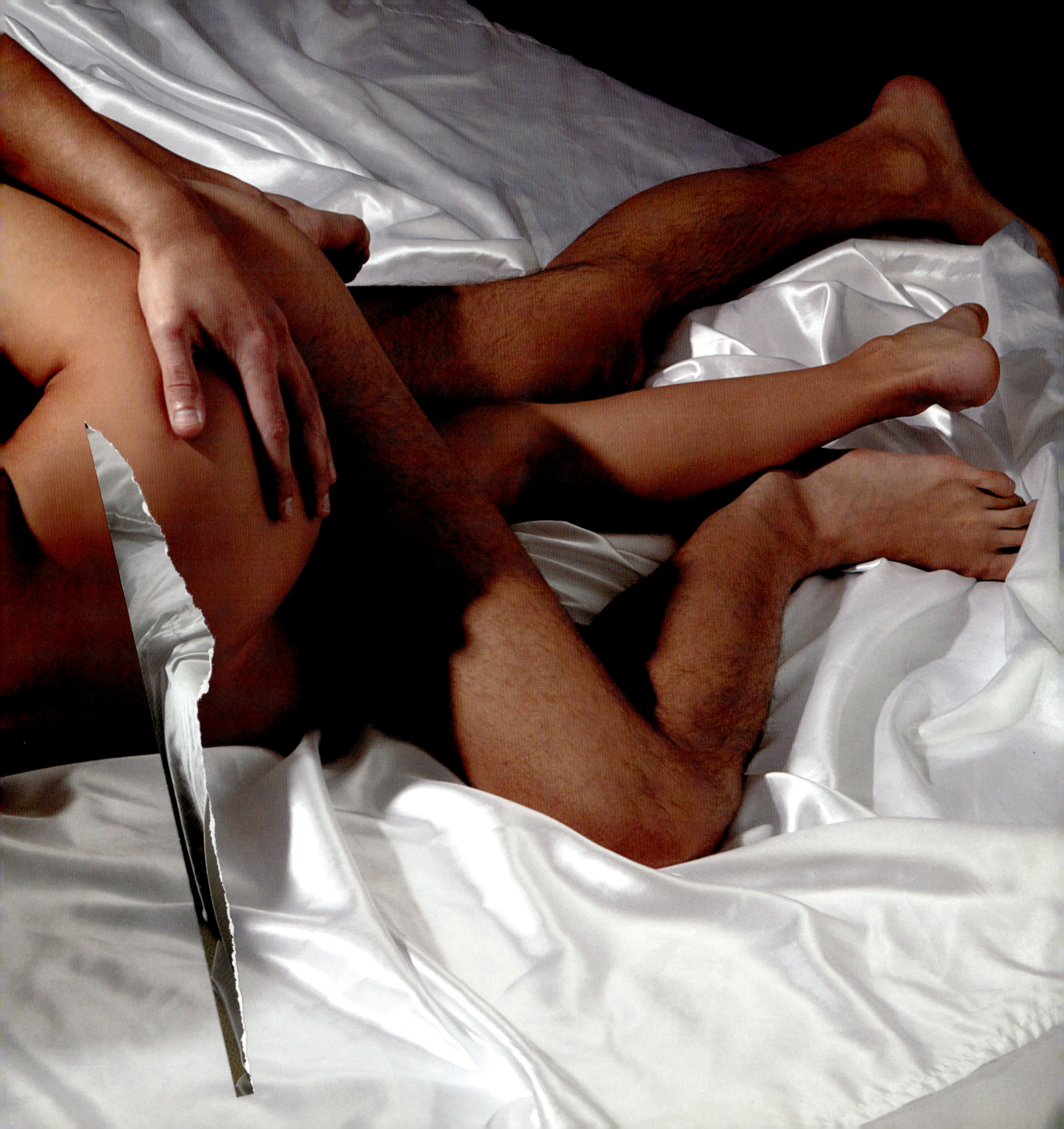

# Von der Seite

In dieser Stellung kann man nur begrenzt eindringen. Kein Wunder, dass sie die Franzosen *la paresseuse* nennen, was soviel bedeutet wie „die Faule“.

BONUS: Das ist die perfekte Stellung, wenn beide Partner sehr müde sind und dennoch Sex haben wollen. Sie funktioniert bei Hochschwangeren auch dann noch, wenn alle anderen Stellungen versagen.

DIE STELLUNG: Er blickt auf ihren Rücken. Ihr Hintern streckt sich ihm entgegen und er legt ein Bein zwischen ihre Beine. Er kann auch halb auf ihrem Rücken und halb auf der Seite liegen und ein Bein nach oben ziehen.

**Tipp**

LÖFFELSTELLUNG

Er hat nur eine halbe Erektion, aber ihr wollt beide Sex machen?

Führe seinen halberigierten Penis in der Löffelstellung (seine Vorderseite auf deinem Rücken) in deine Vagina ein. Halte seinen Penis mit nach unten ausgestreckten Fingern zwischen Daumen und Zeigefinger und liebkose seinen Penisschaft mit deiner Handfläche. Massiere sein Perineum, denn dadurch bekommen die meisten Männer eine Erektion. Streichle mit der anderen Hand deine Klitoris und halte beim Geschlechtsverkehr eine langsame, aber stetige Bewegung aufrecht.

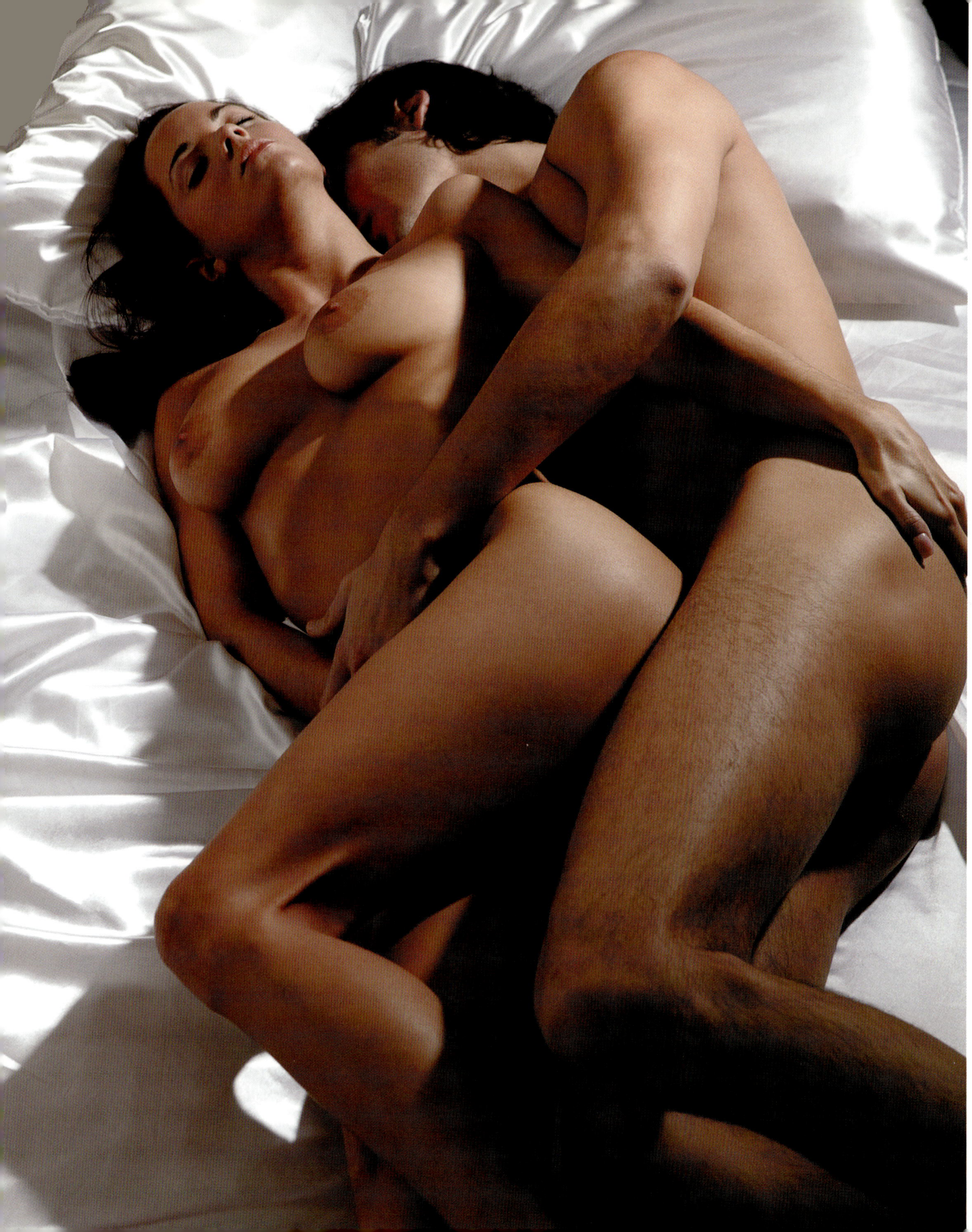

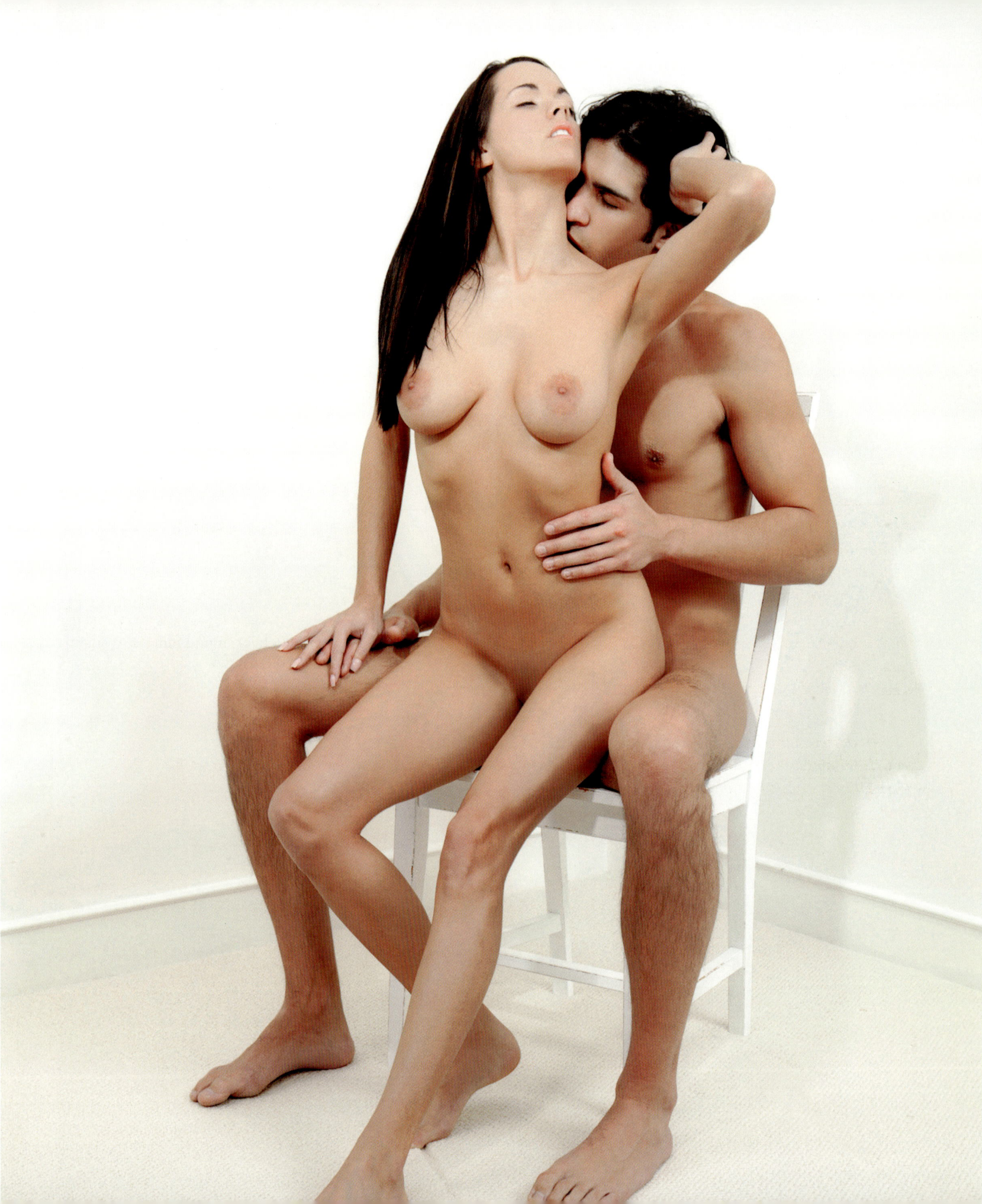

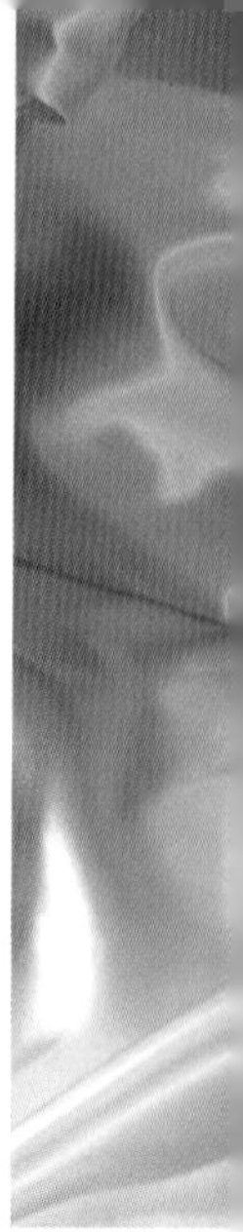

# Sitzende Position

Dies ist eine vielseitigere Stellung, als es den meisten Menschen bewusst ist. Falls du meinst, das wäre nur eine „nette Position", wenn beide müde sind, dann denke noch einmal darüber nach. Möglicherweise kann er dabei nicht weit eindringen, aber ein Pärchen kann diese Stellung beim Geschlechtsverkehr sehr leidenschaftlich gestalten, indem er ihren Hintern hält und sie sich bei seinen Stößen zurücklehnt.

BONUS: Klettere für einige intensive Quickies auf seinen Schoß. Diese Stellung verhilft ihr auch dann zu gutem Sex, wenn er keine feste Erektion hat. Sie spreizt die Beine und streichelt mit der Unterseite seines Penis ihre Klitoris.

DIE STELLUNG: Er sitzt auf einem Stuhl oder auf dem Bett und sie mit gespreizten Beinen auf ihm. Sie kann ihm dabei in die Augen schauen und ihre Beine bei einem stoffüberzogenen Sessel über die Lehnen heben oder sie auf beiden Seiten eines einfachen Stuhls auf den Boden stellen. Sie kann aber auch zur Seite blicken und ihm die Freiheit geben, um ihren Körper herumzugreifen und mit ihren Brüsten und ihrer Klitoris zu spielen.

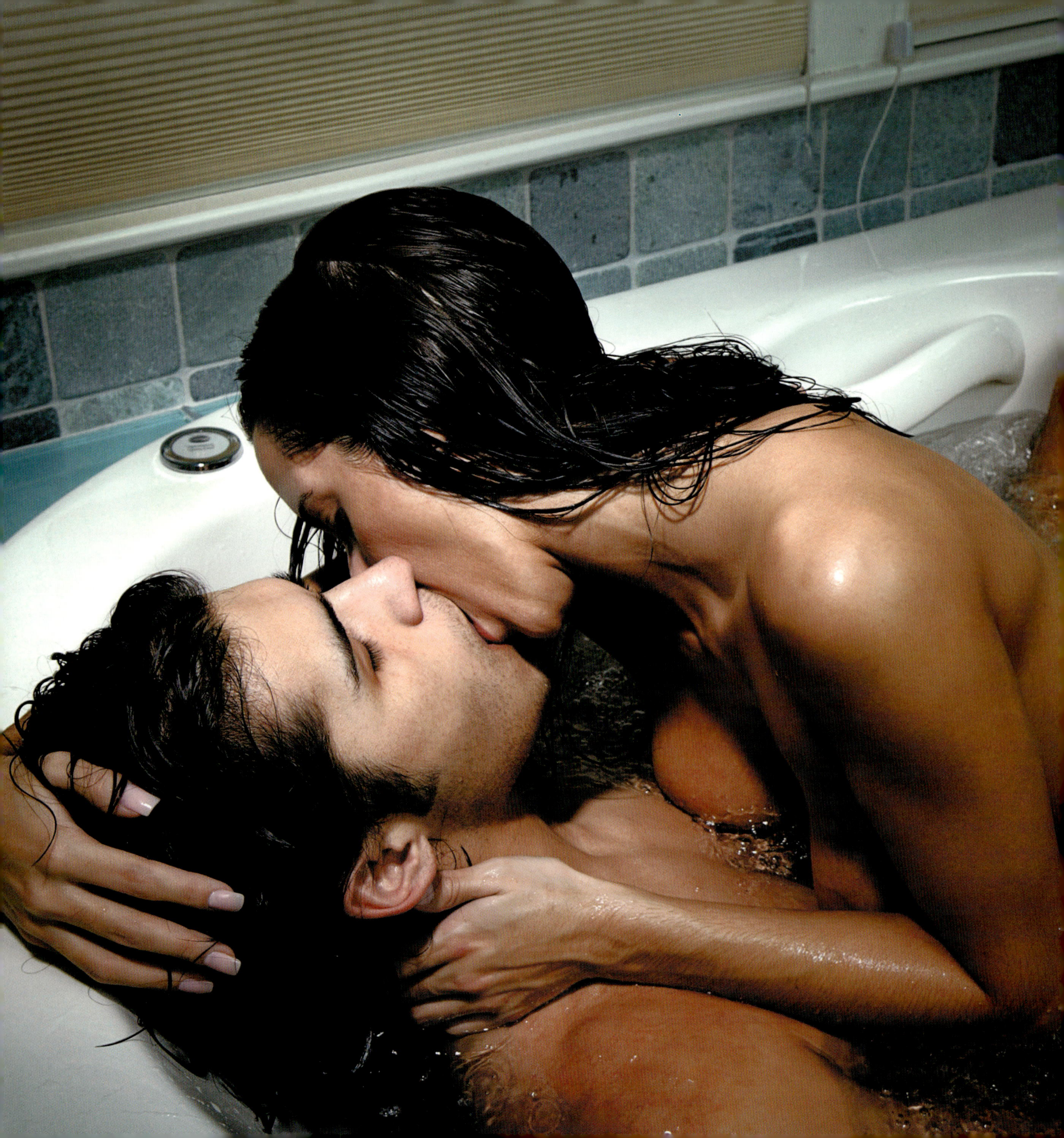

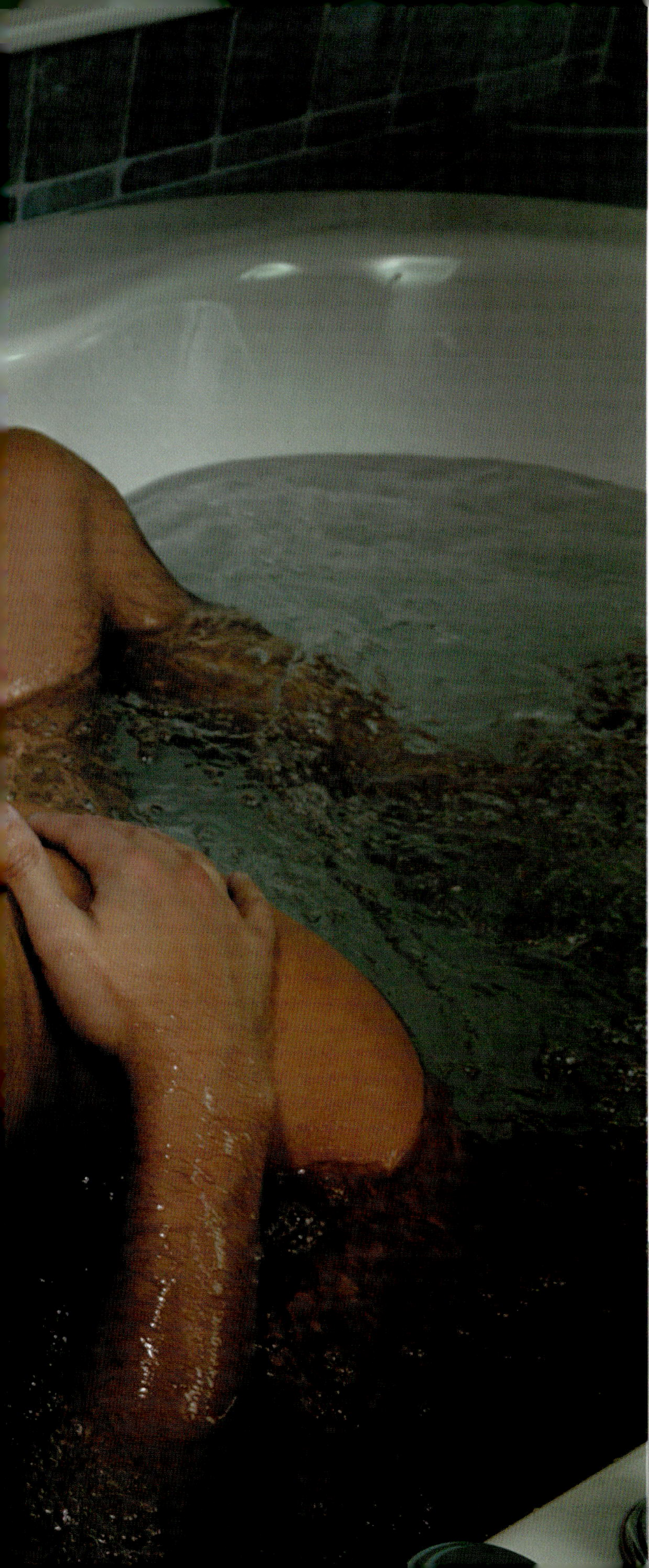

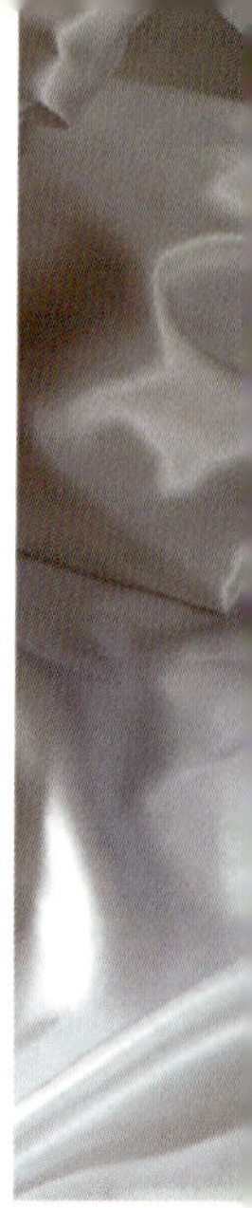

**Tipp**

Legt euch in die Badewanne. Sie kniet mit dem Gesicht zum Wasserhahn, hält sich an den Seiten der Wanne fest und lehnt sich nach vorne. Er dringt von hinten in sie ein. Entweder sie oder er können den Duschkopf in der Hand halten und Wasser auf ihre Klitoris rinnen lassen.

Eine erotische Variation der Stellung, bei der die Frau oben sitzt, ist, sie einfach in der Badewanne auszuführen. Wasser ist ein äußerst sinnlicher Spielplatz und kann eine aufregende Alternative zum Schlafzimmer sein.

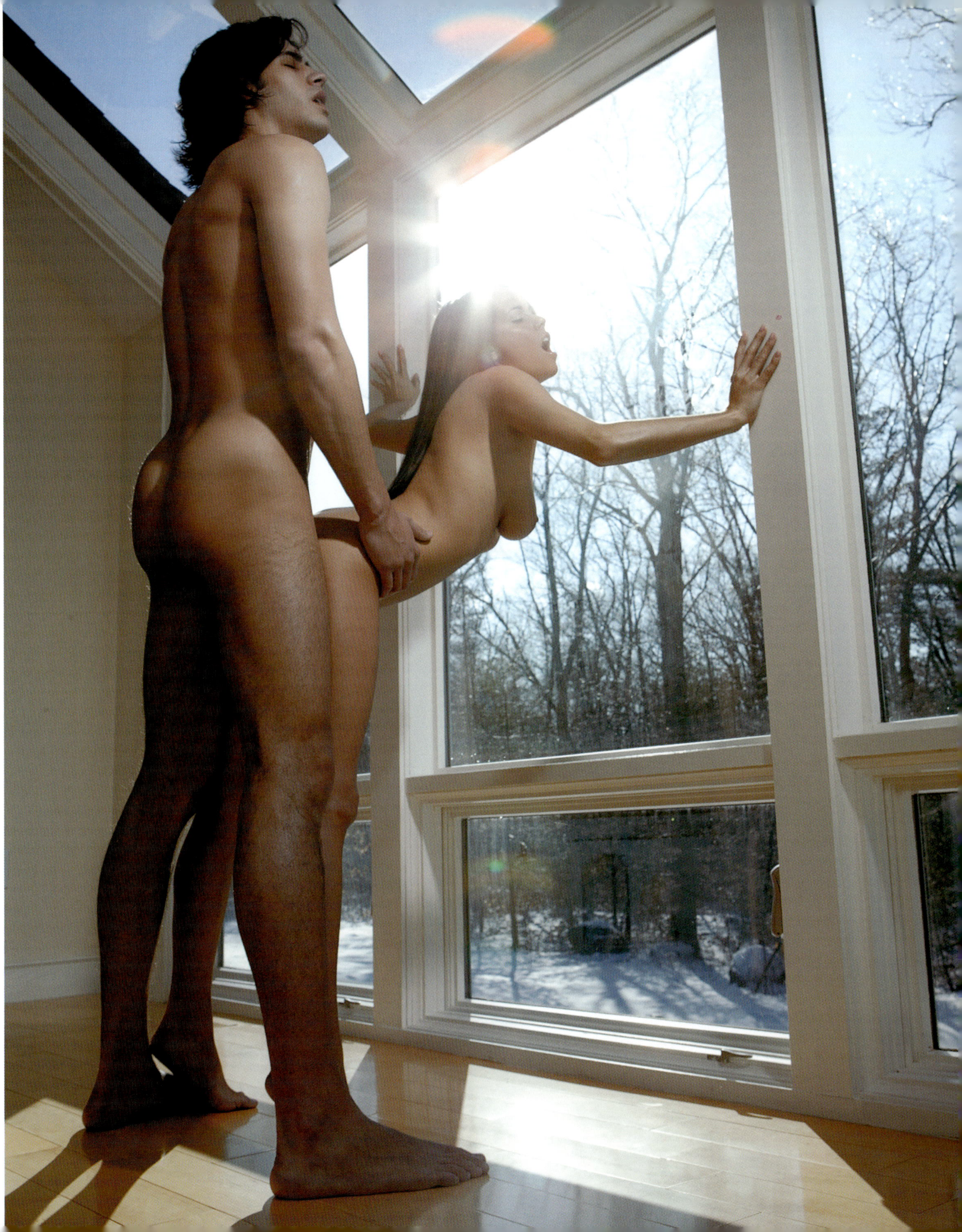

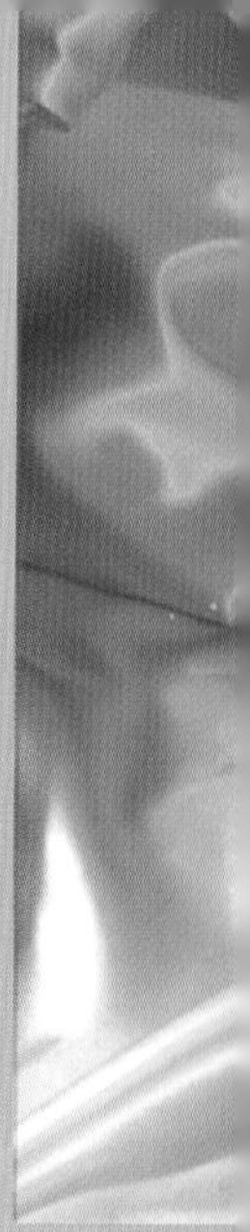

# Stehende Position

Geschlechtsverkehr im Stehen befriedigt ein Verlangen nach dramatischem, dringendem Liebemachen, das viele Pärchen haben, und ist eine großartige Art, mit dem Sex zu beginnen. Ihr könnt immer auf den Boden gleiten und in einer anderen Stellung weitermachen.

**BONUS:** Es gibt keine bessere Stellung für einen Quickie.

**DIE STELLUNG:** Er hockt, während sie sich auf ihn hinuntersenkt. Sie schlingt ein Bein um seine Taille und er hält ihren Hintern.

**Tipp**

Diese Variation besteht aus einer Drehung, die Sitzen und Stehen in einer Stellung kombiniert. Sie sitzt auf der Waschmaschine oder auf dem Trockner, dem Küchentisch, einem Schreibtisch oder auf irgendeiner anderen Fläche, die ihre Vagina in die richtige Höhe bringt, damit er in sie eindringen kann (er kann falls nötig jederzeit auf einem Hocker stehen). Er nimmt sie bei den Pobacken und zieht sie an den Rand der Fläche, wo er in sie eindringen kann. Sie kann ihre Beine um seinen Hals oder seine Taille schlingen. Er kann auch ihre Beine in die Höhe halten.

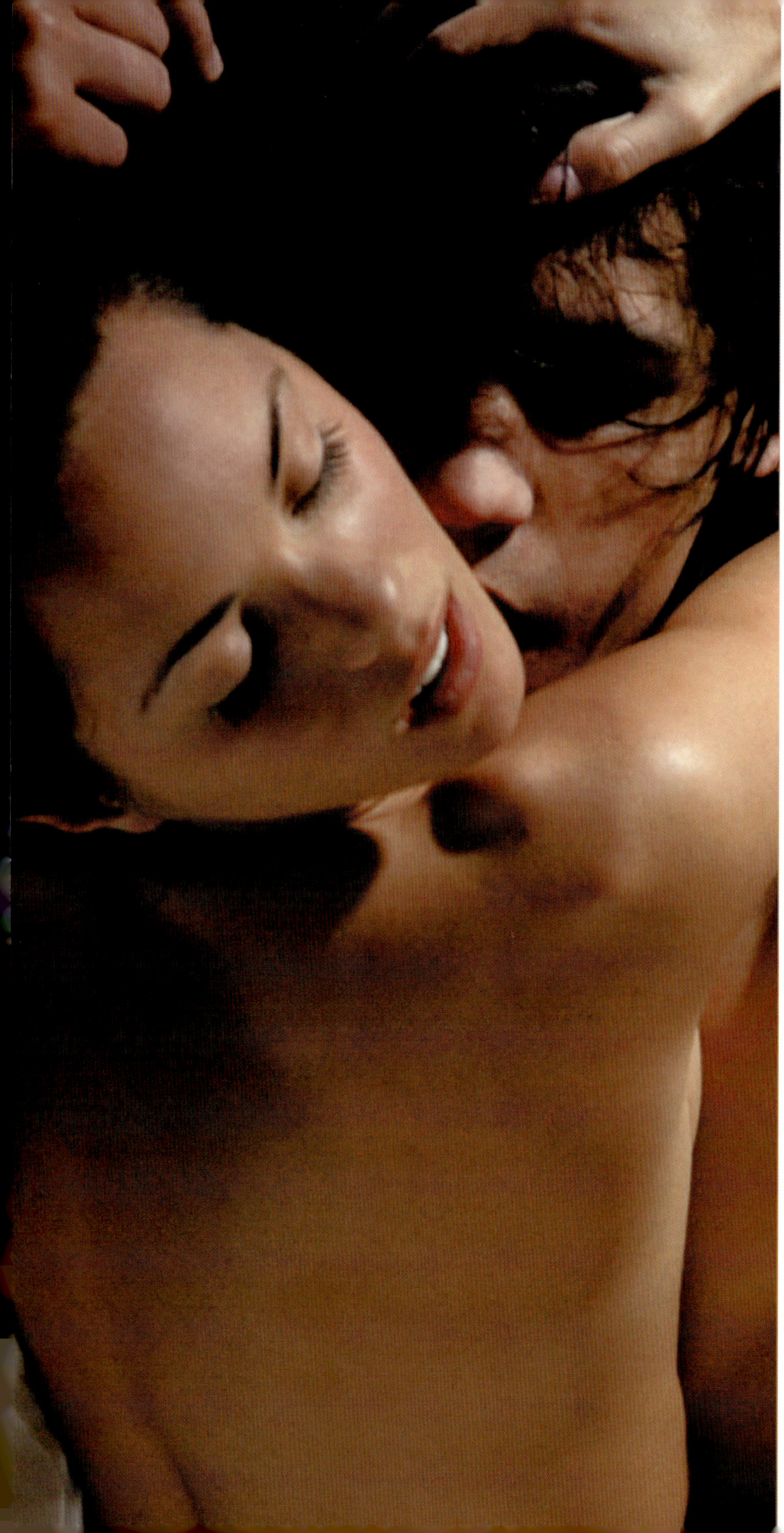

## Passionsblumenstellung

Vor einigen Jahren baten mich die Herausgeber der Zeitschrift *Redbook,* für ihre Leser eine neue Sexposition zu entwickeln.

Die Stellung sollte der Frau das Gefühl von mehr Intimität geben als die gewöhnlichen Positionen (1), für den Mann höchst erregend sein und ihn dazu befähigen, den Geschlechtsverkehr länger auszuhalten, als er es normalerweise könnte (2), und beiden außergewöhnliche Orgasmen bescheren (3).

Ich arbeitete mit einer Gruppe von Testpersonen und entwickelte die Passionsblumenstellung, eine Adaption der klassischen Yab-Yum-Stellung (siehe Seite 178) aus dem Tantra. Die Zuschriften der Leser waren äußerst zufriedenstellend. Ich zeige diese Stellung noch immer Pärchen, die nach etwas suchen, das sowohl heiß als auch intim ist.

### „Offen gesagt"

„Ich fühlte mich in dieser Stellung sehr mit Jordan verbunden", erzählt Caitlin. „Außerdem wurde meine Klitoris stärker stimuliert als bei jeder anderen Stellung, die wir ausprobiert haben."

Jordan: „Ich konnte nicht leidenschaftlich stoßen, musste mir Zeit lassen und konnte so den Ritt einfach genießen und mich an ihrer Erregung erfreuen."

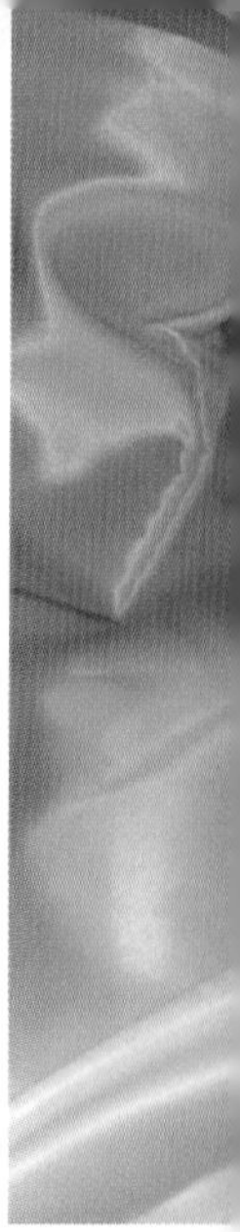

So wird's gemacht:

Ihr sitzt euch mitten auf dem Bett gegenüber. Sie schlingt die Beine um seinen Körper, sodass sie auf seinen Schenkeln sitzt. Seine Beine können dabei ausgestreckt sein oder auch abgewinkel, je nachdem wie es angenehmer ist. Ihr legt beide die rechte Hand auf den Nacken des anderen und die linke Hand ans untere Ende seiner (oder ihrer) Wirbelsäule. Liebkost eure Nacken und streichelt einander den Rücken von unten nach oben. Schaut einander in die Augen und küsst euch mit offenen Augen. Macht mit dem Küssen und Streicheln weiter, bis ihr beide erregt seid.

Führt jetzt seinen Penis in ihre Vagina, sodass der Schaft so viel indirekten Druck auf die Klitoris ausübt wie möglich. Wiegt euch hin und her und reibt einander dabei langsam über den Rücken, während ihr euch mit offenen Augen küsst. Wegen der intimen klitoralen Stimulation, die diese Stellung bietet, sollte sie auf diese Weise zum Orgasmus kommen, während das Fehlen von tiefen Stößen ihm dabei hilft, länger Geschlechtsverkehr haben zu können, ohne zu ejakulieren.

Nach ihrem ersten Orgasmus können sich beide in eine der folgenden Variationen dieser Stellung begeben:

1. ER SITZT MIT WEIT GESPREIZTEN BEINEN AUF DEM BETT. Sie liegt rücklings auf dem Bett und schaut ihm mit ihrem Körper zwischen seinen Beinen ins Gesicht. Er hebt ihre Knöchel hoch, legt sie gegen seine Schultern und dringt in einem angenehmen Winkel in sie ein. Sie hält die Schenkel geschlossen, wodurch ein festerer Griff um seinen Penis entsteht. Jetzt ist er an der Reihe, zum Orgasmus zu kommen, aber sie hat möglicherweise in dieser Stellung einen zweiten, vor allem wenn er ihre Klitoris stimuliert.
2. ODER SIE LIEGT AUF DEM RÜCKEN und wieder zwischen seinen Beinen, aber die Beine abgewinkelt und gegen ihren Körper gepresst, sodass ihre Fersen die Schenkel berühren. Er sitzt ihr nahe gegenüber und zieht sie sanft an sich, bis er seinen Penis bequem einführen kann.

*„Es ist lebenswichtig, sich mit einer Vielfalt an Stellungen vertraut zu machen, damit der Sex nicht zu einer langweiligen Sache wird."*

— Dr. Ruth Westheimer

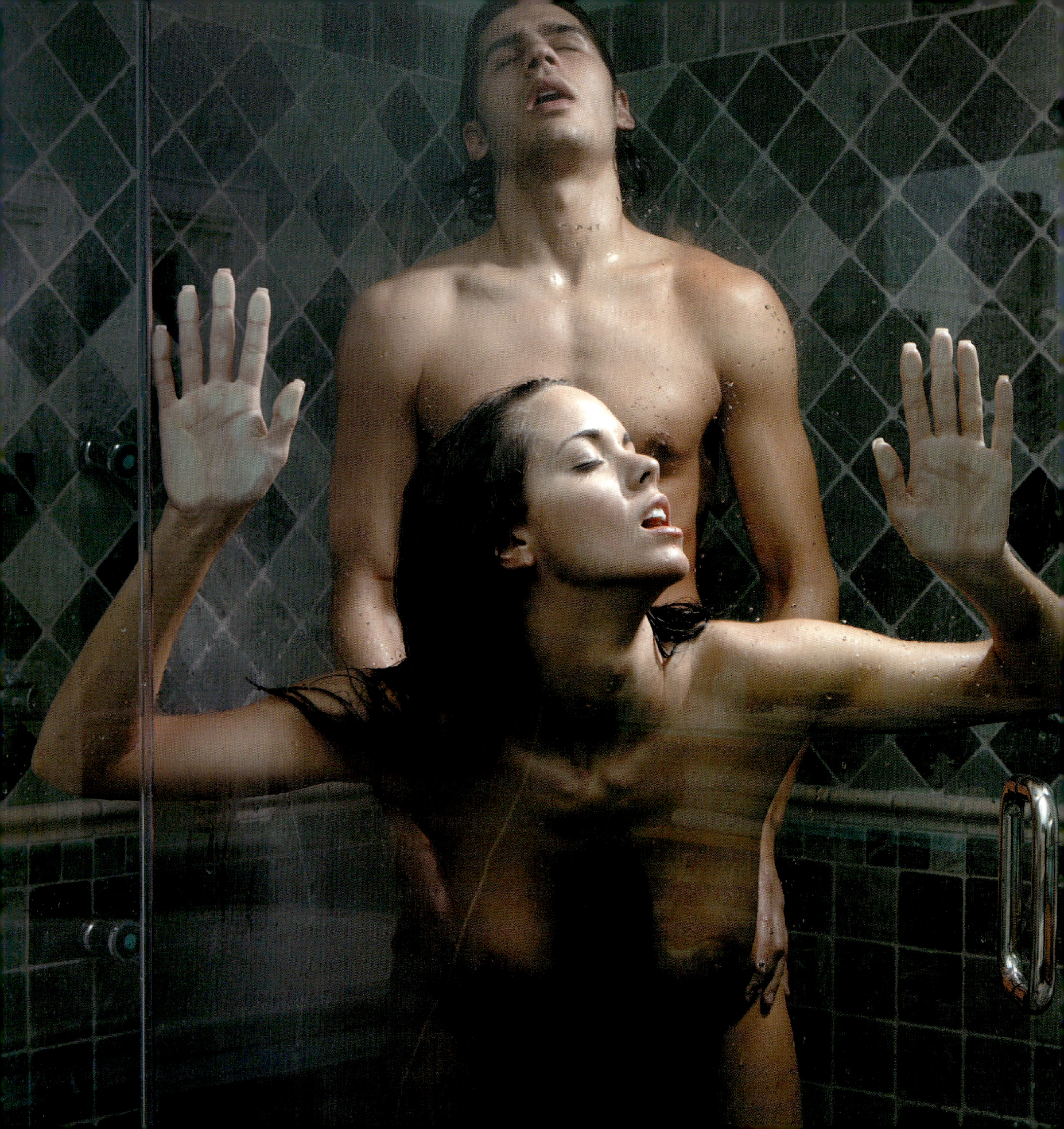

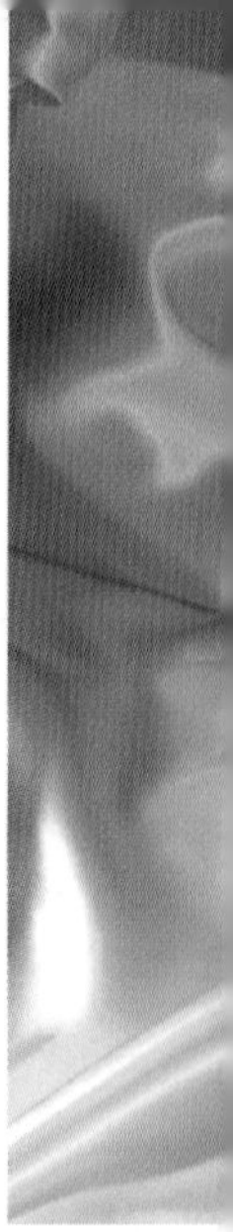

## Quickies

Viele Pärchen meinen, ein Quickie wäre etwas, das sie gelegentlich „nur für ihn“ macht, weil sie vielleicht nicht schnell genug ist, damit es für sie funktioniert.

Das war der Quickie deiner Mutter. Die Frau von heute steht mindestens genauso unter Zeitdruck wie ihr Mann und sie kann diese Stellung so gestalten, dass sie auch für sie funktioniert.

Hier sind einige einfache Techniken dafür:

- Beginne schon „heiß“. Weil dich nichts so schnell dorthin bringt wie gezielte Selbstbefriedigung, masturbiere (nicht bis zum Orgasmus) vor dem Quickie alleine im Bade- oder Schlafzimmer. Innerhalb weniger Minuten kannst du dich selbst auf eine Erregungsstufe bringen, die einen gleichzeitigen Orgasmus höchst wahrscheinlich macht.
- Masturbiere beim Geschlechtsverkehr.
- Verändere jede einzelne Stellung, sodass du leichten Zugang zu den erogenen Zonen hast. Stehe auf einem kleinen Hocker, gib Kissen unter deinen Rücken oder Hintern und rücke deinen Körper so zurecht, dass du diese heißen Verbindungen sofort herstellen kannst.
- Fantasiere. Jeder Mensch fantasiert gewöhnlich während des Geschlechtsverkehrs. Falls es einen bevorzugten Tagtraum gibt, der dich sehr erregt, dann träume ihn jetzt.

**Tipp**

### MANUELLE STIMULATION WÄHREND DES GESCHLECHTSVERKEHRS

Mehr als zwei Drittel der Frauen kommen durch den Geschlechtsverkehr allein nicht zum Orgasmus.

Falls du zu dieser Mehrheit zählst, dann sollten entweder du oder er beim Geschlechtsverkehr deine Klitoris und das umliegende Gewebe berühren. Es braucht nur einer von beiden einen oder zwei Finger oder die Seite einer Hand zwischen eure Körper legen und streicheln. Mögen beide keine manuellen Berührungen während des Geschlechtsaktes, dann muss er dich entweder durch manuelle, orale oder eine Kombination beider Formen erregen, bevor er in dich eindringt. Du solltest dich schon vor dem Geschlechtsverkehr an der Schwelle zum Orgasmus befinden.

Ein wenig Stimulation wird dich zu diesem begehrten (aber auch überbewerteten) Orgasmus „ohne Hände“ bringen.

## Die Geschichte eines Paares

Peggy und Dick waren schon fünfzehn Jahre lang zusammen, als sie kürzlich herausfanden, dass sie es nötig haben, einander mindestens zwei Mal pro Woche im Bett zu befriedigen.

„Ansonsten streiten wir“, erklärt sie und lacht dabei schelmisch. „Wir haben beide einen starken Willen und bestehen auf unseren Meinungen. Sex glättet die rauhen Kanten und hilft uns dabei, miteinander auszukommen. Ohne Sex würden wir in unserer Beziehung ständig darum wetteifern, wer oben ist.“

Hier ist das Überraschende an der Geschichte: Sie bevorzugen die Missionarsstellung.

„Ja“, sagt Peggy. „Ich liebe es, meisterhaft genommen zu werden. Ich habe meine besten Orgasmen in der Missionarsstellung.“

Dick erklärt. „Wir werden sehr einfallsreich in dieser Stellung. Manchmal knie ich mit ihren Beinen auf meinen Schultern oder um meinen Hals geschlungen vor ihr. Ich vergewissere mich immer, dass ihr Po nicht auf dem Bett liegt, sodass sie dort die maximale Stimulation bekommt, wo sie diese braucht. Wir kommen hart und schnell zur Sache, aber die Aktion ist zielgerichtet.“

Beide stimmen darin überein, dass Sex ohne Geschlechtsverkehr nicht so befriedigend ist, selbst wenn sie beide durch manuelle oder orale Stimulation zum Orgasmus kommen.

„Ich mag das Gefühl des Eindringens. Ich brauche dieses Gefühl.“

Für ihn ist es keine Frage, dass er „später“, wenn er eines Tages eine Pille nehmen muss, um eine brauchbare Erektion zu bekommen, diese auch nehmen wird.

„Der Geschlechtsverkehr ist der Kern der sexuellen Aktivitäten eines Paares“, erklärt Dick. „Wann immer ich in einem ihrer Magazine über Männer und Frauen gelesen habe, welche ‚die Betonung zu sehr auf den Geschlechtsverkehr gelegt‘ haben, denke ich mir, sie würden das nicht sagen wenn sie es richtig machen würden.“

„Geschlechtsverkehr in der Missionarsstellung ist die intensivste und lustvollste Erfahrung, die eine Frau machen kann“, meint Peggy.

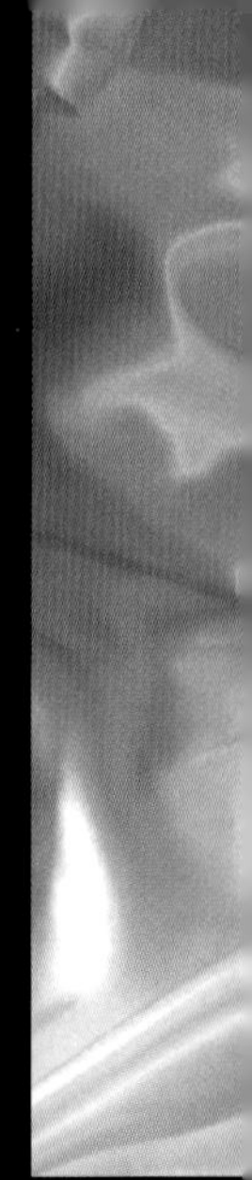

Grundfähigkeiten

## Jedes Pärchen sollte eine unfehlbare Stellung beim Geschlechtsverkehr haben.

Was ist das überhaupt ?

Die Stellung, die beinahe immer für beide Liebenden innerhälb von fünfzehn Minuten oder weniger sicher zum Orgasmus führt. Das ist etwas länger als ein Quickie und ein wenig kürzer, als sie Liebe machen würden, wenn sie die Zeit dazu hätten, aber genau richtig, um ein vielbeschäftigtes Pärchen sexuell zu verbinden und zu befriedigen. Ob ihre unfehlbare Stellung nun die Missionarsstellung, Frau oben, von hinten oder irgendeine andere Position ist, macht keinen Unterschied, denn solange sie für beide Partner die meiste Zeit über funktioniert, ist sie perfekt.

Du hast das zwar schon einmal gelesen, aber es gibt zwei Schlüssel zum Erfolg: starke PC-Muskel (siehe Seite 36) und ihre Fähigkeit, wann immer sie es will, einen Orgasmus zu bekommen (siehe die „Orgasmus-Schleife“ auf Seite 149).

Perfektioniere deine Technik in deiner bevorzugten Stellung und auch du wirst eine unfehlbare Position zum Geschlechtsverkehr haben.

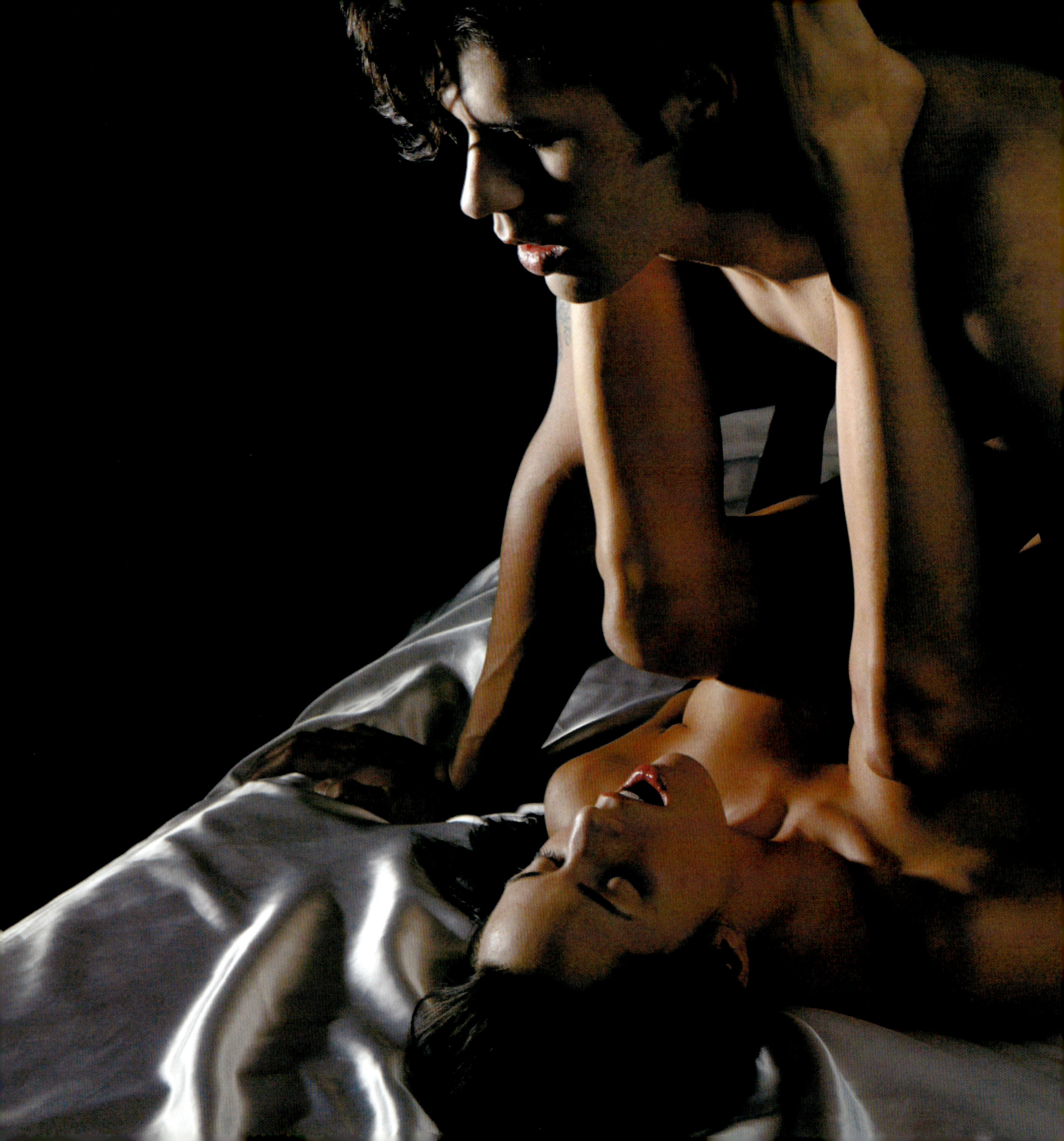

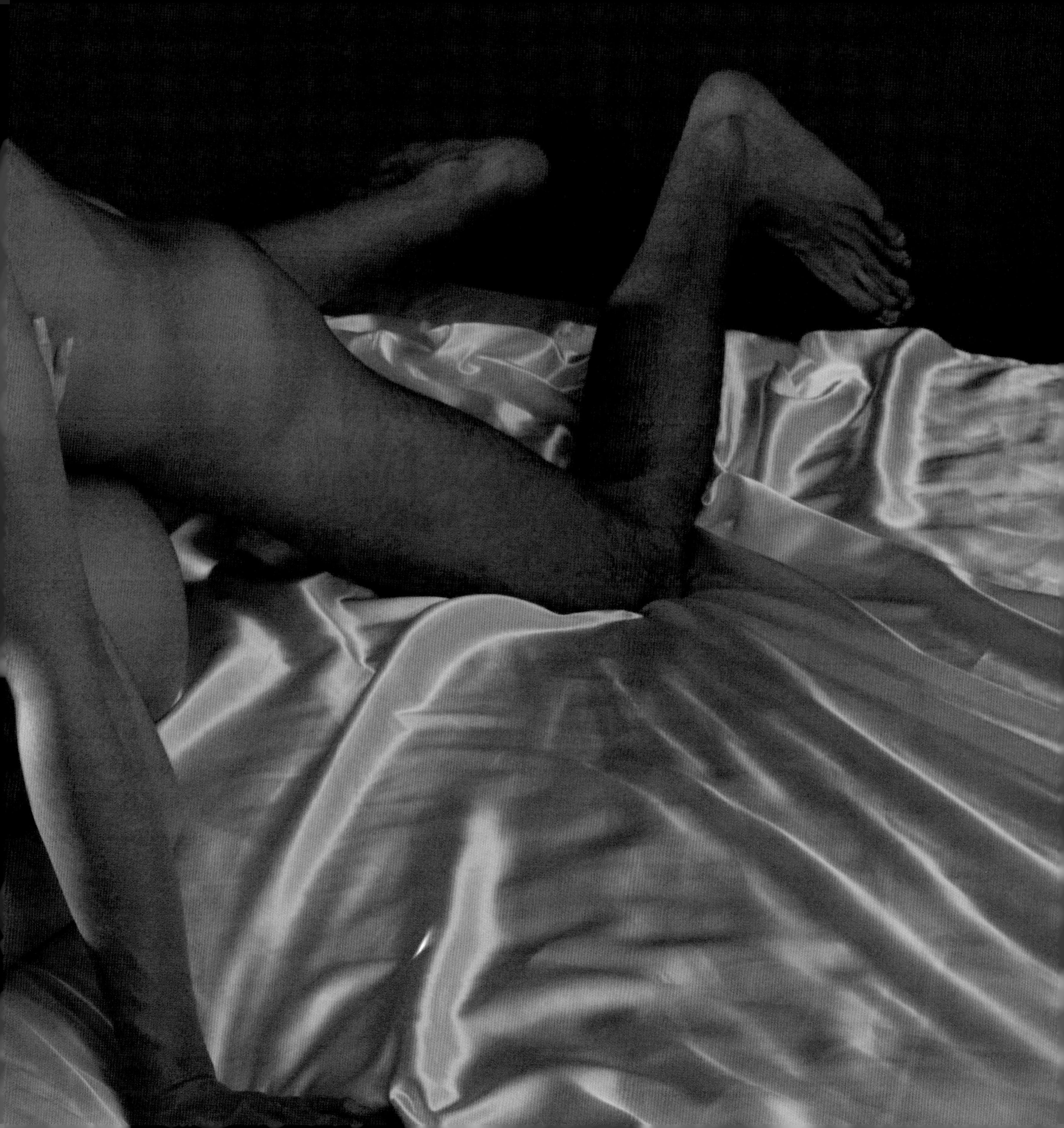

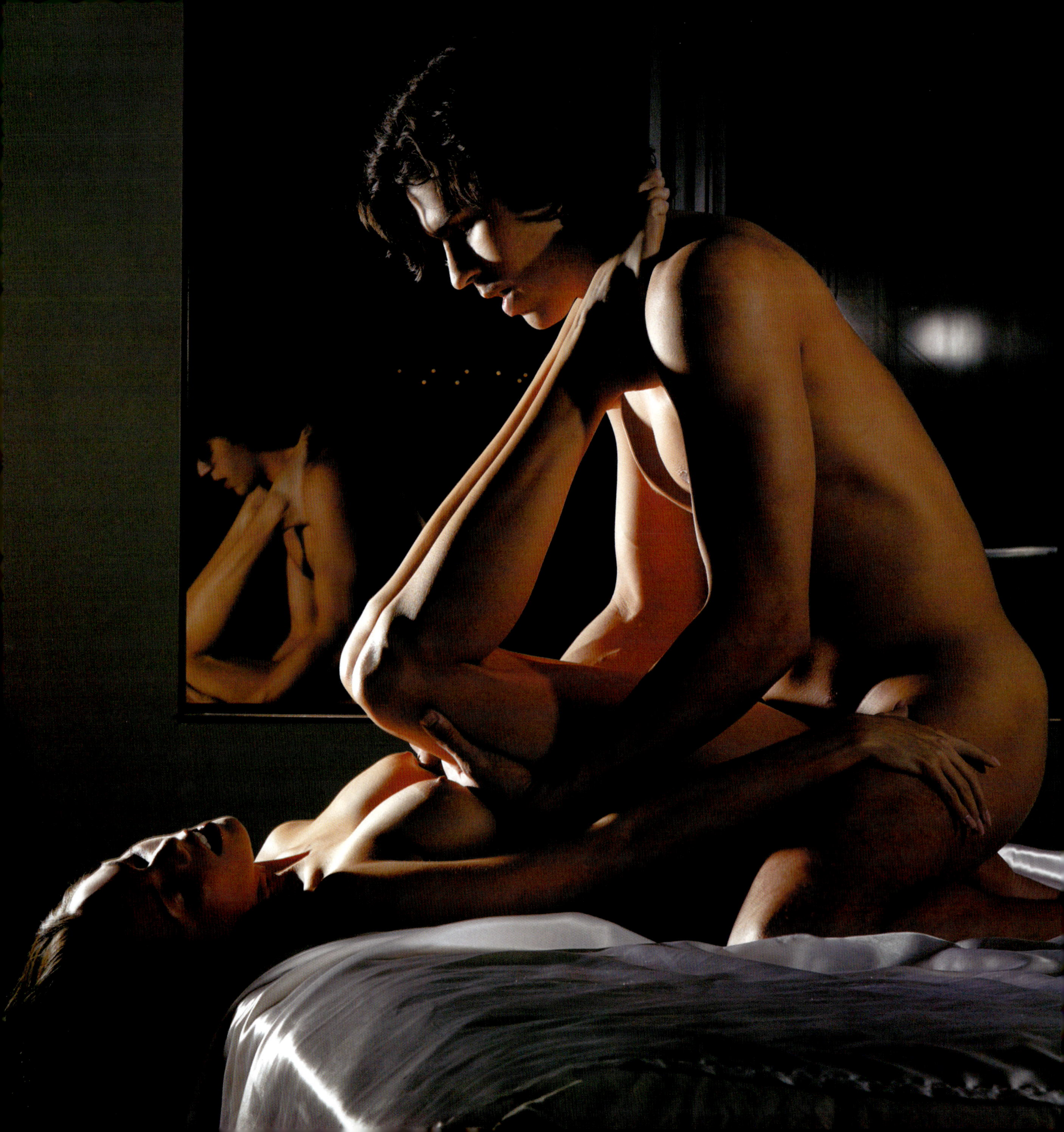

## Erogene Zonen beim Geschlechtsverkehr

Verbindet eure erogenen Zonen beim Geschlechtsverkehr und ihr werdet die Wahrscheinlichkeit erhöhen, dass sie zum Orgasmus kommt. Außerdem werdet ihr beide eine höhere Erregungsstufe erreichen und großartigere Orgasmen bekommen. Ja, die erogenen Zonen sind wirklich wichtig.

Nehmt an den Stellungen zum Geschlechtsverkehr alle Abänderungen vor, die nötig sind, um eure erogenen Zonen miteinander zu verbinden. Ihre Klitoris, ihre AFE-Zone und ihr G-Punkt müssen mit seiner Penisspitze, seinem Frenulum und seinem Raphe interagieren.

Sie stellt ihre Füße in der Missionarsstellung auf seine Schultern oder zieht ihre Knie an ihre Brust und legt ihre Füße flach gegen seinen Brustkorb. Er kann ihre Beine stützen, indem er seine Unterarme unter ihre Knie schiebt.

Bei der Stellung mit der Frau oben sollte sie sich entweder vor- oder zurücklehnen (anstatt kerzengerade zu sitzen).

Bei der Löffelstellung liegt sie mit leicht gebogener Taille und abgewinkelten Knien auf der Seite und wendet ihm den Rücken zu. Auch er hat leicht abgewinkelte Knie und eine gebogene Taille und dringt von hinten in sie ein.

**Tipp**

### OPTIMALE STELLUNG FÜR DIE VERBINDUNG DER EROGENEN ZONEN

Ich habe das X von der Kama-Sutra-Stellung „die Frau übernimmt die männliche Rolle“ übernommen.

Beim Lesen der Anleitung wird dir diese Stellung vielleicht komisch erscheinen, aber sie ist selbst für übergewichtige Menschen sehr gemütlich.

Stellt euch vor, dass eure Körper ein X bilden mit der Verbindung bei den Genitalien. Er sitzt mit geradem Rücken an der Bettkante und hat ein Bein auf dem Bett ausgestreckt und das andere am Boden. Falls ihm das lieber ist, kann er dieses Bein auch gegen die Rückenlehne eines Sessels stemmen, der neben dem Bett steht. Sie sitzt rittlings auf ihm, beide Beine um seine Schultern geschlungen und ihren Rücken mit mehreren Kissen gestützt.

Ihr werdet nicht gleich beim ersten Mal in diese Stellung hineinfinden, jedoch beim zweiten oder dritten Mal. Die Mühe lohnt sich auf jeden Fall!

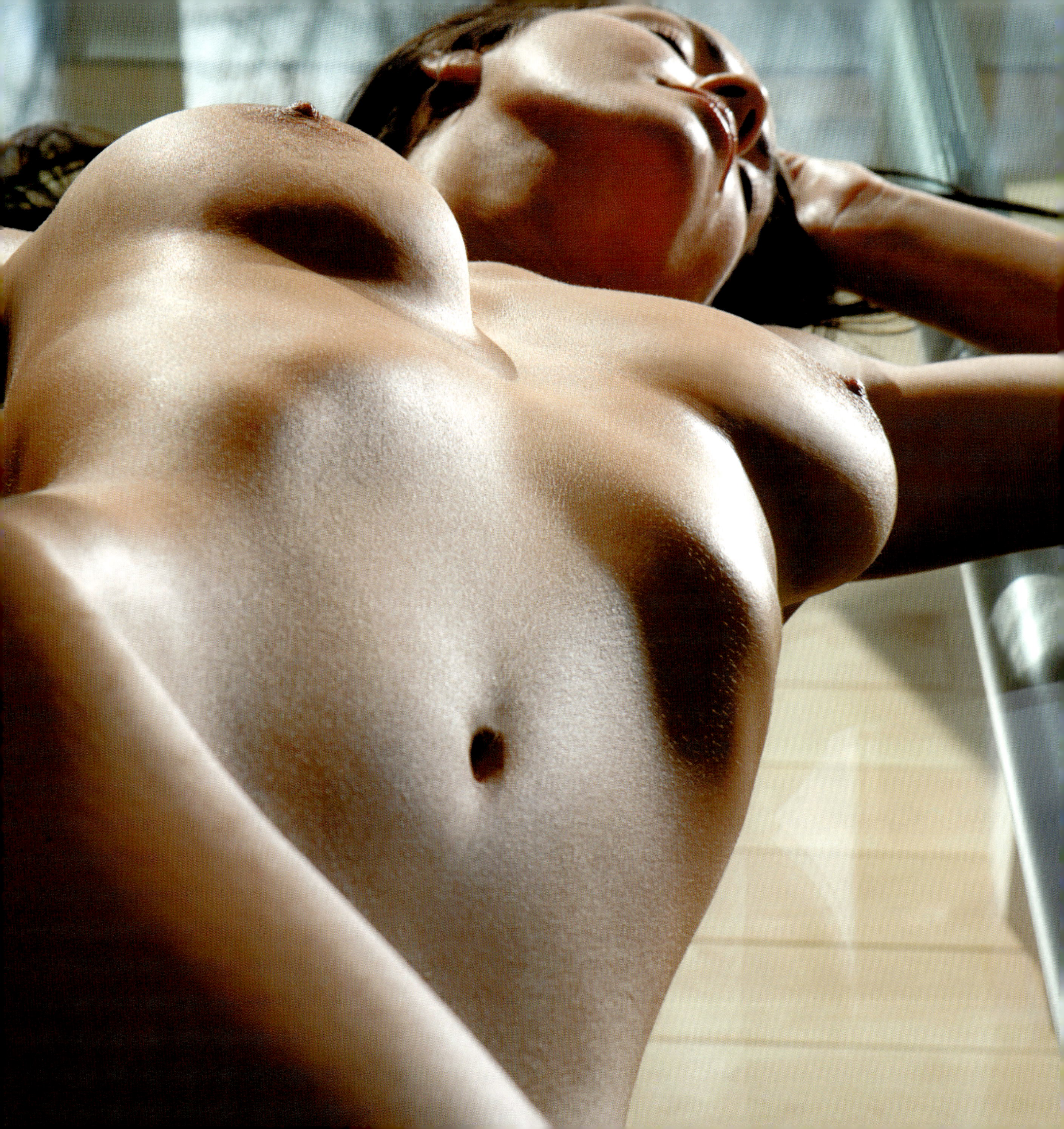

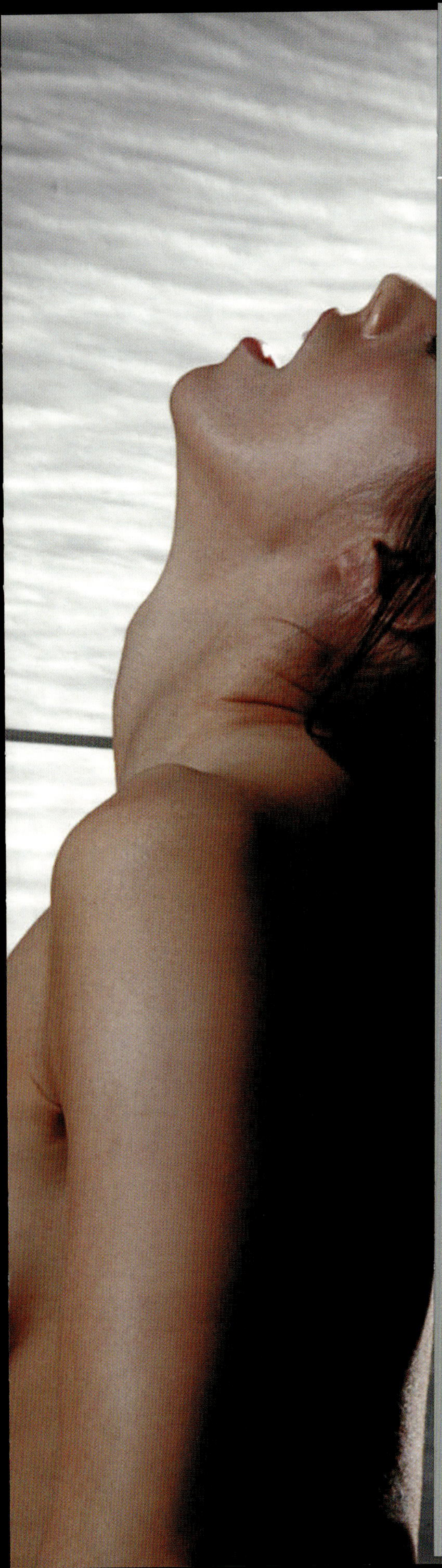

## Stellungswechsel

Wie oft soll man beim Geschlechtsverkehr die Stellung wechseln?

Wechsle die Stellung, sobald du die genitale Stimulation verändern musst. Er muss sich vielleicht zurückziehen, um zu verhindern, dass er zu früh ejakuliert, oder in eine Stellung gelangen, bei der er härter stoßen kann, um ejakulieren zu können. Sie braucht möglicherweise wiederholte Stimulation, um einen Orgasmus zu bekommen, und so muss er die Stellung halten und ihr geben, was sie braucht.

Wechsle die Stellung nicht, um deinen Partner mit deiner körperlichen Gewandtheit zu beeindrucken. Andererseits solltest du eine Stellung nicht so lange beibehalten, bis du Muskelkrämpfe bekommst. Finde das richtige Maß!

Manchmal ist es ganz gut, beim Liebemachen die Stellung zu wechseln, damit sich die Erregung von Zeit zu Zeit ein wenig legen kann, um sich dann wieder zu steigern. Ihr wollt zum Beispiel von harten Stößen von hinten in eine Stellung wechseln, bei der ihr euch in die Augen schauen könnt. Lass es deinen Partner wissen, wenn du einen Stellungswechsel brauchst, indem du deinen Körper etwas verlagerst oder flüsterst: „Ich möchte es jetzt auf diese Art."

## Geschlechtsverkehr mit anderen Körperteilen

Ab und zu kannst du den Mann auch durch Geschlechtsverkehr mit einem Teil deines Körpers befriedigen, der keine Öffnung hat. Falls du einmal nicht in der Stimmung bist, aber trotzdem etwas für ihn tun willst oder einfach etwas Neues machen willst, dann wird das gut funktionieren.

Männer beten die Brüste einer Frau an. Das Liebemachen mit den Brüsten nennt man Liebe *auf Spanisch*. In den Tagen vor der verlässlichen Geburtenkontrolle versuchten die Männer in Spanien ihre Frauen davon zu überzeugen, dass dies ein sicherer und befriedigender Ersatz für den Geschlechtsverkehr sei. Na ja, für Männer ist es das auch.

Es funktioniert folgendermaßen:

Er presst ihre Brüste um seinen Penis und macht sanfte Stöße. Das Gefühl ist für beide aufregend, vor allem wenn du sehr sensible Brüste hast. Ist er bereit, zu ejakulieren, und hält er seinen Penis so, dass sein Ejakulat „Perlen" um deinen Mund herum bildet, dann macht ihr „die Perlenkette", die bei Sex-Chats im Internet sehr gepriesen wird. (Es ist durchaus möglich, dass bei unseren spanischen Vorfahren auch diese Variation aufgetreten ist, aber jede Generation und Kultur erfindet sie von Neuem und alles ist schon einmal dagewesen.)

Ihr könnt auch die Achselhöhlen, die Pobacken oder die Innenseiten der Schenkel als alternative Körperstellen zum Geschlechtsverkehr benutzen. In einigen Kulturen (aber nicht in christlichen Gesellschaften) wurden diese Arten des Geschlechtsverkehrs nicht nur geduldet, sondern sogar gefördert, um ungewollte Schwangerschaften zu verhindern. Einem Zulu-Krieger war es beispiesweise gestattet, seinen Penis zwischen den Schenkeln einer Jungfrau zu reiben, solange er ihn nicht in ihre Vagina steckte. Sie nannten diese Praxis „das Schwenken der Speere".

Männer sehen ihren Penis gerne in Aktion. Frauen haben abgesehen von Pornofilmen dazu kaum die Gelegenheit. Möglicherweise findest du diese Methode schon allein deswegen aufregend.

## Analer Geschlechtsverkehr

Heterosexueller Analverkehr wird heute allgemein mehr praktiziert als vor zehn Jahren, als nur elf Prozent der Leser des *Cosmopolitan* bei einer Umfrage angegeben haben, dass sie Erfahrungen mit analem Sex haben, während es bei einer aktuellen Befragung neunundreißig Prozent waren. Einige Frauen sträuben sich dagegen, Andere tolerieren es, sofern es der richtige Typ ist. Einige Frauen lieben es sogar.

Analer Geschlechtsverkehr mit dem richtigen Mann zum richtigen Zeitpunkt ist ein unvergleichliches erotisches Erlebnis für beide Partner.

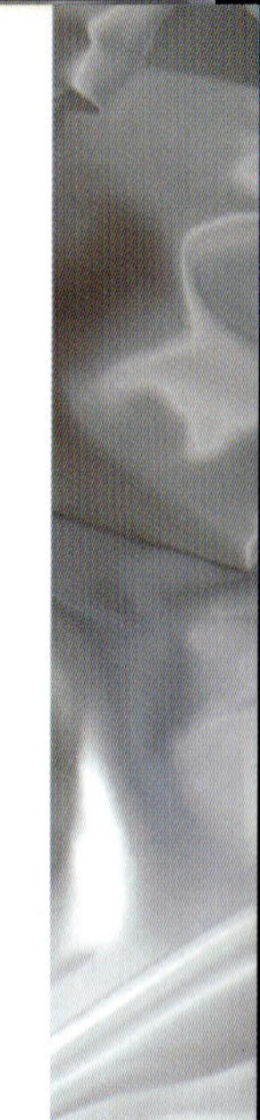

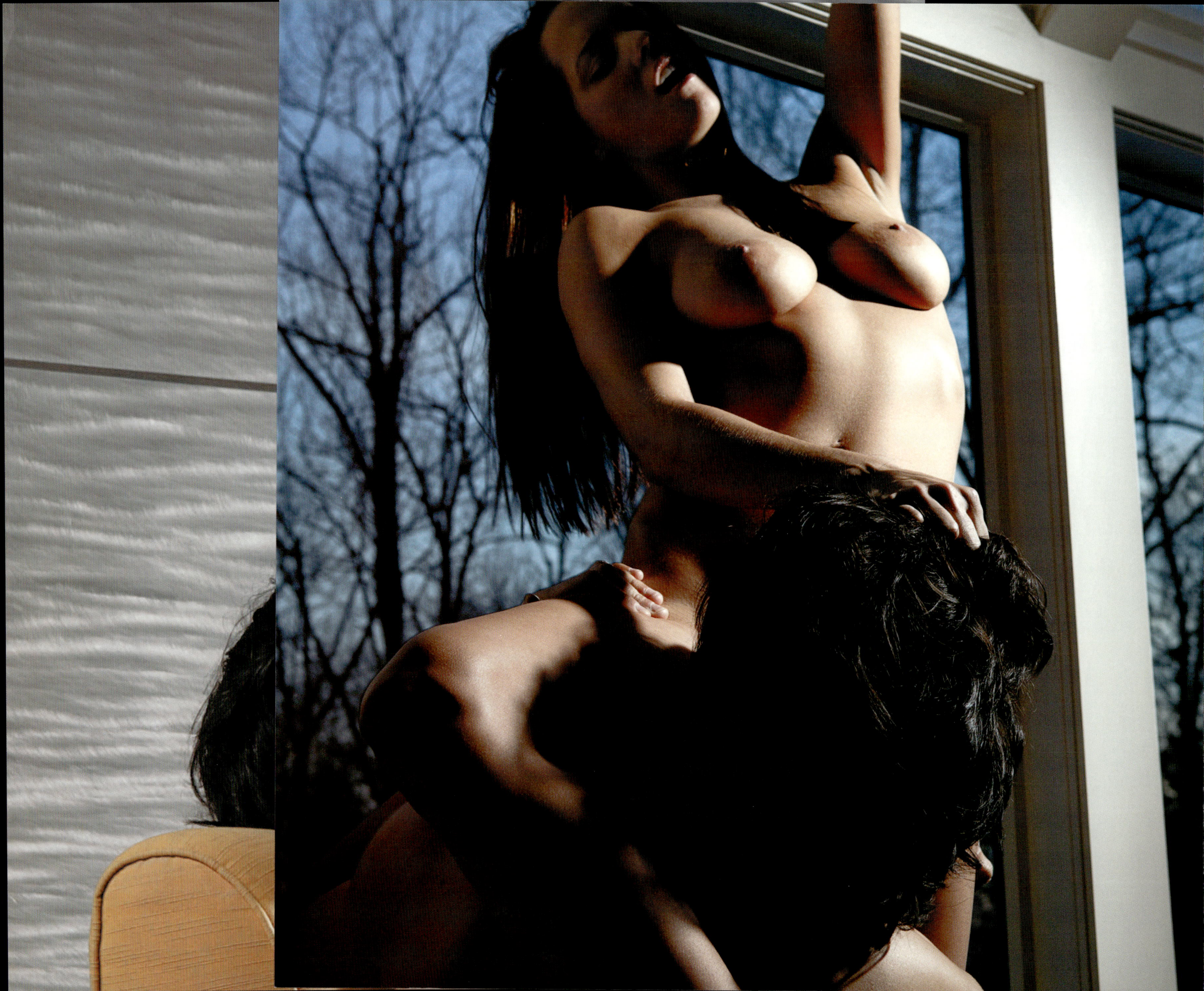

# DIE SCHÖNHEIT DER ORGASMEN

*„Elektrische Pfeile durchqueren den Körper.*
*Ein Regenbogen voller Farben trifft auf das Augenlid . . .*
*Es ist die Schönheit des Orgasmus.“*

— Anaïs Nin,
erotische Schriftstellerin

Glorreiches Ganzkörper-Ereignis oder ein weiterer lauwarmer Abend im Bett, wo du ihm etwas vorspielst, um ihn davon zu überzeugen, dass es eines ist?

Wie beschreibt man den Orgasmus einer Frau?

Der Begriff leitet sich vom altgriechischen Wort *orgao* her und lässt sich als „voller Lust und Leidenschaft sein“ übersetzen. Orgasmen sind von Mann zu Mann bzw. Frau zu Frau verschieden und bei jedem Mal anders. Manchmal sind sie intensiv und aufregend und dann wieder mild, sanft und lustvoll, aber auch äußerst subtil.

Ironischerweise weisen männlicher und weiblicher Orgasmus mehr Ähnlichkeiten als Unterschiede auf, denn beide Geschlechter erleben den Orgasmus als eine Reihe rhythmischer Kontraktionen, welche die Spannung lösen, die sich bei der sexuellen Erregung aufgebaut hat. Der Orgasmus des Mannes ist biologisch vorherbestimmt, während der weibliche Orgasmus problematischer ist. Er kommt gewiss, aber sie vielleicht nicht. Experten führen diesen Unterschied auf die Evolution zurück, denn der Mann musste ejakulieren, damit sich die Menschheit fortpflanzen konnte, während die Frau nur seinen Samen benötigte. Der männliche Orgasmus ist mit der Ejakulation verbunden und es dauert eine Zeit, bis sich die Spermien neu bilden. Bei der Frau gibt es keine derartige Beschränkung und sie hat im Gegensatz zum Mann das Potential, mehrere lange und sensationelle Orgasmen hintereinander zu erleben.

Orgasmen sind unglaublich, enttäuschend, verlässlich und dem glücklichen Zufall unterworfen, aber noch mehr als nur das: Wir sind geradezu besessen von ihnen. Schau im Internet unter „Orgasmen" nach und du wirst Millionen von Einträgen finden, mehr als du je wirst lesen können. Wenn Frauen keinen Orgasmus bekommen, dann fühlen sie sich selbst nicht als richtige Frauen. Männer hingegen messen ihre Fähigkeiten als Liebhaber an der Anzahl der Orgasmen, die sie ihren jeweiligen Partnerinnen bescheren.

Wie wir Frauen über den Orgasmus denken (vor allem, aber nicht ausschließlich über den weiblichen Orgasmus), war stets stärker vom religiösen, sozialen und politischen Klima der jeweiligen Zeit und des jeweiligen Ortes abhängig als von der wissenschaftlichen Forschung. Die Idee, dass auch den Frauen ein Orgasmus zusteht, ist ein relativ moderner Gedanke, der im zwanzigsten Jahrhundert in der westlichen Welt geboren wurde. In Indien hat man das aber schon vor fünftausend Jahren herausgefunden, als die Sexualität etwas Heiliges war und die Vagina (Yoni) gemeinsam mit dem Penis (Lingam) verehrt wurde. Dass die Männer ihren Geliebten den ersten Orgasmus durch Cunnilingus bescheren, ist wohl das Vermächtnis der Baby-Boom-Generation.

In den letzten Jahren ist ein gewaltiger Medienrummel um die Macht und Möglichkeit des Orgasmus entstanden, der weit über die Grenzen der wirklichen oder möglichen Realität hinausgeht. Bücher über ausgedehnte Orgasmen versprechen in ihren Titeln mehr, als ihr Inhalt bietet. *Die Stunde des Orgasmus* garantiert zum Beispiel diese Stunde der Lust, indem es den Orgasmus neu definiert. Dieser neuen Definition zufolge „beginnt der Orgasmus, sobald sich der Genitalbereich besser anfühlt als jeder andere Körperteil".

Ein Orgasmus ist etwas Gutes und sowohl für den Mann als auch für die Frau möglich. Wir sollten ihn weder wichtiger nehmen, als er ist, noch durch religiöse, soziale oder politische Grenzlinien einengen, sondern einfach nehmen, wie er ist und weiter verbessern.

## Was der Orgasmus ist

### IHR ORGASMUS

Ist eine Frau erregt, dann wird ihre Vagina besser durchblutet, sie wird feucht und die inneren und äußeren Schamlippen sowie die Klitoris schwellen an. Wird sie körperlich und geistig intensiv genug stimuliert, so wird sie auch zum Orgasmus kommen, wobei sich die Vagina, der Schließmuskel und die Gebärmutter zusammenziehen und das Blut, das sich in ihrem Vaginalbereich angestaut hat, wieder in ihren Körper zurückfließt.

Diese ganze Explosion oder Folge von Kontraktionen dauert gewöhnlich zwischen drei und zwanzig Sekunden mit Abständen von weniger als einer Sekunde zwischen den ersten drei bis sechs Kontraktionen. Einige Frauen erleben einzelne Orgasmen, die eine Minute oder sogar noch länger dauern, manche Frauen spüren noch bis zu vierundzwanzig Stunden danach postorgasmische Kontraktionen und einige fühlen, wie sich der Orgasmus über ihren ganzen Körper ausbreitet.

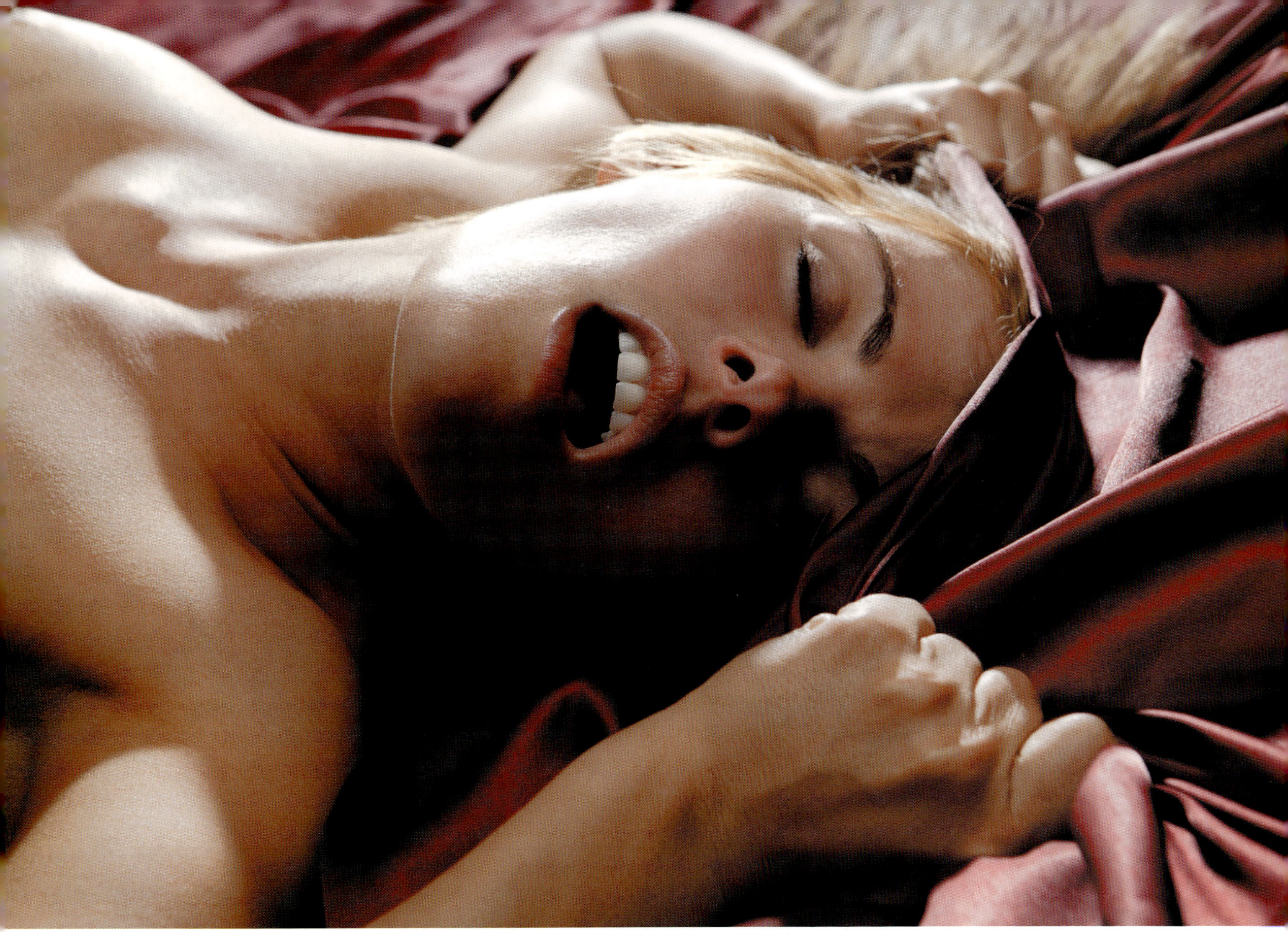

*„Rolle zehn Sekunden lang schwer atmend deinen Kopf von einer Seite zur anderen, täusche einen leichten Asthmaanfall vor und stirb ein bisschen."*

— die Schauspielerin Candice Bergen
(wie sie auf der Leinwand und im realen Leben
einen Orgasmus vortäuscht)

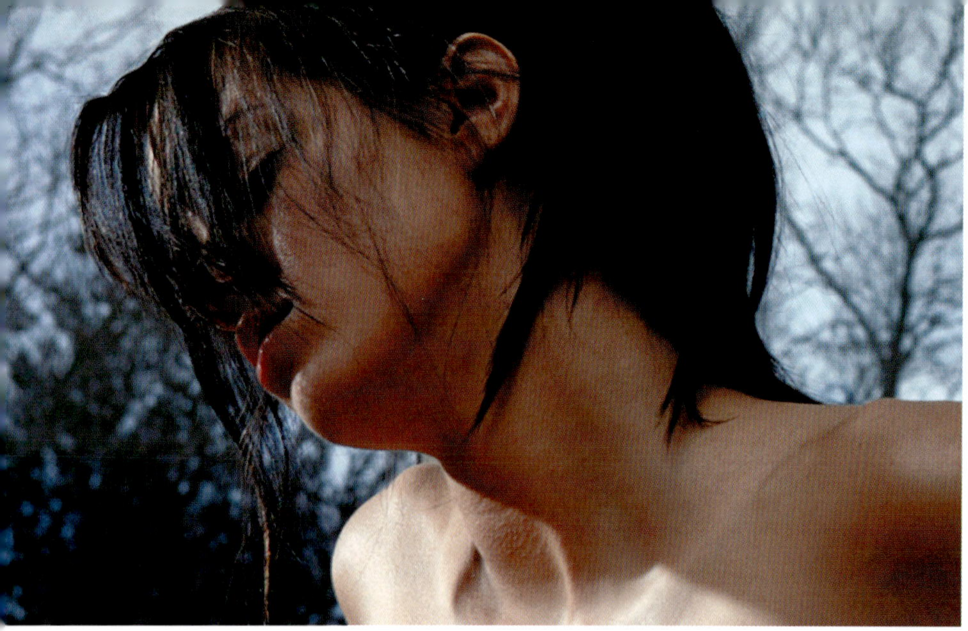

*„Ist es ein antifeministischer Akt, den Orgasmus vorzutäuschen? Ich weiß es nicht! Eine aktuelle Studie hat gezeigt, dass man anhand der Hirnströme einer Frau feststellen kann, ob sie gerade einen Orgasmus hat oder diesen nur vortäuscht. Was immer Sie tun, lassen Sie sich nicht auf einen Neurologen ein."*

—Maureen Dowd
Kolumnistin der *New York Times* und Autorin von *Are Men Necessary?* auf www.nerve.com

*Klitoraler oder vaginaler Orgasmus?*

Sigmund Freud trennte den klitoralen vom vaginalen Orgasmus und versah ersteren mit dem Etikett „unreif" und „neurotisch". Er begründete das damit, dass ein heranwachsendes Mädchen bei der Selbstbefriedigung einen klitoralen Orgasmus erlebt und, sobald sie mit einem Partner sexuell aktiv wird, zum vaginalen Orgasmus überwechselt. Der Mann weiß nur wenig über die weibliche Anatomie.

Im Jahre1953 behauptete Dr. phil. Alfred Kinsey in seiner bahnbrechenden Studie *Das sexuelle Verhalten der Frau*, dass der weibliche Orgasmus entweder durch direkte oder indirekte klitorale Stimulation ausgelöst wird. Seine Erkenntnise wurden zehn Jahre später von den beiden Pionieren der Sexualforschung Dr. med. William Masters und Dr. phil. Virginia Johnson bestätigt, die den Orgasmus in einem Laborexperiment isoliert und die Ergebnisse gemessen und quantifiziert haben, während sich die Frauen auf einem sterilen Labortisch vor Lust wälzten. Die Theorie des klitoralen Orgasmus wurde zur vorherrschenden Meinung unter den Sexualforschern, bis im Jahre 1980 Beverly Whipple und John Perry verkündeten, dass ihre Forschungsergebnisse die Existenz des G-Punkts bewiesen haben und deshalb den Orgasmus (zumindest zeitweise) wieder ins Innere der Vagina verbannten.

Einige Jahre später behauptete die Pionierin auf dem Gebiet der Sexualtherapie und Gründerin der ersten Klinik des Landes für sexuelle Funktionsstörungen, Dr. phil. Helen Singer Kaplan, dass 75 Prozent aller Frauen beim Geschlechtsverkehr ohne direkte klitorale Stimulation nicht zum Orgasmus kommen. Seither haben zahlreiche Studien ihre Theorie bestätigt.

Vaginal oder klitoral?

Beinahe jede Frau kann einen klitoralen Orgasmus haben, einige Frauen haben auch vaginale Orgasmen und gar keinen Orgasmus zu haben ist politisch unkorrekt. Genieße, was immer du kriegen kannst.

*Warum täuschen Frauen Orgasmen vor?*

Um den Sex zu beenden!

*Frauen täuschen den Orgasmus vor, damit er aufhört.*

Während der vergangenen beiden Jahrzehnte wurde den Frauen vorgeworfen, den Orgasmus vorzutäuschen „um den Sex zu beenden“, und die Zahl der Frauen, die bei Umfragen angeben, dass sie Orgasmen vortäuschen, ist auch gleich geblieben. Shere Hite berichtete in ihrem Buch *The Hite Report,* dass die Hälfte aller Frauen, die ihr geantwortet haben, Orgasmen vortäuscht. Eine jüngst in der Zeitschrift *Glamour* veröffentlichte Befragung erbrachte dieselben Zahlen. Aber es sind sehr konservative Zahlen.

Die meisten Frauen haben mindestens ein oder zwei Mal in ihrem Sexualleben einen Orgasmus vorgetäuscht und wie Sally im Filmklassiker *Harry und Sally* zu Harry sagt, glauben die Männer nicht, dass die Frauen ihnen etwas vorspielen (Erinnerst du dich, wie Elaine in der bekannten Sitcom *Seinfeld* zu Jerry sagte, dass sie ihn getäuscht hatte? Er war sprachlos!).

Es ist natürlich kontraproduktiv, den Orgasmus vorzutäuschen, denn indem sie das tut, sagt sie zu ihm: Ja. Was du gemacht hast, funktioniert. Mach weiter so!

## DIE FÜNF HAUPTURSACHEN, WARUM FRAUEN ORGASMEN VORTÄUSCHEN

Um den Sex zu beenden. Sie ist müde, es geschieht nicht und sie hat andere Dinge zu erledigen. Er wird nicht eher aufhören, bis sie „Ja, ja, o ja, ja!“ sagt (sie kann ja nicht „Nein, nein, o nein!“ sagen, um sich nett aus der Affäre zu ziehen, oder?).

Sie ist zu gestresst, müde oder „nicht in der Stimmung“ für einen Orgasmus, aber sie will seine Gefühle nicht verletzen. Sie wählt die „höfliche“ Art und sagt ihm mit ihrem hübsch vorgespielten Orgasmus: „Ich hatte eine wundervolle Zeit. Vielen Dank!“ Es ist eine neue Beziehung und sie ist schüchtern. Sie weiß nicht, wie sie ihm sagen und zeigen soll, was sie gerne möchte, und noch dazu ist es ihr ein bisschen peinlich, sich so vor ihm gehen zu lassen.

Sie will nicht dass er ihr die Frage stellt: „Was ist los?“ Dann müsste sie nämlich sagen: „Aber ich mag Sex, auch wenn ich nicht komme!“ Falls er ihr glaubt, wird er vielleicht damit aufhören, sich anzustrengen, und glaubt er ihr nicht, so fühlt er sich verletzt und zurückgestoßen. Zumindestens glaubt sie das.

Sie denkt, dass man von ihr erwartet, zu kommen. Pornostars tun es doch auch immer, oder etwa nicht?

*Wie du mit dem Vortäuschen aufhören kannst.*

ERSTER SCHRITT: Nimm zur Kenntnis, dass Männer den Frauen keine Orgasmen „geben“. So gut er auch als Liebhaber ist: Er kann nicht veranlassen, dass du kommst. Du musst dich beim Sex der Lust hingeben oder du wirst keinen Orgasmus bekommen, was immer er auch macht.

Im Idealfall sollten er und sie diese universelle Wahrheit anerkennen und damit den Erfolgsdruck von ihm nehmen. Sie sollte realistisch sein und das zur Kenntnis nehmen, wenn sie mehr echte als vorgetäuschte Orgasmen will. Das Gerede über die Bedeutung von Orgasmen wird nicht länger nötig sein, sobald sie diese Botschaft akzeptiert.

ZWEITER SCHRITT: Je mehr Sorgen du dir darüber machst und je krampfhafter du es „versuchst“, desto schwieriger wird es für dich sein, einen Orgasmus zu bekommen. Du hast das schon einmal gehört: Entspanne dich, aber finde zuerst heraus wie.

DRITTER SCHRITT: Sei eine aktive Sexualpartnerin. Zeige ihm, was du willst, und lenke seinen Mund und seine Hände dorthin, wo du sie haben willst. Erzähle ihm, was du möchtest, aber achte darauf, dass es nicht so klingt, als würdest du es von einem vorbereiteten Schmierzettel herunterlesen. Wenn du einem Mann im Bett Anweisungen gibst, dann lasse sie wie atemlose Bitten klingen. Er mag es, wenn du darum bettelst.

Du meinst, dass du das mit dem Betteln nicht drauf hast? Sicher hast du das! Es erfordert dieselben schauspielerischen Fähigkeiten wie das Vortäuschen eines Orgasmus.

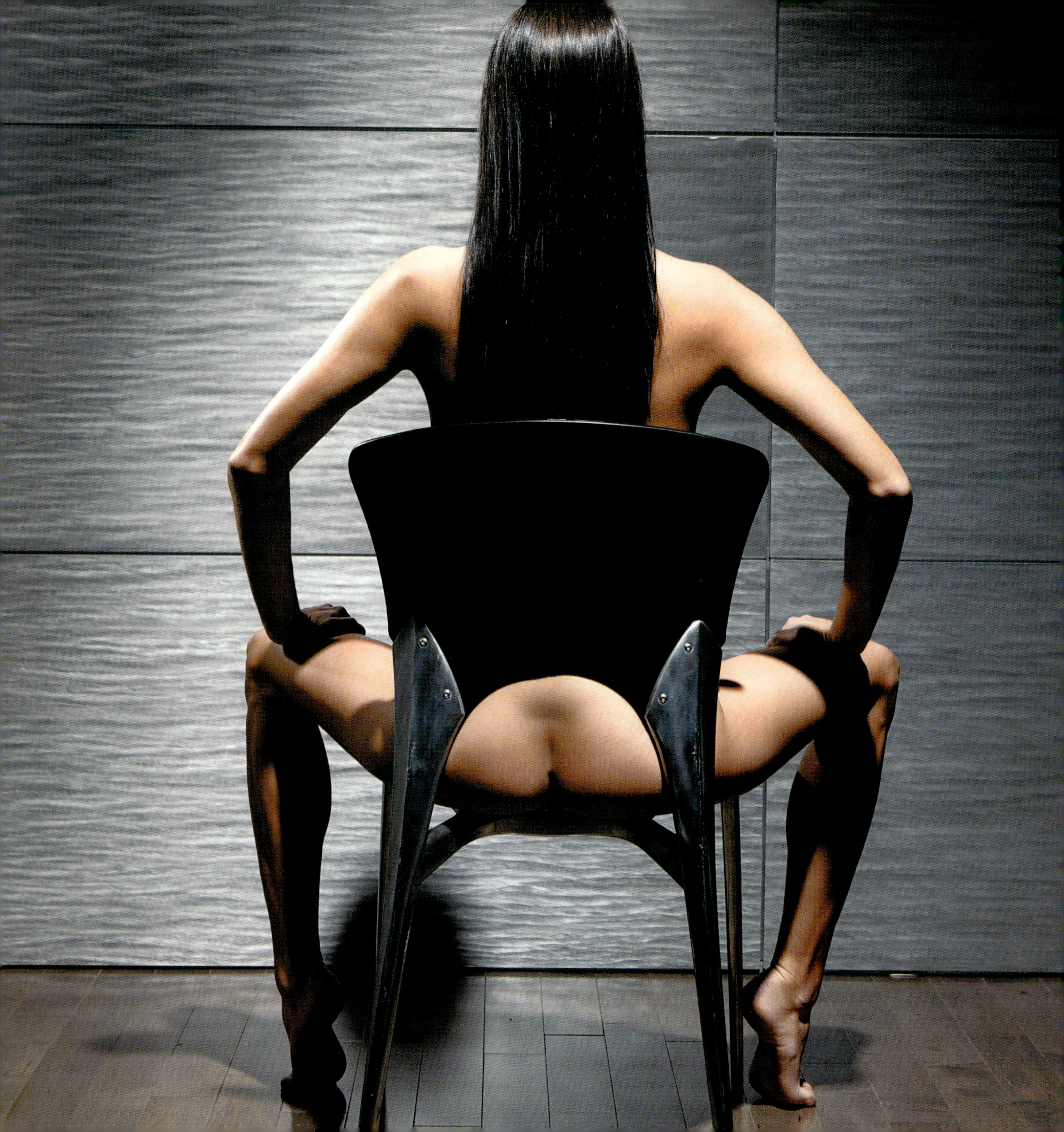

## DIE GESCHICHTE EINER FRAU

Ich bin eine begehrenswerte und sexy Frau, zumindest sagen das die Männer, die mich kennen, und ich war in den späten Achtzigern drei Jahre lang Model für Damenunterwäsche. Wenn du dich bis auf ein Stückchen Seide ausziehst und posierst, muss der Sex bei dir wohl ganz locker laufen, oder?

Ich habe jahrelang Orgasmen vorgetäuscht und nachdem ich einige von den echten erlebt hatte, wurde ich auch besser im Vorspielen. Es ist wie Schauspielen. Du wirst besser, sobald du Erfahrungen mit der wirklichen Sache machst, ob es sich nun um die Traurigkeit oder um den Orgasmus handelt. Ich konnte mich so sehr in das Lärmen und Herumschlagen hineinsteigern, dass ich es mir beinahe selbst geglaubt habe.

Ich kenne die Argumente dagegen, aber sie helfen meinem Partner nicht dabei, mir einen Orgasmus zu bescheren. Lügen ist nicht nett und Vortäuschen kein intimer Akt. Du wirst nicht an deinen Partner herankommen und sogar das Kuscheln danach wird zur Lüge. Aber für mich war das okay, weil ich meistens ohnehin Distanz bewahren wollte.

Einen Orgasmus mit einem Mann zu haben bedeutet loszulassen. In Wahrheit will ich oft gar keinen Orgasmus mit einem Mann haben, weil ich ihm das nicht geben oder mich nicht an ihn verlieren will. In meiner Ehe hatte ich anfangs viele Orgasmen, aber als es dann nicht mehr so gut lief, wollte ich das nicht mehr und täuschte sie vor.

Ich hatte beim Masturbieren nie Probleme, zum Orgasmus zu kommen. Sex und Orgasmus sind verschiedene Dinge. Es kann harte Arbeit bedeuten, wenn du nicht auf den Typen stehst.

Seit kurzem bin ich glücklich mit einem Mann. Er kennt den Unterschied zwischen einem wirklichen und einem vorgetäuschten Orgasmus. Ich kann ihm nichts vorspielen. Er macht mit seinen Fingern und dem Mund nichts anderes als die Männer zuvor, aber es fühlt sich ganz anders an.

Wir reden auch über Sex. Er erzählt mir von seiner Vergangenheit und von den anderen Frauen. Es interessiert mich und manchmal ist es sehr sexy.

Als wir uns zum zweiten Mal liebten, fragte er mich, ob ich mit Männern nicht kommen würde, und ich antwortete, dass es mir egal sei, ob ich komme oder nicht. Er band meine Handgelenke am Bett fest und verwöhnte mich, bis ich kam. Sein Gesicht war ganz glitschig von meinen Säften, als er hochkam, um nach Luft zu schnappen. Er küsste mich hart und sagte: „Schmeck dich selbst. Das ist die Wahrheit. Lüge mich nie wieder an!“

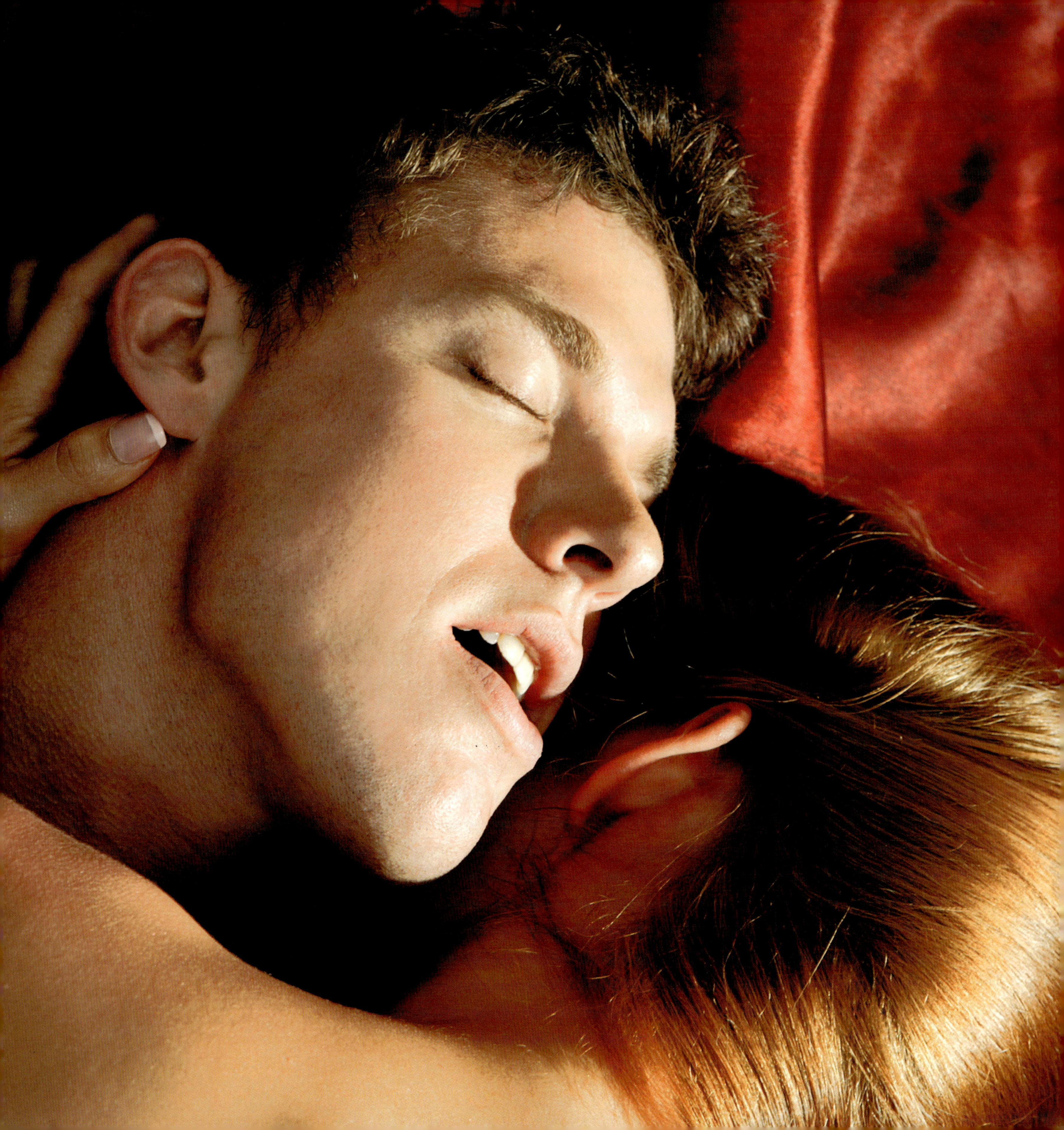

*Ihren Orgasmus intensivieren*

Was kannst du dazu beitragen, um ihren Orgasmus spezieller und intensiver zu gestalten, sodass sie sich auch daran erinnert?

Folgende Bewegungen machen einen großen Unterschied aus:

Falls sie sensible Brustwarzen hat, kneife diese bei ihrem Orgasmus.

Küsse sie mit weit geöffneten Augen, wenn sie kommt. Das ist ein zärtlicher und doch leidenschaftlicher Akt und zeigt ihr, dass du keine Angst davor hast, mit ihr sehr intim zu sein.

Flüstere zärtliche Koseworte. Anstatt „Ja, Baby. Gib's mir!" sage lieber „Du bist wunderschön", „Du fühlst dich so gut an" oder auch „Ich liebe dich", falls du das tust.

Bringst du sie mittels Cunnilingus zum Höhepunkt, dann stimuliere dabei gleichzeitig ihren G-Punkt. Ihr Orgasmus wird sich so anfühlen, als käme er von beiden Stellen und durch ihre Vagina widerhallen.

Ein Großteil der Befriedigung, die Männer beim Sex erlangen, kommt von der Stärkung des Ego, die daraus entsteht, dass er seine Partnerin zum Höhepunkt bringt.

## SEIN ORGASMUS

Nach der vorherrschenden Meinung westlicher Sexualtherapeuten sind der männliche Orgasmus und die Ejakulation ein und dasselbe. Einige Sexualforscher teilen die östliche Sichtweise, wonach der männliche wie auch der weibliche Orgasmus eine körperliche und geistige Erfahrung sind, die im Normalfall (aber nicht immer) auch die Ejakulation mit einbezieht. Diese „Experten" trennen die lustvollen rhythmischen Kontraktionen vom eigentlichen Samenausstoß (siehe Seite 156).

Wie auch immer man den männlichen Orgasmus definiert, ob mit oder ohne Ejakulation, die Erregung führt jedenfalls zu einem Anschwellen der Blutgefäße. Beim Orgasmus strömt das Blut in den Körper zurück und es kommt zu Kontraktionen des Penis sowie des umliegenden Genitalbereichs und Lustgefühlen, die in der Länge und Zeitabfolge dem weiblichen Orgasmus ähnlich sind.

Solange ein Mann nicht herausgefunden hat, wie er zu diesen ejakulationslosen Orgasmen kommt, braucht er nach dem Orgasmus eine Verschnaufpause, ehe er wieder eine Erektion und einen weiteren Orgasmus bekommen kann. Bei jungen Männern ist diese Pause eine Angelegenheit von Minuten, aber bei älteren Männern kann das bis zu vierundzwanzig Stunden und sogar noch länger dauern.

*Seinen Orgasmus intensivieren*

Was kannst du machen, um seinen Orgasmus spezieller und intensiver zu gestalten, dass er sich daran erinnert?

Folgende zwei subtile, aber effektive Bewegungen:

Zwicke oder beiße im Moment des Orgasmus seine Brustwarze.

Lege eine dramatische Pause ein. Ist er oben, dann greife ihm beim Orgasmus auf den Hintern und benutze deinen PC-Muskel, um ihn noch tiefer in dich hineinzuziehen. Blicke ihm dabei in die Augen.

**Tipp**

## DER HÜFTEN-ROCK 'N' ROLL

Ist er oben und nähert sich dem Orgasmus, dann greif nach seinen Hüftknochen oder seinem Hintern und bewege ihn vor und zurück. Sobald du seine Beckenbewegungen unter Kontrolle hast, kontrollierst du die Geschwindigkeit der Stöße und die Tiefe des Eindringens. Für ihn fühlt es sich an, als würdest du den Orgasmus auf äußerst explosive Weise aus ihm herausziehen.

Bist du oben und er nähert sich dem Orgasmus, dann ziehe ihn bei den Hüften an dich und halte dabei dein Gewicht mit den Knien. Auch diesmal wird er sich fühlen, als würdest du den Orgasmus aus ihm herausziehen.

Falls du ihm ein ganz spezielles Vergnügen bereiten willst, bring ihn mit Fellatio zum Orgasmus. Wenn er sich kurz vor der Ejakulation befindet, nimm sein Becken und wiege ihn auf dich zu, damit er tiefer in deinen Mund dringen kann.

Ist die Frau oben und der Mann kurz vor dem Orgasmus, dann versucht die Aufbauphase der körperlichen und mentalen Erregung durch zeitweiliges Innehalten zu verlängern. Diese kurze Abkühlperiode wird euch die Kraft dafür geben, gemeinsam weiter dem Höhepunkt entgegenzustreben.

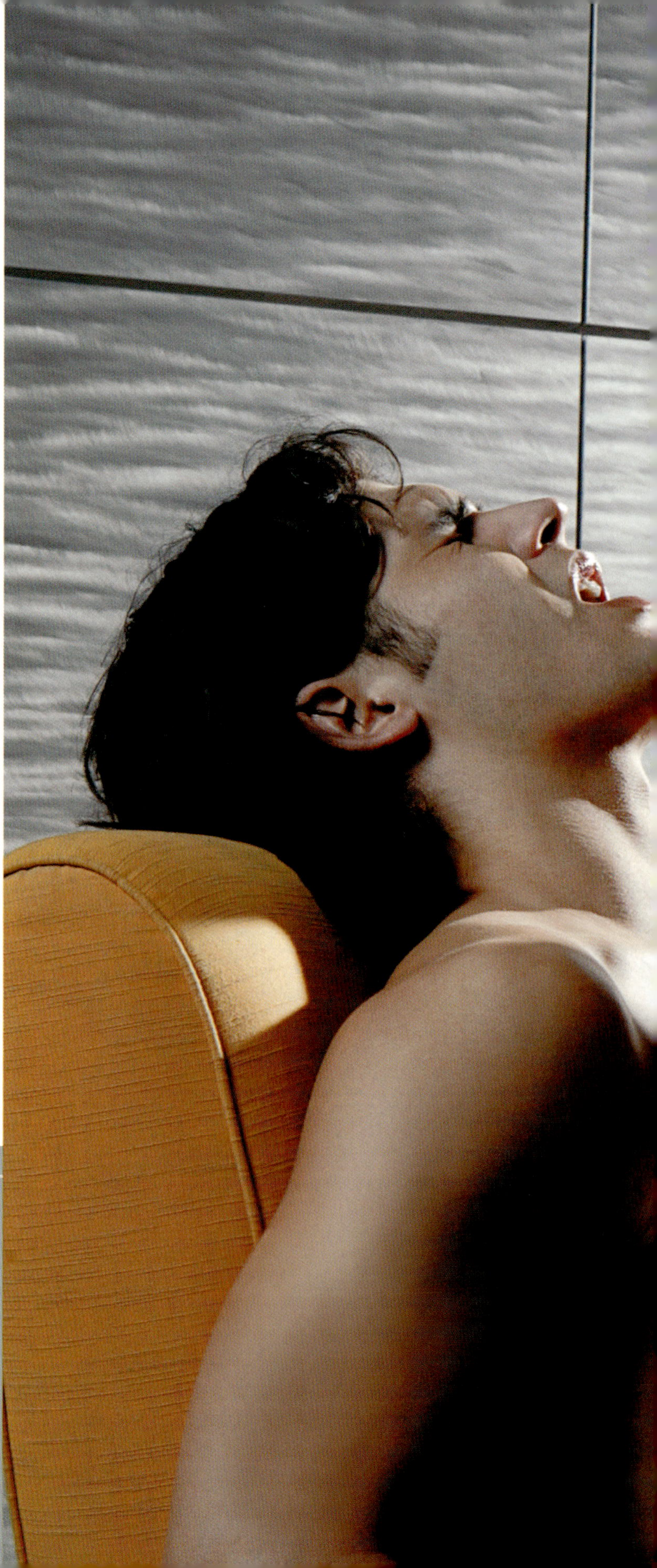

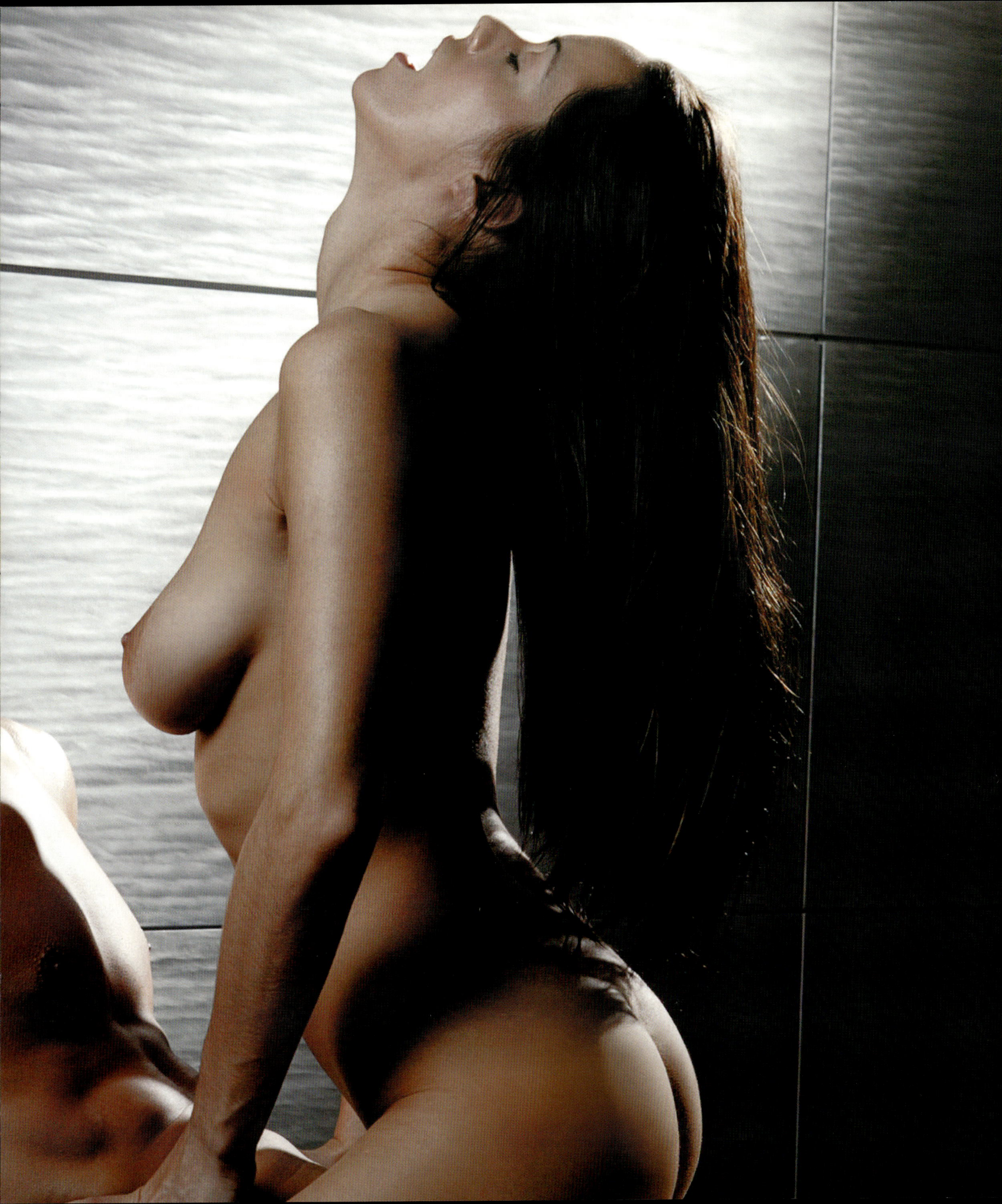

## Das Schmetterlingsflattern

Jede Frau, die diese Bewegung perfektioniert, kann sich als Sexgöttin betrachten. Es könnte wohl kaum einfacher sein. Spanne deinen PC-Muskel im Rhythmus der Stöße an. Falls seine Erektion sehr hart ist, soll er langsamer werden und dir die Kontrolle über die Stoßbewegungens überlassen.

Seine Mitarbeit ist dabei äußerst wichtig. Das Schmetterlingsflattern ist am effektivsten, wenn er nicht zu kräftig stößt. Bist du nicht ohnehin schon oben, dann setze dich auf ihn, um eine bessere Kontrolle zu erlangen.

Betätige jetzt deinen PC-Muskel in einem fortgesetzten Muster aus Anspannen (wenn du ihn in dich hineinziehst) und Lockern (wenn du ihn wieder hinausdrückst) und ahme dadurch die pulsierenden Flügel eines Schmetterlings nach. Flattere so schnell du kannst, sobald er sich seinem Orgasmus nähert.

Hast du einen kräftigen PC-Muskel entwickelt, so kannst du ihm ein Gefühl geben, als würde sein Ejakulat aus seinem Körper herausgezogen. Das wird für euch beide aufregend sein und ihr werdet sehr intensive und oft auch mehrere sensationelle Orgasmen hintereinander erleben.

*Seinen Orgasmus verzögern*

Männer jammern oft, dass sie „zu früh" zum Orgasmus kommen. Das bedeutet gewöhnlich, dass sie gerne länger Sex gehabt hätten und glauben, ihre Partnerin enttäuscht zu haben. Möglicherweise meint sie das auch. Er hätte sie ja mittels Cunnilingus befriedigen können oder mit der Hand, aber beide wollten, dass die Zeit des Stoßens länger dauern sollte.

Hier ist die männlich-weibliche sexuelle Gleichung auf ihre Grundelemente reduziert: Männer wollen eindringen und Frauen wollen durchdrungen werden. Wenn du eine Frau liebst, willst du auch in ihr sein, und zwar länger als ein paar Minuten. Liebst du einen Mann, dann willst du ihn in dir spüren, und zwar länger als einige Minuten. Das Eindringen und das Stoßen berühren bei beiden Geschlechtern tiefverwurzelte Grundbedürfnisse.

Manchmal jedoch bemerkt ein Mann, dass sein eigener Orgasmus intensiver wird, wenn es ihm gelingt, diesen ein wenig hinauszuzögern.

Wie können er und sie seinen Orgasmus hinauszögern?

### PENISRING

Ein Metall-, Latex- oder Leder-Penisring um die Basis seines Penis kann das Gefühl verstärken, den Orgasmus verzögern und bei manchen Männern zu einer länger andauernden Erektion führen. Er schränkt den Rückfluss des Blutes aus dem angeschwollenen Penis ein, kann aber die Haut verletzen und sehr gefährlich werden, wenn man ihn länger als zwanzig Minuten oben behält.

## DIE PRESS-TECHNIK

Masters und Johnson modellierten ihre berühmte und äußerst effektive Press-Technik nach dem Vorbild der unten beschriebenen, eleganteren taoistischen Übungen.

Sobald er spürt, dass die Ejakulation unmittelbar bevorsteht und gerade noch hinausgezögert werden kann, zieht er sich zurück. Entweder er oder sie pressen jetzt einige Sekunden lang sanft seine Eichel. Danach könnt ihr mit dem Geschlechtsverkehr fortfahren. Das Pressen kann nötigenfalls zwei bis drei Mal wiederholt werden.

## ABWECHSELNDE REIZE

Hier folgt die einfachste Verzögerungsmethode:

Bist du sehr erregt, aber noch nicht an der Schwelle zur Ejakulation, dann höre mit dem Stoßen auf und mache mit Mund und Händen weiter. Die meisten Männer können länger Sex haben, wenn sie den Geschlechtsverkehr mit anderen Formen des Liebemachens abwechseln. Sexualtherapeuten sprechen dabei oft von der Stop-Start-Technik.

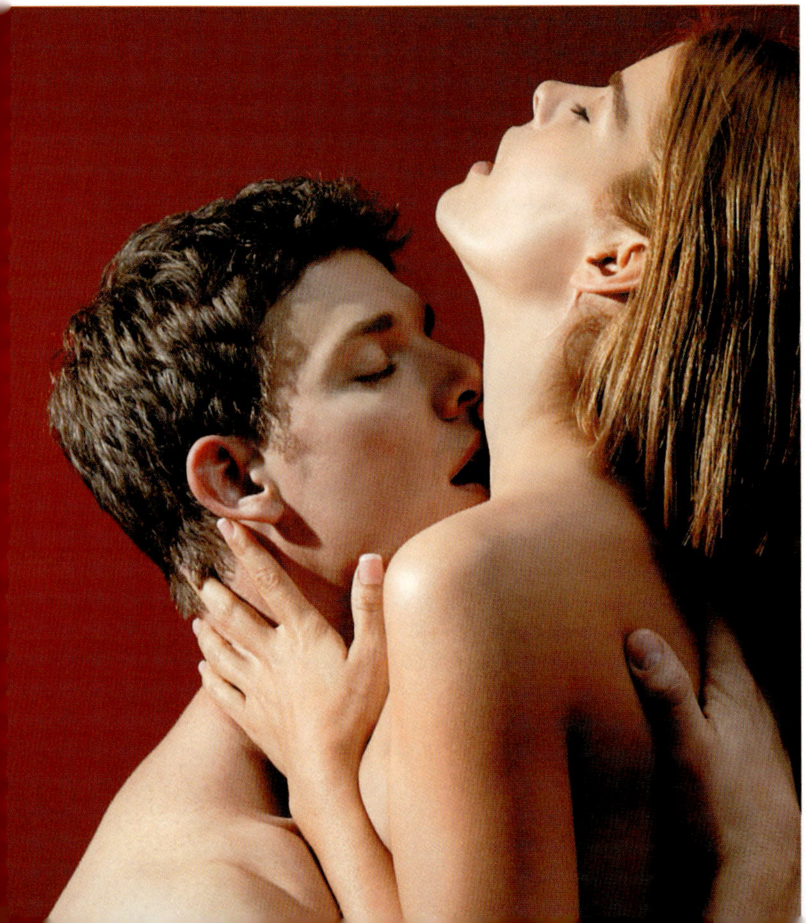

## „Offen gesagt“

Tony erzählt: „Ich bestellte online einen Penisring, nachdem ich in einem Pornofilm gesehen hatte, wie man ihn benutzt.“ Ich dachte, es würde aufregend werden, ihn eine kurze Zeit lang zu tragen. Meine Frau und ich haben schon mit Schraubzwingen an unseren Brustwarzen herumgespielt und so dachte ich, der Penisring sei ein ähnliches SM-Spielzeug. Als der Ring in meinem Poskasten landete und ich die Anleitungen las, erfuhr ich, dass ich damit eigentlich den Orgasmus verzögern und die Erektion verlängern kann. Ich kaufte das verdammte Ding als billigen Nervenkitzel und fand heraus, dass er mir dabei helfen kann, den Geschlechtsverkehr zu verlängern. Wer sagt, dass Männer keine Gebrauchsanweisungen lesen?“

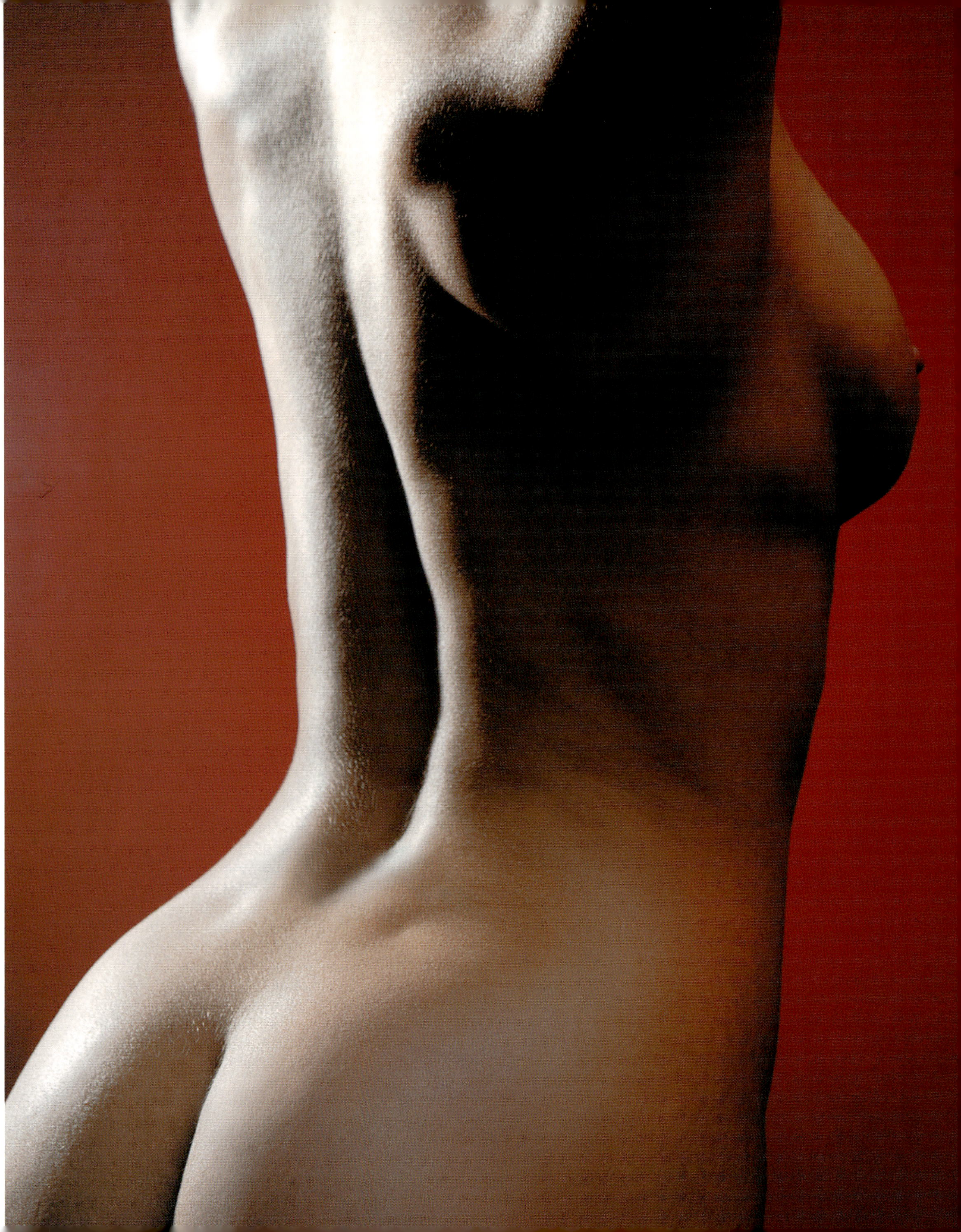

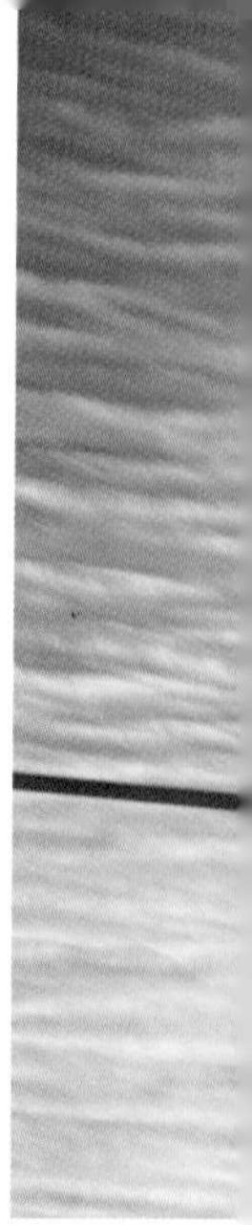

### DAS DREI-FINGER-ZIEHEN

Diese Technik kennt man in China seit fünftausend Jahren. Sie ist recht einfach und laut Mantak Chia, einem bekannten Meister taoistischer Sex-Techniken, „bemerkenswert effektiv“. Drücke in dem Moment, wo die Ejakulation nicht länger hinauszuzögern ist, mit drei Fingern auf die Mitte seines Perineums. Experimentiere mit dem Druck und achte darauf, wie er reagiert.

Im Allgemeinen wird er wahrscheinlich mehr Druck benötigen, als du bei deinem ersten Versuch anwendest.

### DAS GROSSE ZIEHEN

Bei dieser Technik braucht der Mann einen kräftigen PC-Muskel.

Mantak Chia meint dazu: „Wenn du das Große Ziehen perfektionierst, wirst du das Drei-Finger-Ziehen nicht mehr brauchen.“

Sobald du spürst, dass die Ejakulation nicht mehr aufzuhalten ist, hörst du auf zu stoßen und ziehst dich zurück, bis dein Penis nur noch wenige Zentimeter in ihrer Vagina steckt. Jetzt spannst du deinen PC-Muskel an und zählst bis neun (als Alternative kannst du den PC-Muskel auch neun Mal hintereinander in schneller Folge anspannen und wieder lockern). Fahre jetzt in sanften Streichelbewegungen mit dem Stoßen fort.

## „Offen gesagt“

Jenny berichtet: „Ich habe nicht gedacht, dass ich eine Orgasmustechnik brauchen würde, weil ich normalerweise ohnehin Orgasmen hatte, aber es war ein Spiel, das ich ausprobieren wollte. Beim ersten Mal konnte ich das Atmen, die Konzentration und den PC-Muskel nicht unter einen Hut bringen, aber bald hat es funkioniert und ich hatte heftigere Orgasmen als je zuvor. Jetzt setze ich immer diese Technik ein.“

Marina erzählt: „Bei mir musste alles zusammenpassen, damit ich einen Orgasmus bekommen konnte. Ich durfte keinesfalls gestresst sein und benötigte ein ausgiebiges Vorspiel. Oft kam es mir so vor, als würde der Sex ohne mich beginnen. Ich war nur mit meinem Körper anwesend.

Ich war überrascht, wie schnell und leicht die Orgasmus-Schleife bei mir funktioniert hat, nachdem ich damit zu masturbieren begonnen hatte. Mit Hilfe der Schleife kann ich jederzeit einen Orgasmus haben, ohne dass der Mann eine Stunde lang darauf hinarbeiten muss. Als ich sie zum ersten Mal mit einem Mann einsetzte, war dieser erfreut und erschrocken zugleich.“

## DIE ORGASMUS-SCHLEIFE

Ich habe die Orgasmus-Schleife entwickelt, um jeder Frau eine verlässliche Methode zu bieten, um immer und überall einen Orgasmus haben zu können. Die Schleife ist eine revolutionäre Technik, um *jederzeit und auch mehrere* Orgasmen zu bekommen. Sie vereint kognitive Feedback-Forschung und Therapietechniken zur Kreativen Visualisation mit tantrischen Atemübungen, Anspannen des PC-Muskels sowie mit einer Adaption der Energiefokussierung, die bei den Kampfkünsten die Träger des Schwarzen Gürtels dazu befähigt, Bretter und Ziegel zu zerschlagen. Dennoch ist die Schleife eine einfache Technik, die jede Frau rasch erlernen kann.

Im Verlauf meiner zahlreichen Interviews mit Frauen fand ich heraus, dass es drei Hauptursachen dafür gibt, warum manche Frauen keinen Orgasmus bekommen:

1. SIE WISSEN NICHT, WAS SIE BRAUCHEN, um einen Orgasmus zu bekommen und hatten noch keinen.

   Masturbationstherapie lautet die Antwort für diese Frauen und die Orgasmus-Schleife macht das selbst für schüchterne und gehemmte Frauen kinderleicht.

2. SIE WISSEN NICHT, wie sie ihrem Liebhaber ihre Bedürfnisse vermitteln sollen.

   Lasse ihn an deinem Erlebnis in der Schleife teilnehmen. Er wird von der Neuartigkeit fasziniert sein und sich auch nicht kritisiert fühlen.

3. SIE LASSEN SICH BEIM LIEBEMACHEN ABLENKEN, weil sie dabei schuld- oder verantwortungsbewusst an die Kinder, die Hausarbeit oder den Job denken.

Die Orgasmus-Schleife wurde speziell für diese Frauen entwickelt. Sie schalten das für die Erotik zuständige Gehirnareal aus und gehen zur Liste der „unerledigten Dinge" zurück oder werden von der Angst befallen, dass die Schenkel, der Bauch oder die Brüste zu hängen beginnen. Die Schleife zeigt diese Frauen, wie sie ihre Gedanken abschalten und sich der Lust hingeben können.

*Warum ist die „Fokussierung" primär ein weibliches Problem?*

Bei Frauen ist die Verbindung zwischen Körper und Geist in der Erotik nicht so offensichtlich wie bei Männern. Frauen können ihre Erregung nicht sehen und müssen lernen, sie zu visualisieren.

Männer sind sexuell einfacher gebaut als Frauen. Er bekommt eine Erektion und weiß, dass er Sex haben will. Es gibt eine starke Verbindung zwischen der Erektion und dem Gehirn des Mannes. Die Genitalien einer Frau schicken ihre Botschaft nicht immer ans Gehirn, weil die Anzeichen der weiblichen Erregung subtiler sind. Oft hat sie Sex, ohne wirklich erregt zu sein, oder lässt sich von Stress und Sorgen ablenken, was den Orgasmus zu einem Problem macht.

Sexualforscher wissen schon seit langem, dass Sex bei Frauen im Gehirn beginnt, und ist sie mit dem Kopf nicht bei der Sache, so wird sie keinen Orgasmus haben.

## „Offen gesagt"

„Man muss das zwei bis drei Mal machen, bis es funktioniert", erklärt Ben. „Die Finger müssen sich in mein Fleisch graben und nach oben drücken. Dadurch wird die Ejakulation verzögert, obwohl ich eigentlich nicht genau weiß warum. Wenn ich wieder in meine Frau eindringe, kann ich länger stoßen, bevor ich den Orgasmus wieder kommen fühle. Mache ich dabei zweimal das Drei-Finger-Ziehen, dann kommt meine Frau beim Geschlechtsverkehr, manchmal sogar öfter als einmal und ich habe einen Orgasmus, der heftiger ist und länger dauert als gewöhnlich."

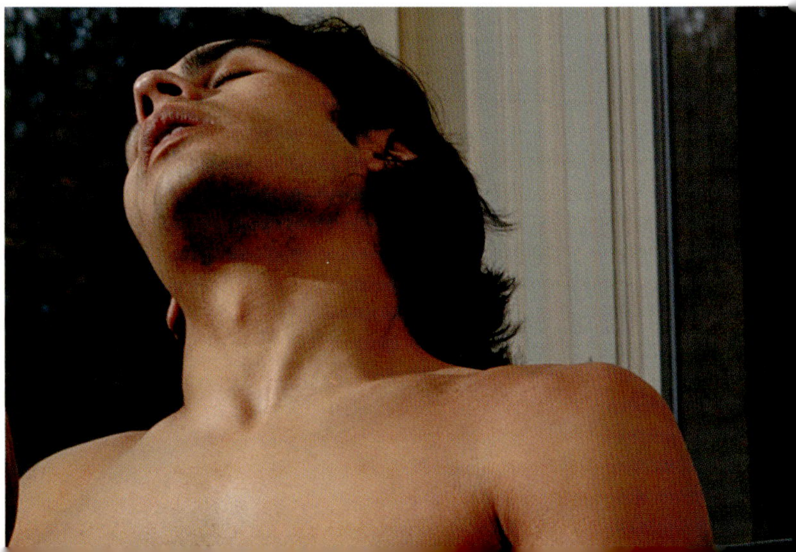

*Warum funktioniert die Orgasmus-Schleife?*

Sie zeigt einer Frau, wie sie ihre Erregung visualisieren und ihre sexuelle Energie fokussieren kann, um zu einem dreistufigen Orgasmus zu gelangen.

Je bildhafter sie sich ihre Erregung vorstellt, desto erregter wird sie, bis ihr Orgasmus ebenso unabwendbar wird wie beim Mann.

*Wie funktioniert das?*

Die drei Stufen sind die mentale Erregung, die Energiefokussierung und verschiedene Körperbewegungen wie das Atmen, das Anspannen des PC-Muskels sowie die Stimulation der Klitoris mittels Hand, Mund, Vibrator oder Penis.

**Tipp**

## DIE ORGASMUS-SCHLEIFE

*Mentale Erregung*

Schließe die Augen, vertreibe alle Ablenkungen aus deinen Gedanken und visualisiere deine Erregung.

Manche Frauen denken dabei an ihre Genitalien, die anschwellenden Schamlippen, das Feuchtwerden und den dunklen rosa Farbton. Andere Frauen stellen sich zum Beispiel eine Orchidee vor (die sinnlichen Blumengemälde von Georgia O'Keefe können als Inspiration dienen). Manchen Frauen erscheint die Erregung als Farbe, vielleicht Rosa, Rot oder Safrangelb, die Farbe der Göttin in der Mythologie der Hindu.

Finde das Bild, das dir die Erregung am besten verdeutlicht, und konzentriere dich jedes Mal darauf, wenn du die Orgasmus-Schleife einsetzt. Dieses Bild sollte zu deinem erotischen Mantra werden. Fokussiere dich so stark darauf, dass kein anderes Bild in deinen Geist dringt.

Anmerkung: Augenkontakt während der kognitiven Konditionierungsphase verlangsamt diesen Prozess. Halte deshalb beim Vorspiel deine Augen geschlossen.

*Energiefokussierung*

Richte deine Konzentration nach innen, sobald du an nichts anderes mehr denkst als an die Erregung.

Konzentriere dich auf einen Punkt, der direkt unter dem Nabel liegt (das innere Qi). Atme tief und langsam und stelle dir vor, wie dieser kleine Energiepunkt glüht und immer größer wird. Lasse diese Energie mit dem Atem in deine Genitalien strömen.

Stelle dir jetzt eine feurige Spirale aus sexueller Energie vor, die sich am unteren Ende deiner Wirbelsäule befindet (Kundalini oder Lebenskraft). Entwinde diese Energiespirale und befördere sie in deine Genitalien. Fühle, wie sich die Energie um diesen glühenden Punkt windet.

Du hast deine Körpereniergie in die Genitalien geleitet und bist jetzt viel empfindlicher für Berührung, weil dein Körper eine physiologische Reaktion erzeugt hat. Dein Herzschlag ist beschleunigt und die Körpertemperatur steigt. Du fühlst dich lebendiger und sinnlicher. Durch die erhöhte Durchblutung werden deine Genitalien unglaublich sensibel.

*Körperbewegungen*

1. Benutze den Atem, um die Verbindung zwischen deinem Geist und den Genitalien zu verstärken, während du die Energiefokussierung aufrecht erhältst. Stelle dir vor, wie du Feuer spuckst, es beim Einatmen aus den Genitalien heraus durch den Körper ziehst und mit dem Mund in einem Kreis ausspuckst (siehe „Feueratmen“ , S. 36).
2. Hast du diesen Feuerkreis erschaffen, dann spanne deinen PC-Muskel beim Einatmen an und lockere ihn beim Ausatmen wieder. Die Kombination von kontrolliertem Atmen mit Energiefokussierung erzeugt Hitze. Wie bei jeder Form von tiefem Atmen steigt beim Feueratmen der Sauerstoffgehalt im Blut und außerdem wird dadurch mehr Blut in deinen Genitalbereich befördert.

   Mache das Feueratmen während des Geschlechtsverkehrs, vor allem wenn du zum Höhepunkt kommst, weil es den Orgasmus intensiviert.
3. Wende klitorale Stimulation an, entweder mit dem Mund, mit der Hand oder indem du beim Geschlechtsverkehr eine Stellung einnimmst, die eine Verbindung zwischen den erogenen Zonen auf dem Penisschaft und der Klitoris herstellt. An diesem Punkt wird nur noch wenig Stimulation notwendig sein, um zum Orgasmus zu gelangen.

Wenn du einfach mit der Fokussierung und dem Atmen weitermachst, anstatt dich nach dem Höhepunkt auszuruhen, dann kannst du mehrere Orgasmen haben.

Probiere die Orgasmus-Schleife zuerst allein beim Masturbieren aus ehe du sie ins Liebesspiel einbaust.

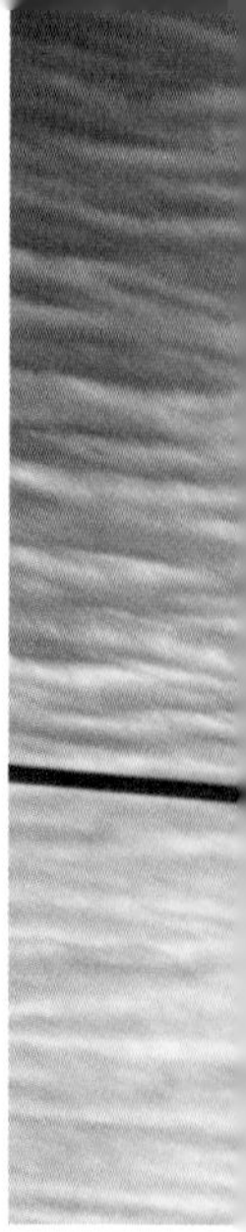

## Mehrfach- und Ganzkörperorgasmen

Heutzutage wird alles in Übergröße geboten, also warum nicht auch Orgasmen?

Was auch immer der aufhängerische Titel so manchen Buches verspricht, man kann keine stundenlangen Orgasmen erleben, sofern man nicht ab dem ersten Vorspielkribbeln mit dem Zählen beginnt. Doch man kann die Orgasmen länger, heftiger und intensiver gestalten.

### MEHRFACHORGASMEN

Alle Frauen können Mehrfachorgasmen erleben, obwohl wahrscheinlich weniger als ein Drittel der Frauen welche haben und noch weniger regelmäßig welche haben. Im Gegensatz zu den Männern benötigen Frauen keine Pause, um sich von einem Orgasmus zu „erholen“, bevor sie den nächsten haben können. Falls eine Frau Mehrfachorgasmen haben will, kann sie lernen, was sie dafür tun muss.

Frauen erleben fünf Arten von Mehrfachorgasmen. Jeder kann mittels Geschlechtsverkehr, Stimulation mit Hand oder Mund (die den G-Punkt miteinbezieht) oder eine Kombination daraus erreicht werden.

*Verbundene Einzelorgasmen*

Die einzelnen Orgasmen sind ausgeprägt und durch lange Zeitabstände voneinander getrennt, damit sich die Erregung und die sexuelle Spannung lösen können.

*Sequentielle Mehrfachorgasmen*

Die einzelnen Orgasmen kommen nahe hintereinander, im Abstand von ein bis zehn Minuten und mit kurzen Unterbrechungen der sexuellen Stimulation.

*Serielle Mehrfachorgasmen*

Die Orgasmen sind ohne Unterbrechung der Stimulation oder Verringerung der Erregung wenige Sekunden bis höchstens zwei Minuten voneinander getrennt.

*Gemischte Mehrfachorgasmen*

Eine Mischung aus zwei oder mehreren der oben angeführten Arten. Sehr oft erleben Frauen in einer Liebesnacht mehr als nur eine Art des Mehrfachorgasmus.

Du kannst Mehrfachorgasmen fördern, indem du die Orgasmus-Schleife einsetzt oder aber folgende Techniken:

### „Offen gesagt“

Jeremy berichtet: „Du musst deine Partnerin bei dieser Technik miteinbeziehen. Sie sollte stillhalten, während du zwei Fingerbreit in ihr drinnen bleibst. Das wird aber nicht funktionieren, wenn sie einen Orgasmus haben will. Arbeitest du mit ihr das richtige Timing heraus und hast du diese verdammten Kegel-Übungen gemacht, solange du die Kraft dazu hattest, dann ist das Große Ziehen überwältigend. Während des Geschlechtsverkehrs kann ich das zweimal machen. Ich habe einen Orgasmus, der sich anfühlt, als würde er meinen Kopf wegsprengen und zur selben Zeit meine Zehen eindrehen. Das ist zwar nicht einfach, aber die Zeit, die du mit Kegel-Übungen und dem Großen Ziehen verbringst, lohnt sich wirklich.“

**Tipp**

### ABWECHSELNDE STIMULI

Verändere beim Liebemachen die Stimuli und verwende abwechselnd Hände, Mund und Stoßbewegungen. Die ersten Orgasmen können beispielsweise durch orale oder manuelle Stimulation ausgelöst werden. Frauen, die Mehrfachorgasmen haben, werden eher einen bekommen, wenn das Liebemachen nicht mit dem Geschlechtsverkehr beginnt.

Warum?

Generell brauchen Frauen beim Geschlechtsverkehr länger, bis sie zum Orgasmus kommen.

Hier ist das ideale Szenario: Er verschafft dir den ersten Orgasmus mittels Cunnilingus. Oralsex erregt die weiblichen Genitalien mehr als alle anderen Reize. Wenn du dann einen Orgasmus hast, streichelt er deine Klitoris und die Schamlippen. Nach deinem zweiten oder dritten dringt er in dich ein, während dich seine Hand weiterhin streichelt.

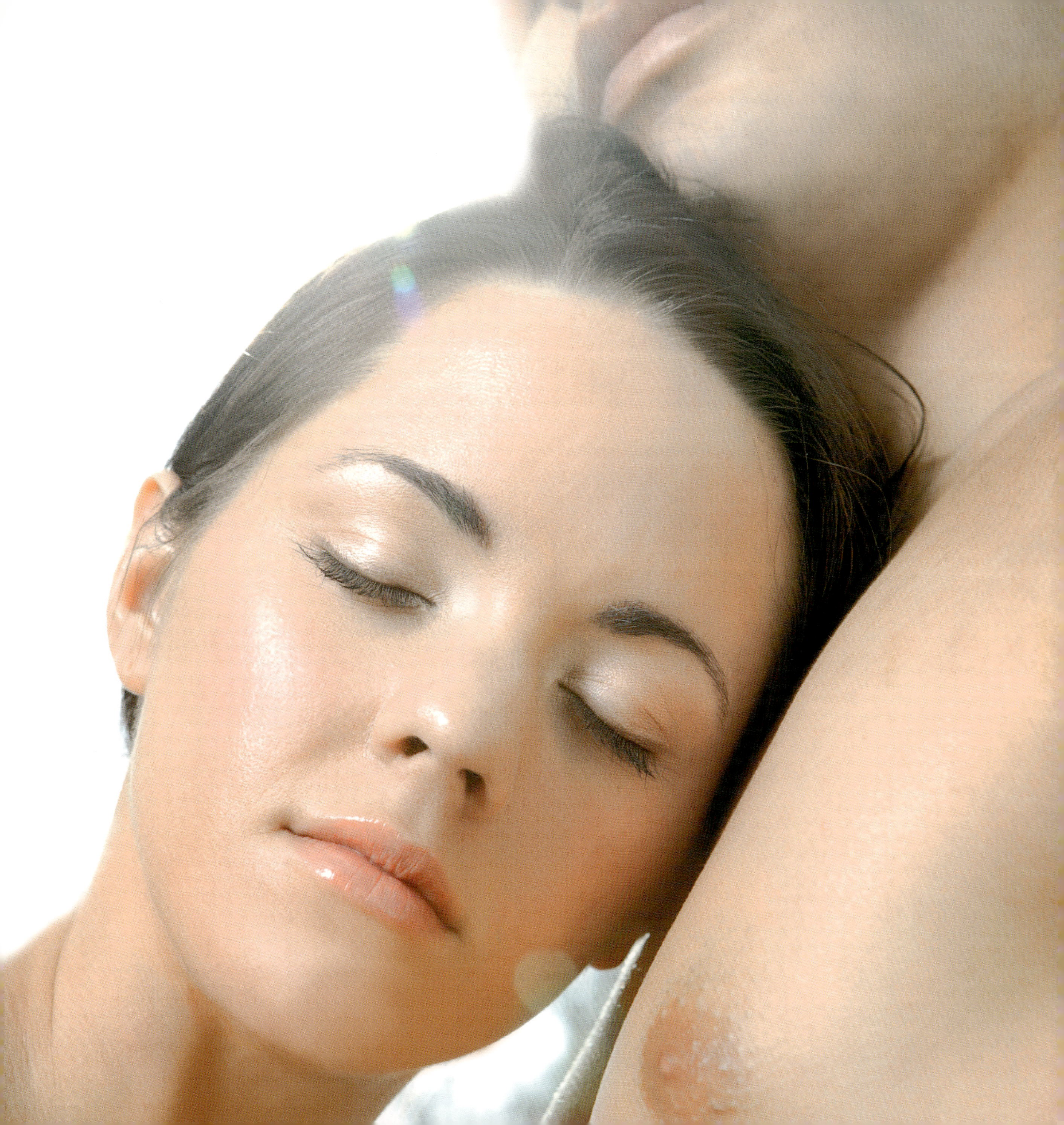

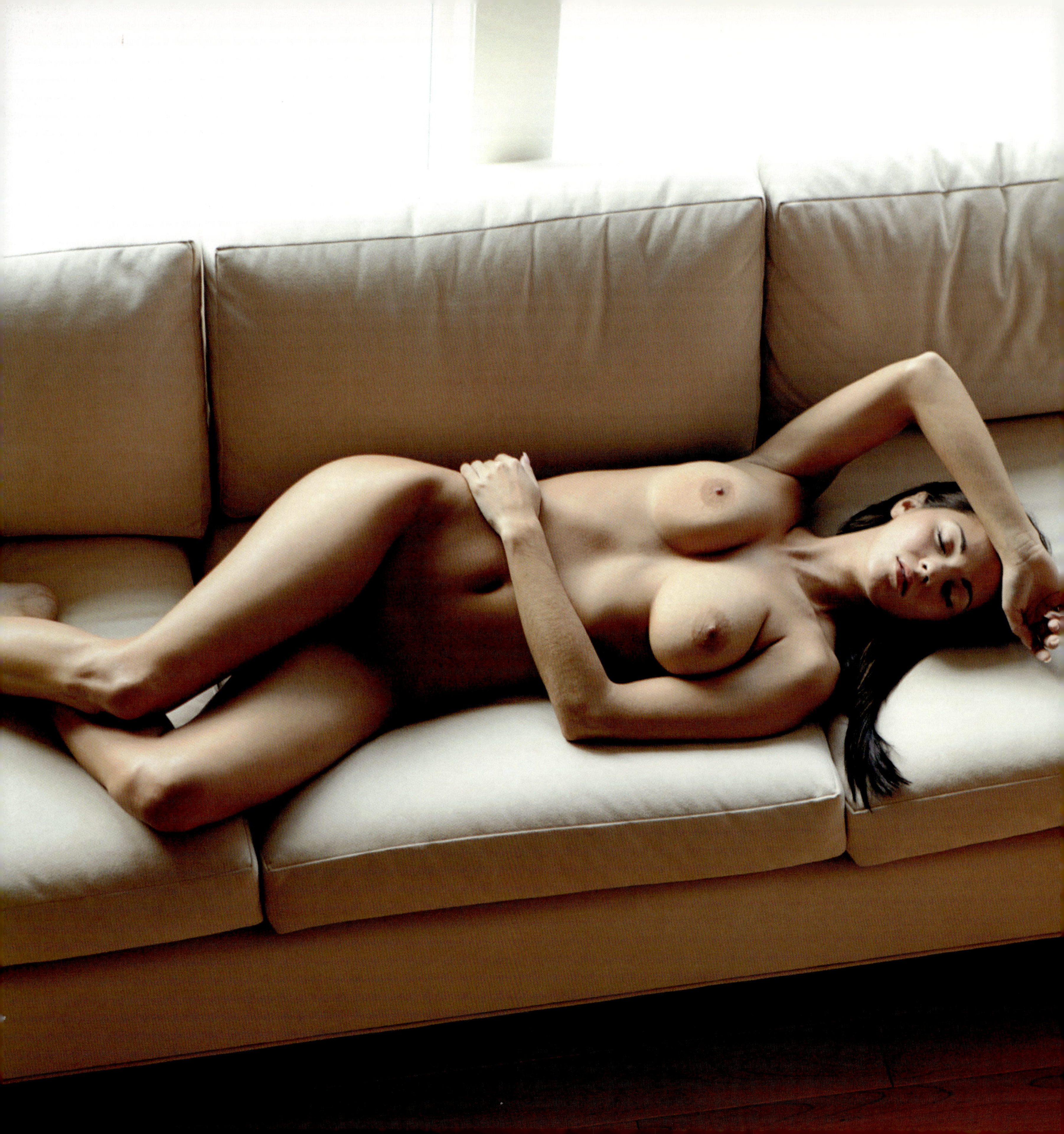

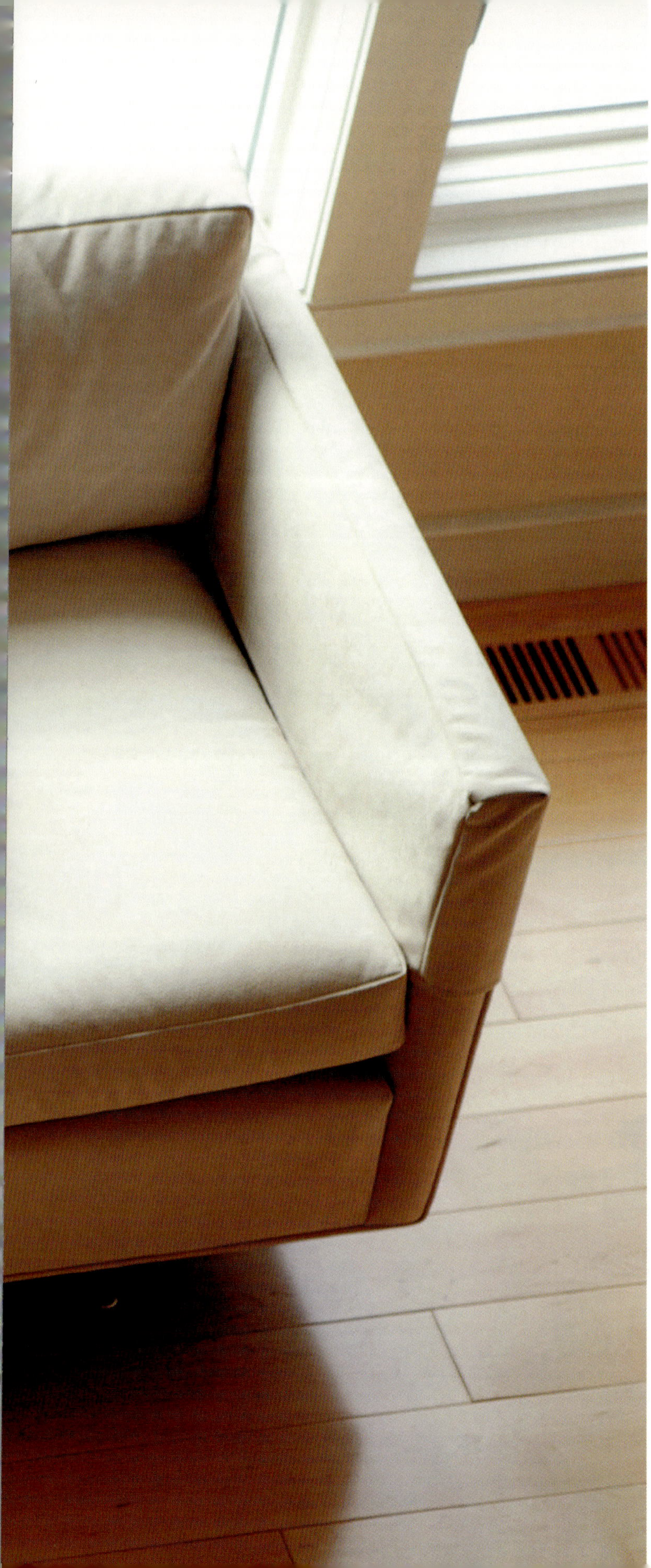

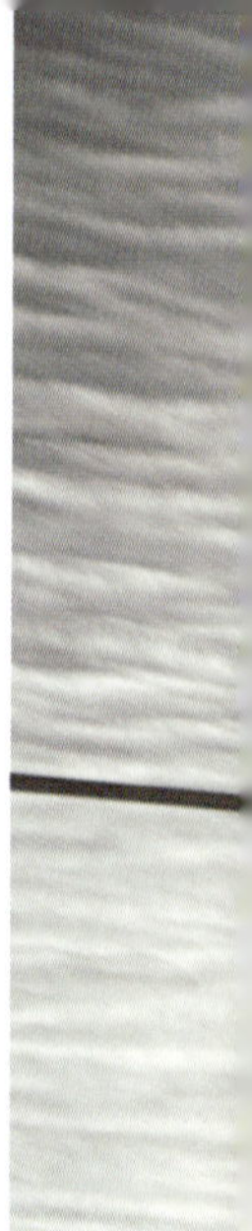

**Tipp**

## BERÜHRE DICH SELBST BEIM GESCHLECHTSVERKEHR

Frauen, die sich beim Geschlechtsverkehr nicht selbst berühren wollen, werden seltener Mehrfachorgasmen erleben, denn die meisten Frauen brauchen diese zusätzliche Berührung. Mehrfachorgasmen treten häufig auf, wenn der erste Orgasmus schnell ausgelöst worden ist.

Streichle dich selbst beim Cunnilingus bzw. Geschlechtsverkehr oder nimm seine Hand und zeige ihm, wie du gestreichelt werden willst. Dadurch verbindest du die manuelle Stimulation mit all dem, was dein Liebhaber für dich tun kann. Höre mit der Stimulation auf, sobald du den Orgasmus kommen spürst. Danach streichle weiter. Fühle, wie sich nach dem ersten Orgasmus ein weiterer aufbaut.

## „Offen gesagt“

„Der erste orale Orgasmus öffnet mir die Tür zu weiteren Orgasmen“, erzählt Lisa. „Vielleicht spielt sich alles nur in meinem Kopf ab, aber ich spüre bei einem oralen Orgasmus Wellen der Lust durch meine Klitoris und Vagina strömen. Wenn er mit seiner Zunge oder Hand weitermacht, dann komme ich. Danach dringt er in mich ein und sein Penis stachelt die Lust wieder auf und schickt sie durch meinen ganzen Körper. Ich kann mehrmals hintereinander kommen, solange er nur darauf achtet, was er mit mir macht.“

*Wie ist das bei Männern?*

Das hängt vom jeweiligen Mann ab und seiner persönlichen Definition des Orgasmus. Der männliche Orgasmus wird gewöhnlich mit der Ejakulation gleichgesetzt. In einer Zeitspanne von wenigen Minuten können Männer nicht mehrere Ejakulationen haben, aber manche können in dieser Zeit mehrere Orgasmen haben.

Wie?

Sie erleben Kontraktionen, ohne dabei zu ejakulieren.

Hier folgt eine esoterische Technik, die bei einigen Therapeuten und Sexualforscher einen schlechten Ruf hat und bei sehr jungen Männern, die noch wenig sexuelle Erfahrung haben, nicht funktioniert. Die Technik ist in ihren Grundzügen auf eine fünf Jahrtausende alte taoistische Methode zur Kontrolle der Ejakulation zurückzuführen (siehe S. 198). Versuche Folgendes, aber sei nicht entmutigt, falls es dir nicht gelingt:

**Tipp**

### MEHRFACHORGASMEN BEIM MANN – DER „EJAKULATIONSLOSE" ORGASMUS

Lerne den Schließmuskel zu kontrollieren.

Stärke deinen PC-Muskel mit Hilfe von Kegel-Übungen.

Sobald du spürst, dass du kurz vor der Ejakulation stehst, versuche sie durch Pressen des Schließ- und PC-Muskels hinauszuzögern. Das wird schwierig sein und möglicherweise auch ein wenig schmerzhaft, aber du wirst dadurch die Ejakulation um einige Minuten hinauszögern können. Übe beim Masturbieren.

Eines Tages und ohne zu realisieren, wie du das gemacht hast, wirst du die Kontraktionen und Lustgefühle eines Orgasmus verspüren, ohne dabei zu ejakulieren.

Fortlaufende Stimulation durch Mund, Hand oder beim Geschlechtsverkehr führt zu Mehrfachorgasmen.

## WEIBLICHE EJAKULATION

Wie Mehrfachorgasmen bei Männern ist auch die weibliche Ejakulation etwas, woran man glaubt oder auch nicht, denn es gibt dafür kaum wissenschaftliche Beweise.

Die weibliche Ejakulation ist genaugenommen eine Technik. Anhängerinnen verschiedener Göttinnenkulte behaupten, dass jede Frau lernen kann zu ejakulieren, aber das ist die Meinung einer verschwindenden Minderheit. Die übliche Antwort lautet: „Frauen und *ejakulieren?*"

Westliche Sex-Experten verbannen die weibliche Ejakulation gewöhnlich ins Reich der Mythen oder erklären sie mit einem Flüssigkeitsausstoß aus Urin und Vaginalsekreten. Es besteht jedenfalls kein Zweifel, dass es sich bei der Flüssigkeit, die manche Frauen beim Orgasmus verspritzen nicht um das Äquivalent zur Samenflüssigkeit handelt.

Einer kleinen Denkschule zu Folge wird diese Flüssigkeit von den sogenannten Skene-Drüsen produziert, mehreren Gewebssträngen, die sich den Harnweg entlang winden. Diese Stränge findet man aber nicht bei allen Frauen. Die Medizinerin Josephine Lowndes Sevely meint, dass es sich bei dem Sekret, das Frauen mit Skene-Drüsen produzieren, weder um Urin noch um Vaginalsekrete handelt.

Nur wenige Frauen sagen, dass sie schon ejakuliert haben, und viele genieren sich dafür. Ein Tip für Männer: Frage sie nicht, ob sie dich anpinkelt.

## „Offen gesagt"

„Die Männer denken, dass ich sie anpinkle", berichtet Cassidy. „Die Ejakulation kommt nur, wenn ein Mann meine AFE-Zone und meinen G-Punkt stimuliert. Das deutet für mich darauf hin, dass es sich um einen Ausbruch von Vaginalflüssigkeit handelt, die beim Orgasmus aus der Vagina spritzt. Ich liebe die Intensität dieser Orgasmen, aber ich wünschte, sie würden den Mann und das Bett nicht so nass zurücklassen."

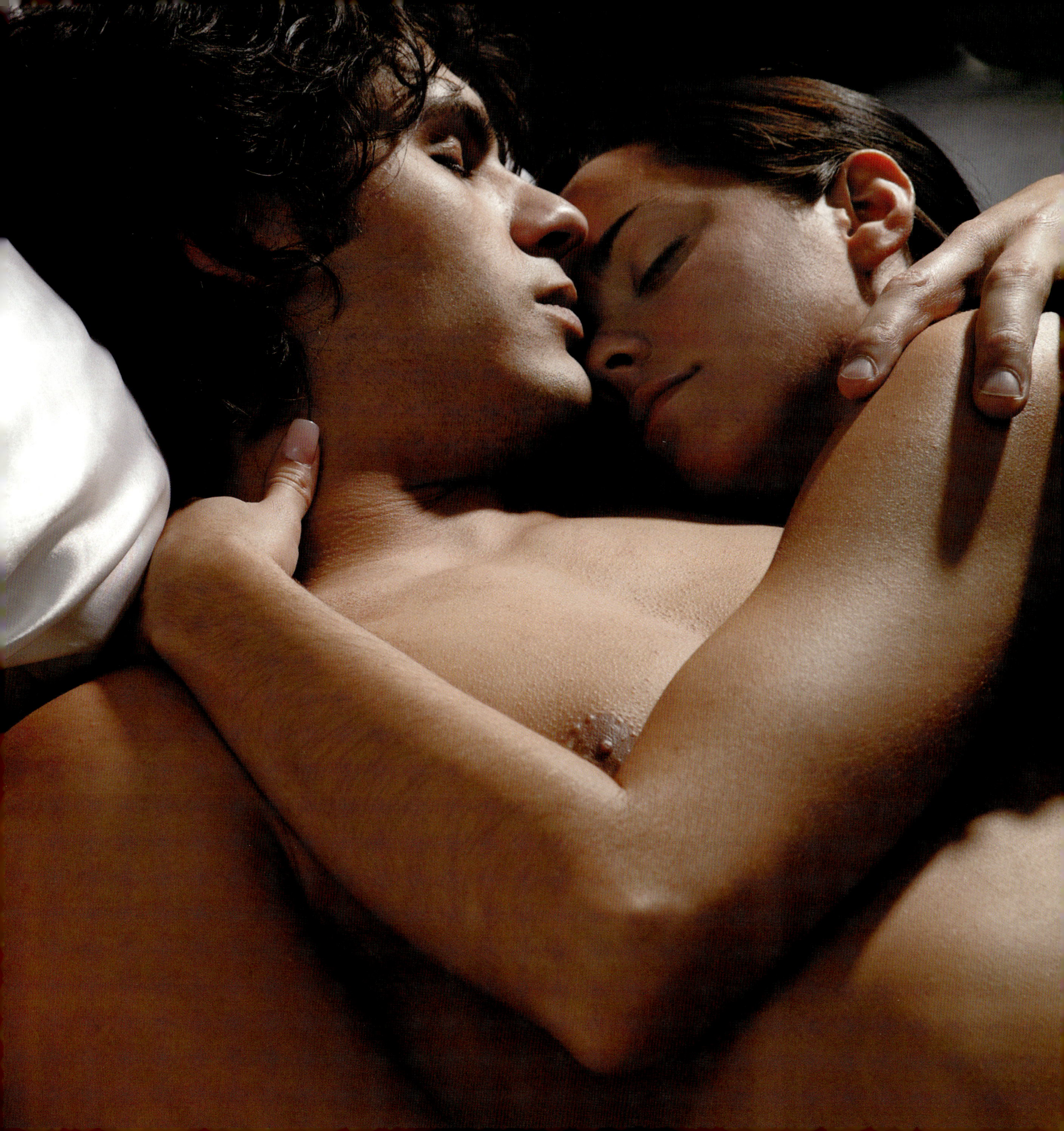

## DIE GESCHICHTE EINES PAARES

Jane und Mark lernten einander während eines Wochenendseminars über tantrischen Sex auf der Canyon Ranch kennen. Sie war zu dieser Zeit mit Anthony verheiratet und er mit Cynthia. Beide Paare waren dabei, „an ihrer Beziehung zu arbeiten“, ehe sie erkannten, dass die Beziehung vorbei war, und die Scheidung einreichten.

Mark fing während einer vormittäglichen Gruppendiskussion Janes Blick ein. Der tantrische Guru bat die Paare, einander die „Bettgeschichten“ der vergangenen Nacht zu erzählen. Mark konnte die Geschichten einiger Pärchen nicht glauben, die pflichtbewusst vom Ausprobieren der am vorherigen Tag behandelten Orgasmustechniken erzählten. Er musste innerlich lachen, als er Jane anblickte.

Er wusste, dass auch sie lacht.

Am darauffolgenden Tag gingen die beiden allein spazieren. Es war nur ein harmloser Spaziergang. Sie haben dabei nicht einmal Händchen gehalten. Jane meinte, dass ihre Ehe wohl kaum durch Tantra zu retten wäre. Mark erzählte, dass seine Frau einen Liebhaber hat.

„Sie brachte mich auf dieses Sex-Camp in der Hoffnung, ich würde mich über Nacht in ihren Liebhaber verwandeln“, sagte er spöttisch, „aber ich hab’s nicht getan. Wahrscheinlich telefoniert sie jetzt gerade mit ihm.“

„Auch ich habe Anthony zu diesem Seminar überredet“, sagte Jane reumütig. „Ich habe uns beide auf der Suche nach einem Wunder hierher gebracht. Ist das nicht dumm?“

Sie tauschten ihre Telefonnummern aus und versprachen einander anzurufen, sobald sie nach Boston kam oder er nach New York City.

Ein Jahr und zwei Scheidungen später fand er ihre Telefonnummer in seiner Reisetasche und rief sie an.

„Wo bist du?“ fragte sie ihn.

„Auf dem La-Guardia-Flughafen“, log er. „Hast du Zeit, mit mir zu Abend zu essen?“

Sie nahm die Einladung an. Er stopfte ein paar Sachen in eine kleine Tasche, eilte zum Flughafen und nahm den nächsten Flug nach New York. Als er mit der Tasche über der Schulter ihr indisches Lieblingsrestaurant betrat, saß sie an der Bar. Sie sah ihn und musste laut lachen. Er ging zu ihr hin und küsste ihren Hals.

Sie unterhielten sich, lachten, berührten einander und hatten so viel Spaß, dass er sich keine Gedanken darüber machte, ob er sich an die Wundertechniken dieses Tantrawochenendes erinnern kann, bis sie aufstand, um auf die Toilette zu gehen. Er sah ihr nach, als sie von ihm wegging, und bewunderte ihre schlanke Taille und die volle Pracht ihres Hinterns. Sein Penis, der ohnehin schon eine Zeit lang hart war, drückte gegen den Reißverschluss seiner Hose. Sie blieb stehen, drehte sich zu ihm um und lächelte. Irgendetwas an diesem Lächeln sagte ihm, dass sie genau wusste, was er in seiner Hose hatte.

Eine Stunde später lag seine Tasche auf dem Fußboden ihres Schlafzimmers und er in ihrem Bett. Mitten im Gewirr der Zungen, Hände, Beine und Arme fiel ihm etwas Wichtiges ein. Diese Frau war eine fabelhafte Liebhaberin und er wollte ihr dabei in Nichts nachstehen. Er streichelte ihre nassen, angeschwollenen Schamlippen mit seinen Fingern und arbeitete sich zu ihrer Klitoris vor. Er konnte sich nicht mehr erinnern, wo er das gelernt hatte.

Er wusste nur noch, dass er es tun musste. Er fühlte, wie ihr Pulsschlag ihre Klitoris durchschnitt. Sie zerfloss zwischen seinen Fingern und er konnte es nicht mehr länger erwarten, sich mit seinem Mund zwischen ihre Beine zu begeben.

## AUSGEDEHNTE ORGASMEN

Falls du tantrischen Sex lernst, dann wirst du auf das Konzept der „sexuellen Exstase“ oder des „Hohen Sex“ stoßen. Das bedeutet einfach, die Dauer des Orgasmus zu verlängern und den Orgasmus über den Genitalbereich hinaus auszuweiten. Diese Fertigkeiten sind nicht leicht zu erlernen und erfordern eine gewissee Übung.

Die beste Nachricht aber ist: Auch Männer können ausgedehnte Orgasmen haben.

**Tipp**

### IHR AUSGEDEHNTER ORGASMUS

Masturbiere in einer angenehmen Stellung und setze dabei die Orgasmus-Schleife (S. 149) ein. Halte das Feueratmen aufrecht und denke weiter an erregende Bilder, wenn dein Orgasmus beginnt, damit er sich ausdehnt und vielleicht zu mehreren Orgasmen führt.

Ihr könnt beide diese Technik einsetzen. Ausgedehnte Orgasmen treten häufiger auf, wenn man lange Zeit fürs Liebemachen hat, also die Art von Sex, die euch lange „an der Schwelle“ hält (sozusagen ein „Slowy“ im Gegensatz zum „Quickie“).

Um „an der Schwelle“ zu bleiben, sind das X (siehe S. 125) oder die Schere (siehe S. 248) am geeignetsten, weil er bei dieser Stellung auch mit halberigiertem Penis weitermachen kann. Atmet tief, bewegt euch langsam und streichelt einander von den Genitalien aufwärts.

Widersteht der Versuchung, hart und schnell zu stoßen, sobald ihr diesen qualvollen Punkt erreicht, an dem ihr „schon beinahe dort“ seid, denn je länger ihr an der Schwelle bleibt, desto länger wird der Orgasmus dauern.

**Tipp**

### SEIN AUSGEDEHNTER ORGASMUS

Masturbiere so lange du kannst, ohne zu ejakulieren. Benutze die Stop-und-Start-Methode oder verändere die Streichelbewegungen, sobald du die Ejakulation kommen spürst.

Zähle die Kontraktionen, die du während der Ejakulation spürst. Normalerweise sind es drei bis acht. Achte auf die Intensitätsabstufungen und deren Reihenfolge. Die erste Kontraktion ist üblicherweise die Stärkste.

Zögere beim nächsten Mal die Ejakulation wieder so lange wie möglich hinaus.

Spanne beim Ejakulieren deinen PC-Muskel an und stimuliere deinen Penis langsam weiter, denn damit verlängerst du die Zeit der orgasmischen Lustgefühle.

## GANZKÖRPERORGASMEN

Gelegentlich ist ein Orgasmus sowohl intensiv als auch auf den ganzen Körper ausgeweitet. Das Zittern scheint sich von den Genitalien bis in die Finger- und Zehenspitzen auszubreiten und du fühlst, wie es durch den Kopf und die Zehen hinausschießt.

Manche Menschen erleben Ganzkörperorgasmen nur dann, wenn sie eine starke emotionale Beziehung zu ihrem Partner haben oder sich gerade sehr sexuell und sinnlich fühlen. Der Ganzkörperorgasmus ist höchstwahrscheinlich das Ergebnis einer Verbindung einer emotionalen, sexuellen und sinnlichen Ebene. Stelle dir diese Ebenen als einzelne Türen vor: drei verschiedene Wege zum Ganzkörperorgasmus.

Denke daran, wie die Orgasmuswellen immer höher schlagen und über deinen Körper hinweg rollen.

**Tipp**

### IHR GANZKÖRPERORGASMUS

Masturbiere in einer angenehmen Stellung. Sobald du sehr erregt bist, benutze deine andere Hand, um ihre Vulva, die Innenseiten ihrer Schenkel und die Leistengegend sanft zu massieren. Stelle dir vor, wie du ihre Erregung über diese Körperstellen verteilst. Mache beim Orgasmus mit der Massage weiter und spüre, wie er auf ihren Körper übergreift.

Wenn du das nächste Mal masturbierst, dann benutze die Orgasmus-Schleife und das Verteilen mit der Hand. Jetzt kannst du diese kombinierte Methode auch beim Geschlechtsverkehr anwenden.

**Tipp**

### SEIN GANZKÖRPERORGASMUS

Dazu benötigst du einen kräftigen PC-Muskel.

Höre beim Masturbieren (und beim Geschlechtsverkehr) auf zu streicheln (oder zu stoßen), sobald du die Ejakulation kommen spürst. Spanne den PC-Muskel an und zähle bis neun oder spanne und entspanne ihn neun Mal hintereinander in schneller Folge.

## EXTRAGENITALE ORGASMEN

Ein bis drei Prozent der Frauen (aber beinahe kein Mann) können ohne genitale Stimulation zum Orgasmus gelangen. Ein extragenitaler Orgasmus folgt gewöhnlich auf einen Orgasmus, der auf altmodische Art über die Genitalien ausgelöst wurde. Eine Frau, die viele Orgasmen hat, kann ihren dritten, vierten oder fünften Orgasmus beispielsweise dadurch erreichen, dass ihre Brüste und Brustwarzen gestreichelt, geleckt, gekniffen oder massiert werden. Manche Frauen können an diesem Punkt zum Orgasmus kommen indem man ihre Schenkel aneinanderpresst.

Aber das ist weder ein Talent noch etwas, das man lernen kann, sondern vielmehr eine himmlische Gabe.

Diese Technik kann Frauen, die bei den meisten sexuellen Aufeinandertreffen Orgasmen haben, einen extragenitalen Orgasmus bescheren.

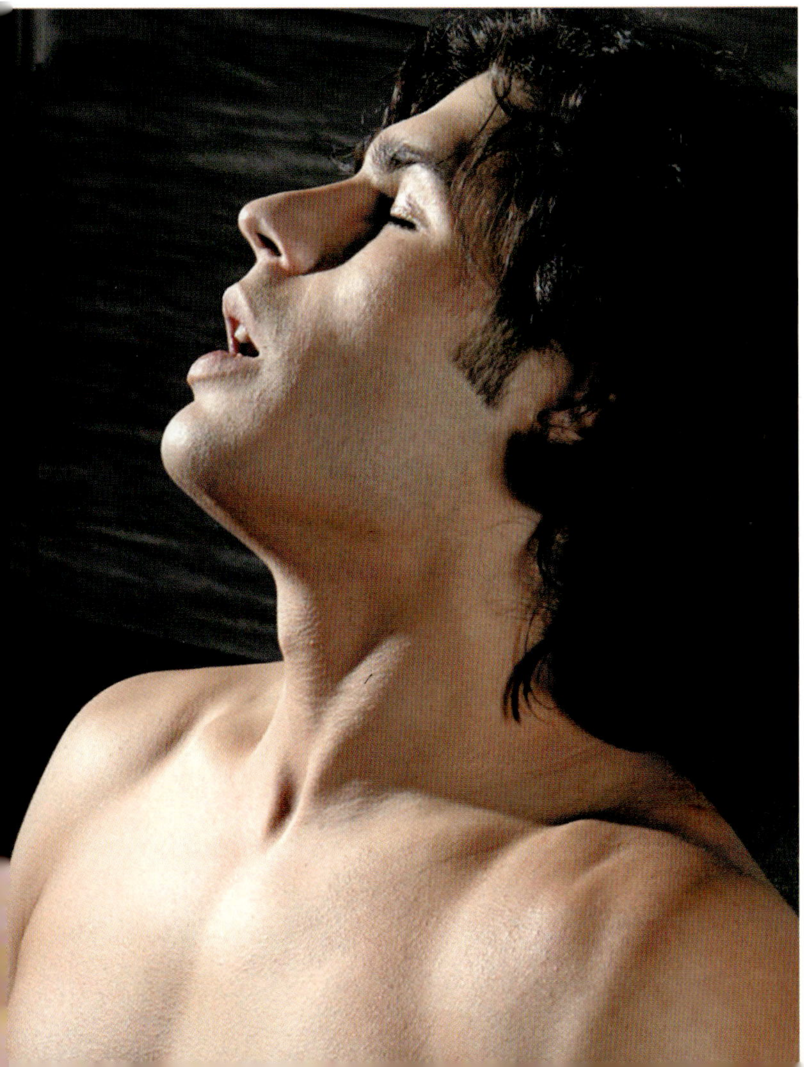

**Tipp**

### IHR ABSOLUTER HÖHEPUNKT

Liebkose die Genitalien deiner Partnerin mit Mund und Hand, bis sie kurz vor dem Orgasmus ist.

Verlasse jetzt ihren Genitalbereich und küsse zum Beispiel den Mund, den Hals, die Brüste oder ihre Schenkel.

Liebkose daraufhin wieder ihre Genitalien.

Wenn sie sich wieder dem Orgasmus nähert, dann bewege deinen Mund und die Hände hin zu anderen Körperstellen.

Wechsle zwischen genitaler und nicht genitaler Stimulation, bis sie sehr erregt ist und sich in einem Zustand der Übersensibilisierung befindet. Bringe sie zum Orgasmus, indem du beispielsweise die Innenseiten ihrer Schenkel küsst und leckst oder an einer Brustwarze saugst, während du die andere Brust massierst.
Der Orgasmus wird in der Klitoris beginnen und sich zu einem Ganzkörperorgasmus ausweiten.

## „Offen gesagt"

Wesley erzählt: „Mein erster Ganzkörperorgasmus hat mich überrascht. Meine Frau und ich haben zwar die Techniken geübt, aber ich hatte nur wenig Hoffnung, dass sie bei mir funktionieren würden. Wir verbrachten ein langes Wochenende im Bett. Ich war ausgelaugt, aber seltsamerweise auch voller Energie. Dieser Orgasmus war beinahe eine außerkörperliche Erfahrung. Ich sagte zu ihr: ‚Liebling, die Erde hat sich bewegt.'"

## DER PERINEUMS-(ODER MÄNNLICHE G-PUNKT)-ORGASMUS

Wenn ich Testpersonen mit einer Perineums-Technik vertraut mache, dann bekomme ich ich immer alle nur vorstellbaren Rückmeldungen. Eine kleine Massage des Perineums macht manche Männer verrückt, hat kaum Auswirkungen auf andere, lässt viele Männer verwirrt zurück und ist für einige wenige sogar so abstoßend, dass sie bereit wären, sich für diese Verweigerung des männlichen G-Punkt-Orgasmus zu duellieren. Aber zurück zur Technik. Sie funktioniert bei vielen, aber nicht bei allen. Probiere sie aus und sollte sie bei dir nicht funktionieren, so ist das auch okay.

### „Offen gesagt"

„Manchmal läuft beim Orgasmus ein Zittern durch meinen Körper", berichtet Debra. „Zuerst verspannt er sich und es ist, als würden meine Brüste, die Brustwarzen und die Vaginalwand immer größer werden. Mein ganzer Körper bebt vor Erregung. Der Orgasmus beginnt in Wellen, die von der Klitoris über die Schamlippen ins Innere der Vaginalwand dringen, wo sie widerhallen und sich verstärken, um danach durch den ganzen Körper bis in die Finger- und Zehenspitzen zu strömen.

Ich sehe helle Farbblitze und mache eine transzendente Erfahrung, die mich aus meinem Körper herauszieht und wieder hineinfallen lässt."

**Tipp**

### SEIN PERINEUMS-ORGASMUS

Verwöhne die Genitalien deines Liebhabers mit Mund und Händen, bis er vor dem Orgasmus steht. Jetzt hörst du kurz mit der Stimulation auf. Wiederhole den Vorgang.

Sobald du bemerkst, dass er sich schon beinahe vor Schmerzen windet, drückst du seine Schenkel zur Seite und senkst deinen Mund auf sein Perineum. Lasse deine Zunge in diesem Bereich rasch hervor- und zurückschnellen. Nimm jetzt einen Finger und drücke auf sein Perineum, während du mit dem schnellen „Züngeln" weitermachst.

Er kommt auf diese Weise zu einem Orgasmus, der energiegeladene Vibrationen durch seinen Körper sendet.

Bekommmt er dadurch keinen Orgasmus, dann wird er dir entweder den Penis in den Mund stecken oder in dich eindringen und auf diesem Weg zum Orgasmus kommen.

**Tipp**

### SPONTANER ORGASMUS

Dr. Annie Sprinkle, eine berühmte Sexualforscherin und Performance-Künstlerin, lehrt den sogenannten „spontanen" Orgasmus.

Beginne mit dem Feueratmen und mache damit zehn bis fünfzehn Minuten weiter, bis du sehr erregt bist.

Spanne deinen PC-Muskel im Rhythmus des Feueratmens.

Keine Sorge, falls du keinen Orgasmus bekommst, denn du wirst dabei äußerst erregt werden und kannst dann auf konventionellere Weise zum Höhepunkt kommen.

## Spezielle Orgasmuserfahrungen

Hast du den ganzen Tag lang Zeit zum Liebemachen, dann kannst du die Art von Sex ausüben, die dich für lange Zeit an der Schwelle zum Orgasmus hält. Sie wird einen oder mehrere Orgasmen haben, bevor das ausgedehnte Spiel beginnt. Auch er wird bald zum Orgasmus kommen.

Das ausgedehnte Liebesspiel kann für beide zu einer außergewöhnlichen Orgasmuserfahrung werden. Diese Techniken verlangen ein hohes Maß an Kontrolle, gut trainierte PC-Muskel und Spaß am Sex.

*„Manche Frauen können sich nicht ‚wegdenken' und sich nicht zum Orgasmus hinfantasieren. Frauen haben ein großes Orgasmus-Potential, das aber leider nicht immer realisiert wird."*

— Dr. phil.Gina Ogden, Autorin von *Ich liebe Sex. Frauen berichten von ihren Orgasmuserfahrungen*

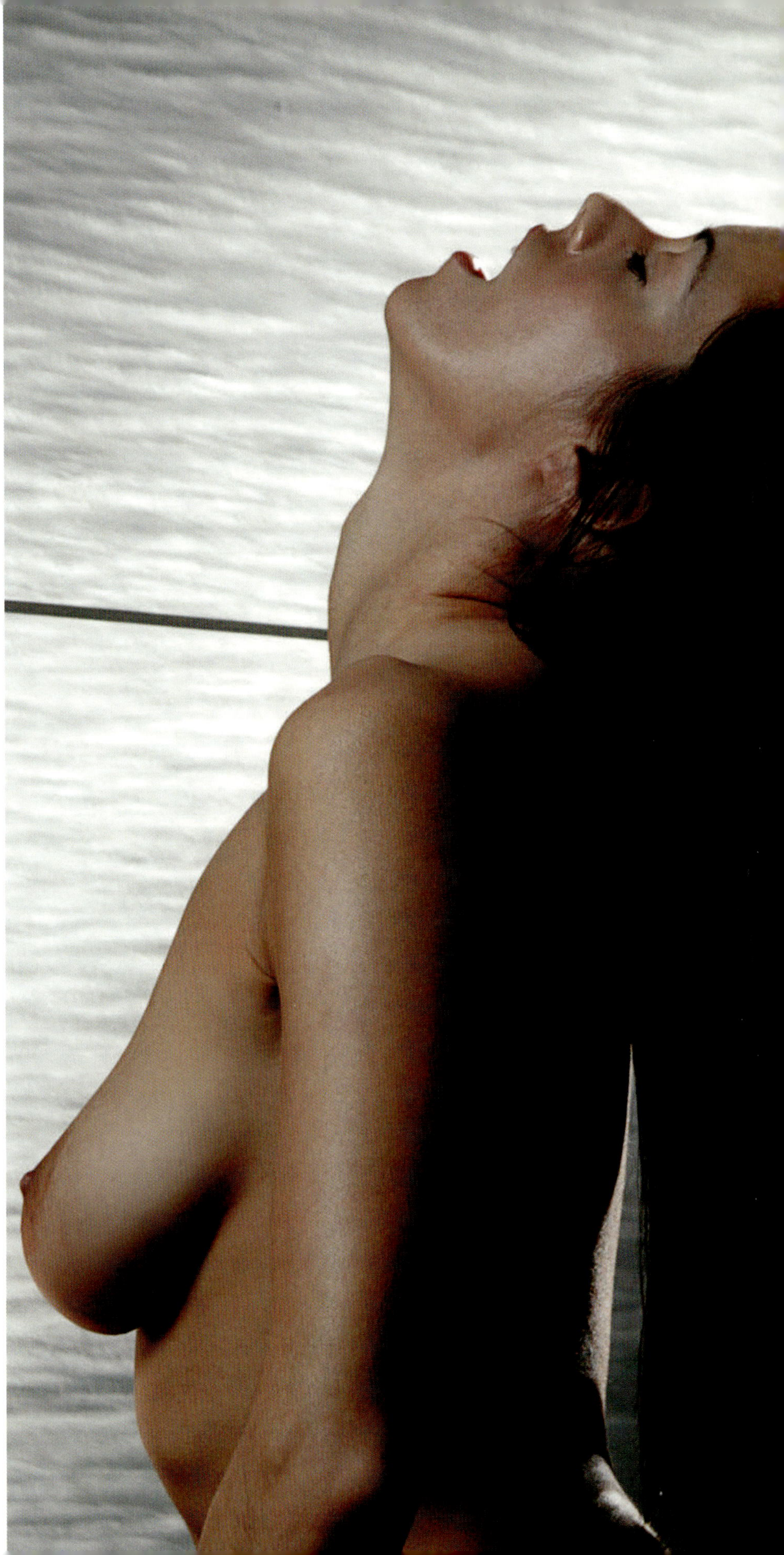

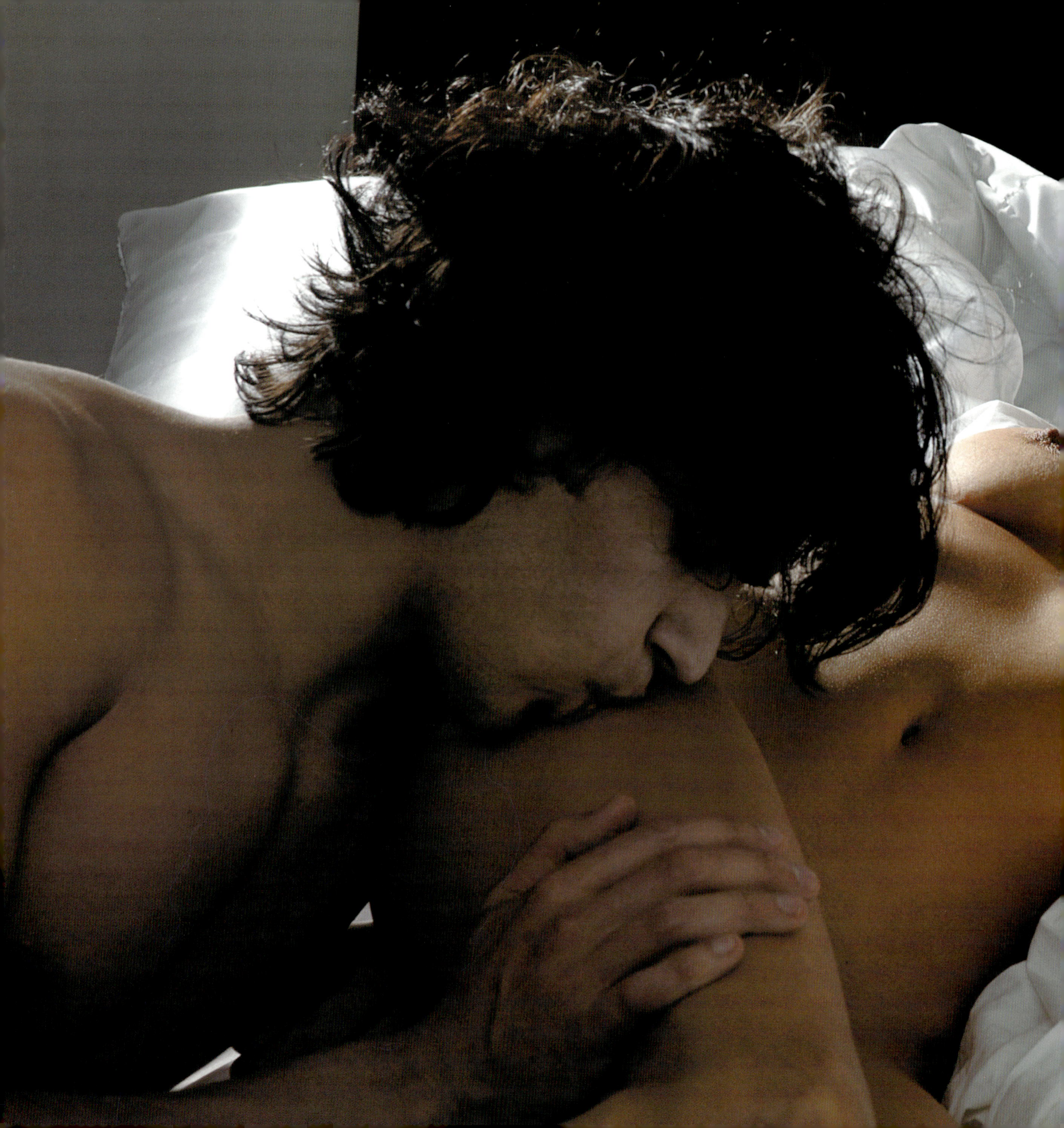

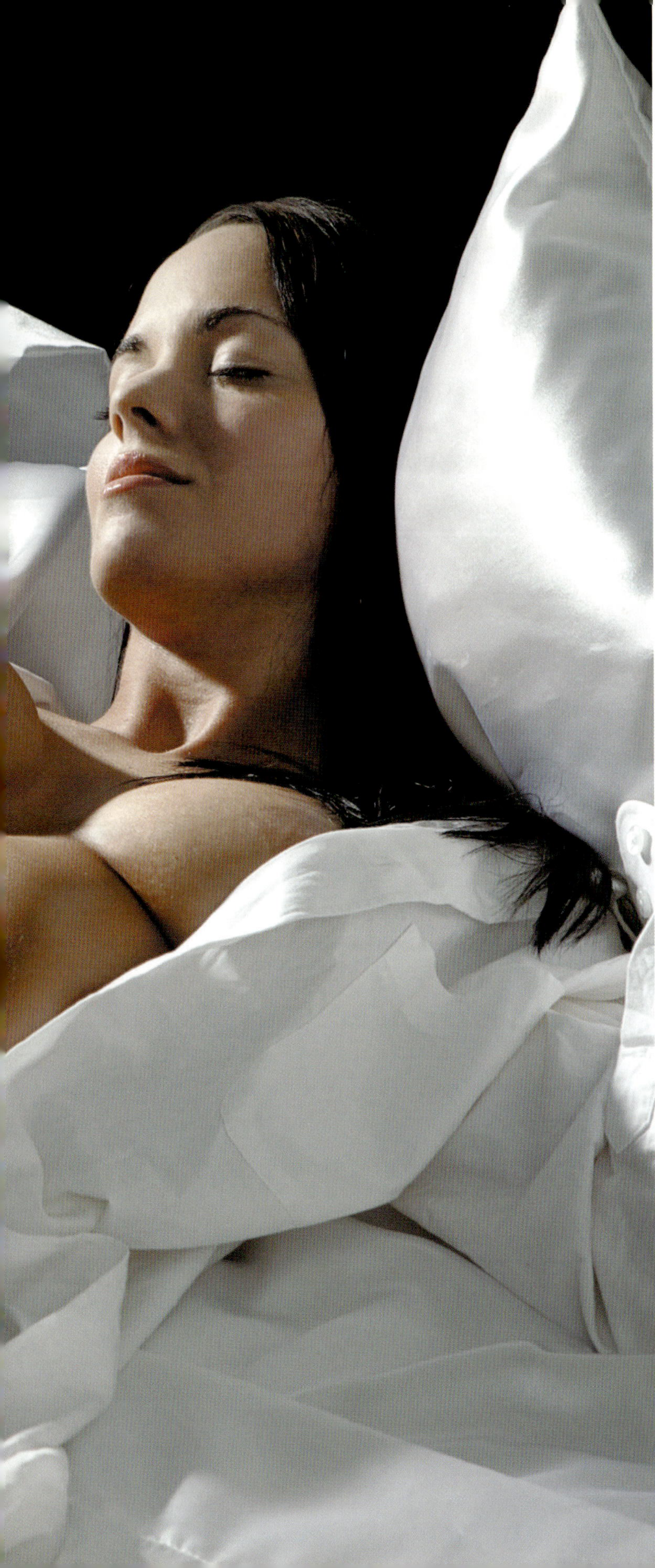

**Tipp**

## KAREZZA

Das Wort kommt vom italienischen „carezza" und bedeutet „Liebkosung", aber die Technik wurde von einem Minister aus alten Aufzeichnungen übernommen. Den Namen erhielt diese Technik im Jahre 1883 von der amerikanischen Physikerin Alice Bunker Stockham. Sie entlehnte es einem Pamphlet zur Geburtenkontrolle eines Ministers und Gründungsmitglieds der Oneida-Gemeinschaft, aber es stammt aus alten tantrischen und taoistischen Lehren.

Stockham ließ ihre Patienten als Vorbereitung auf Karezza erbauliche Gedichte von Elizabeth Barrett Browning oder die Philosophie von Ralph Waldo Emerson lesen und sie meinte, Liebende sollten eine Stunde lang in derselben Stellung bleiben. In ihren Vorlesungen konnte man Sätze hören wie: „Sprecht während der sexuellen Vereinigung über die Bücher, die ihr gelesen habt."

Karezza verlängert den Geschlechtsverkehr und begünstigt Ganzkörperorgasmen. Für den abgebrühten Snob ist es eine neue Art des Liebemachens.

Die Frau sitzt oben oder liegt auf der Seite und schränkt seine Genitalbewegungen drastisch ein, sodass er erst in sie eindringen kann, wenn sein Penis schlaffer wird. Dann macht er einige sanfte Stoßbewegungen, um die Erektion wiederzuerlangen, und streichelt ihre Brüste und Klitoris.

Sie hat die Kontrolle über die Bewegungen und stößt mit ihren Hüften gegen ihn oder spannt ihren PC-Muskel an.

Auch wenn er äußerst erregt ist, dienen seine Stöße nur zur Aufrechterhaltung seiner Erektion.

Er hält sie solange in dieser Liebesumklammerung, bis sie einen oder mehrere Orgasmen hat.

Wenn ein Mann den Körper einer Frau mit Händen oder Lippen sanft liebkost, kann das sowohl erotisch sein als auch eine sinnliche Art, um Intimität in den Liebesakt einfließen zu lassen.

**Tipp**

## KABBAZAH

Vor tausenden von Jahren, als der Nahe Osten noch nicht von religiösen Extremisten beherrscht wurde, nannte man in diesem Teil der Welt eine Frau, die ihren PC-Muskel kontrollieren konnte, *kabazzah* oder „Eine, die halten kann“. Kabazzahs waren hochbezahlte Prostituierte, deren Lebensstil dem der teuersten europäischen und amerikanischen Callgirls der Gegenwart entsprach, welche die sexuellen Bedürfnisse reicher Araber bei deren ausschweifenden Partys befriedigen.

Diese Technik beschert dem Mann einen verlängerten Orgasmus und war lange Zeit eine Spezialität asiatischer Prostituierter, die auf ihre Art die Traditionen der indischen Tempelhuren fortführen. Ich spreche hier von professionellen Kurtisanen, die in den erotischen Künsten bewandert sind und ihre Karriere selbst gewählt haben, nicht von den minderjährigen Mädchen, die in die sexuelle Sklaverei verkauft oder durch die Armut dazu gezwungen werden. Amerikanische Soldaten im Zweiten Weltkrieg und in Vietnam entdeckten Kabbazah auf ihren Fronturlauben, aber darüber berichteten weder die Zeitungen, noch wurde es in Musicals wie *South Pacific* verewigt.

So gelingt Kabbazah:

- Sein Körper und Geist sollten sich in einem entspannten und aufnahmebereiten Zustand befinden.
- Will eine Frau Kabbazah ausüben, dann sollte sie eine talentierte Vagina haben und ihren PC-Muskel mindestens drei bis vier Wochen lang mittels Kegel-Übungen darauf vorbereiten.

In einigen Stellungen funktioniert Kabbazah eindeutig besser als in anderen. Die meisten Paare bevorzugen die Positionen, bei denen die Frau oben sitzt, aber versucht am besten selbst, die passende Stellung zu finden.

Sie stimuliert ihren Liebhaber und sobald er eine Erektion hat, führt sie seinen Penis ein.

Sein Penis bewegt sich dabei kein einziges Mal.

Auch sie versucht, ihr Becken absolut ruhig zu halten und die Bewegungen nur auf ihren PC-Muskel zu beschränken.

Küsst und liebkost einander nach Lust und Laune.

Sie variiert die Kontraktionen ihres PC-Muskels, bis sein Penis als Zeichen intensiver Erregung zu pochen beginnt. Das sollte beim Kabbazah nach ungefähr zehn bis fünfzehn Minuten geschehen.

Sie stimmt die Kontraktionen auf das Pulsieren seines Penis ab und krampft und lockert gleichzeitig mit ihm.

Er wird dadurch einen längeren und intensiveren Orgasmus erleben als normalerweise.

Nach seinem Orgasmus kann sie durch heftige Betätigung ihres PC-Muskels selbst zum Orgasmus kommen.

## „Offen gesagt“

Andre erklärt: „Ich mag es, wenn mein Perineum stimuliert wird. Ich lege dabei einen Finger auf ihren und zeige ihr, wie stark sie drücken soll. Die Kombination aus Zunge und Finger auf meinem Perineum verschafft mir einen wundervollen Orgasmus.“

## DIE GESCHICHTE EINES MANNES

Michael war Kampfpilot in Afghanistan und als er auf einem Fronturlaub in Südostasien, suchte er sich eine Frau, die Kabbazah beherrschte, denn er hatte online im Tagebuch eines Vietnamkriegshelden darüber gelesen. Wahrscheinlich wussten damals viele Frauen, die in den erotischen Künsten bewandert waren, über Kabbazah Bescheid.

Aber die Zeiten ändern sich. Heute verstehen sich die meisten Frauen auf Fellatio und sind gewillt, sich abartigen Praktiken zu unterwerfen, während Kabbazah eine fast vergessene Kunst geworden ist.

An seinem letzten Urlaubstag in Bangkok wurde Michael eine eurasische Frau Mitte 40 namens Rae vorgestellt, zwar nicht das geschmeidige Mädchen seiner Fantasien, aber laut Hotelportier „diejenige, die Kabbazah beherrschte". Er beschloss, mit zu ihr nach Hause zu gehen.

Ihre Wohnung war reich geschmückt mit eleganten Stoffen und Kunstwerken aus Indien, Marokko und Afrika. Er entspannte sich bei einem Glas Champagner in ihrer Badewanne und hätte er noch eine angenehme Massage erhalten, dann wäre er schon völlig zufrieden gewesen.

Ihr Körper war gepflegt und gebräunt, ihr Schamhügel glattrasiert und jeder Zentimeter an ihr eingeölt und duftend. Er vergaß, dass sie beinahe zwanzig Jahre älter war als er, und machte es sich in ihrem luxuriösen Bett gemütlich. Sie nahm seinen Penis in die Hand und erweckte ihn zum Leben.

„Leg dich hin und bewege dich nicht", sagte sie sanft. „Du musst alles mir überlassen."

Rae setzte sich auf ihn und wiederholte ihre Ermahnung: „Also beweg dich nicht. Ich spiele bei dieser Bewegung die männliche Rolle."

Hätte er die vorangegangenen Nächte nicht damit verbracht, sich selbst in den Schlaf zu masturbieren, dann wäre es viel schwieriger gewesen, sich nicht zu bewegen. So aber konnte er mit geschlossenen Augen ruhig liegenbleiben und sich ganz auf das Erlebnis konzentrieren. Auch sie bewegte sich kaum und er dachte, dass er einschlafen würde, falls das schon alles war, was diese „esoterische Kunst" zu bieten hatte.

Doch dann fühlte er die Kontraktionen um seinen Penis, den sie langsam mit ihrem PC-Muskel zu massieren begann, bis dieser zu ungeheurer Größe anschwoll.

Er hatte noch nie zuvor solche Lustgefühle verspürt. Zum Schluss bewegte sich ihr Körper gar nicht mehr, sondern nur ihr Muskel bearbeitete seinen Penis mit diesem erotischen Griff, der so erregend war, dass er beinahe schon glaubte, er wäre im Himmel.

Sie verwöhnte ihn weiterhin mit ihrem Muskel und führte ihn zu einem langsamen und langen Orgasmus. Danach ließ sie ihn schlafen und als er sich von ihr trennte, hatte er Tränen in den Augen.

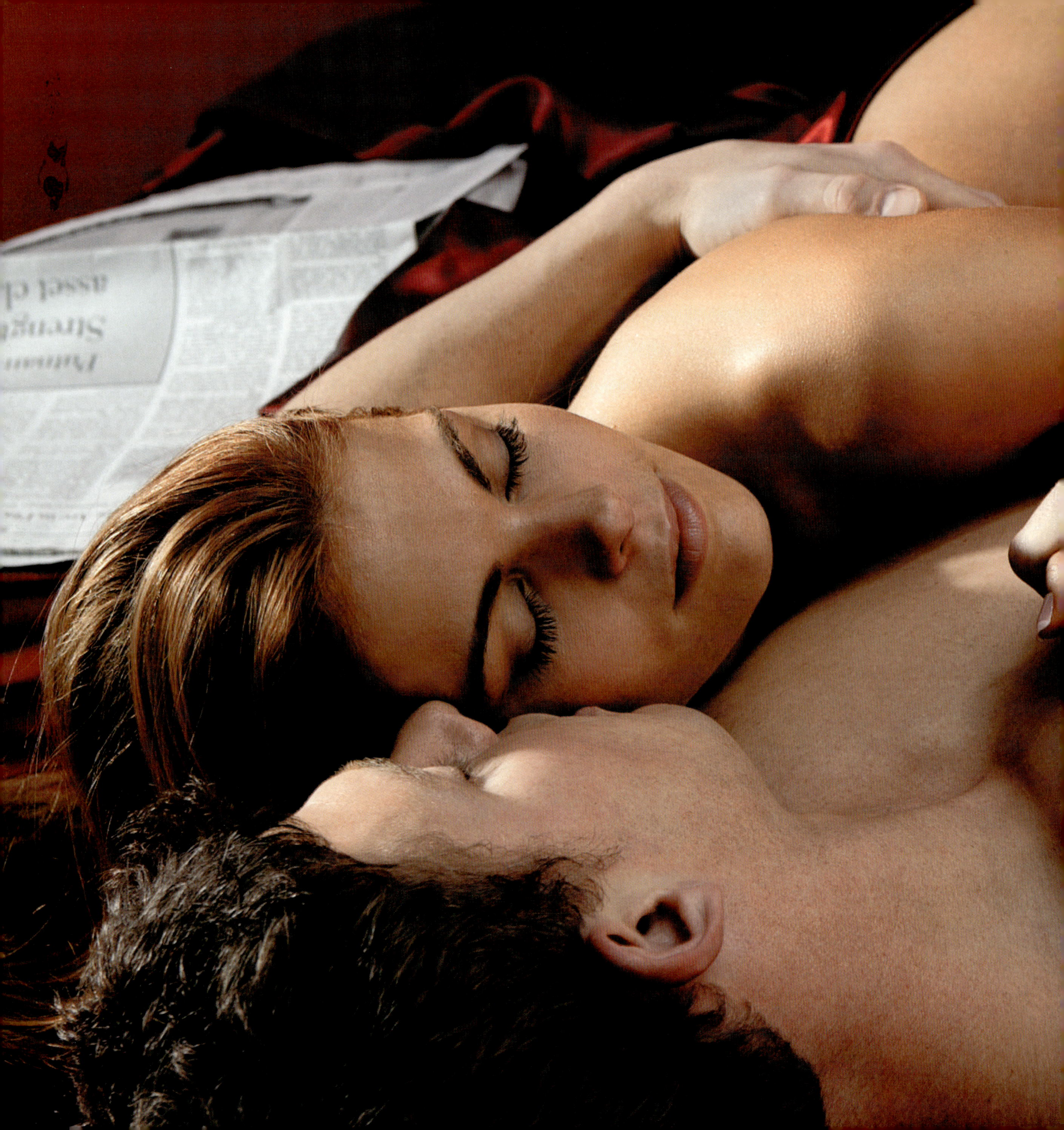

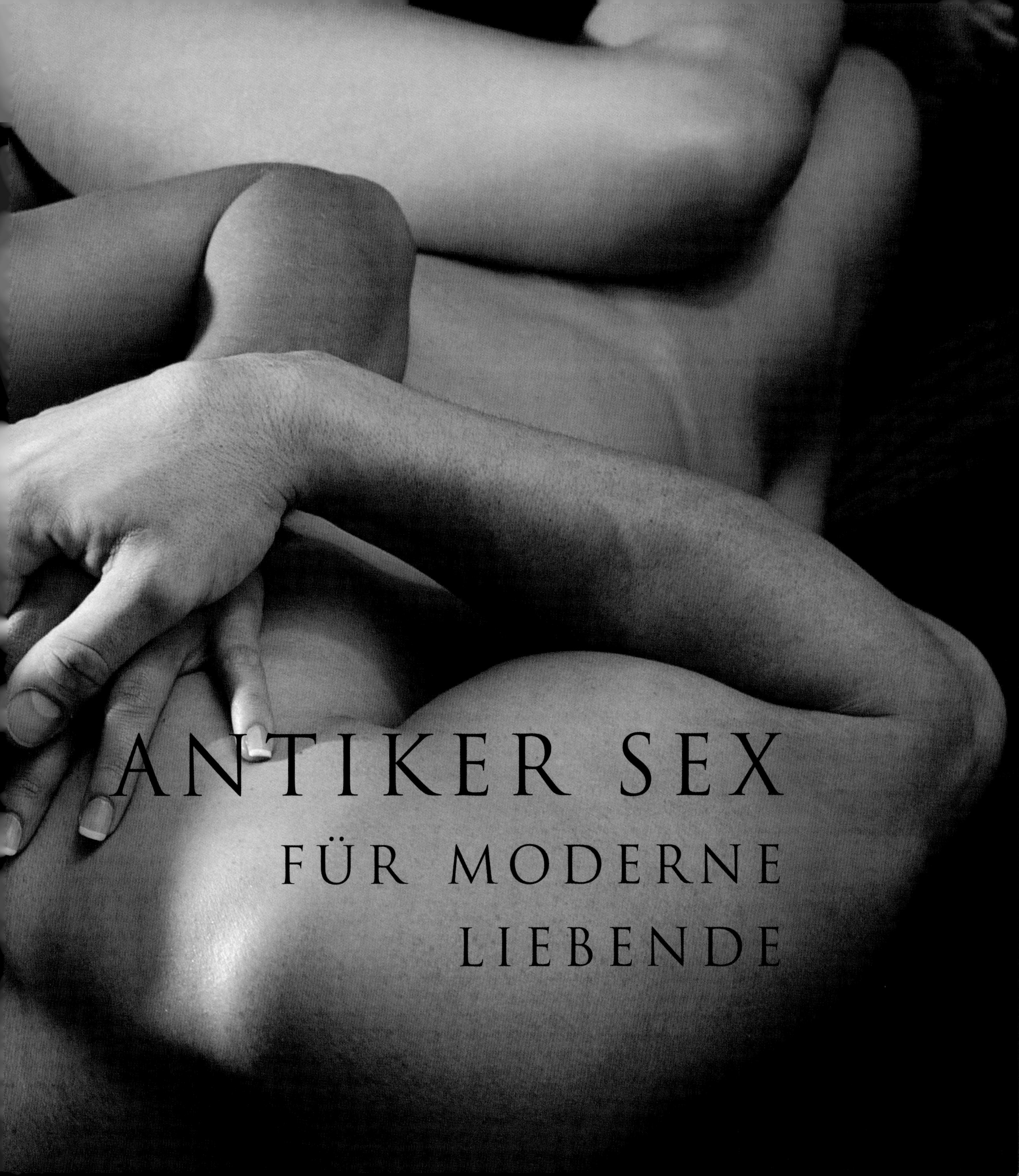

# 6

# ANTIKER SEX FÜR MODERNE LIEBENDE

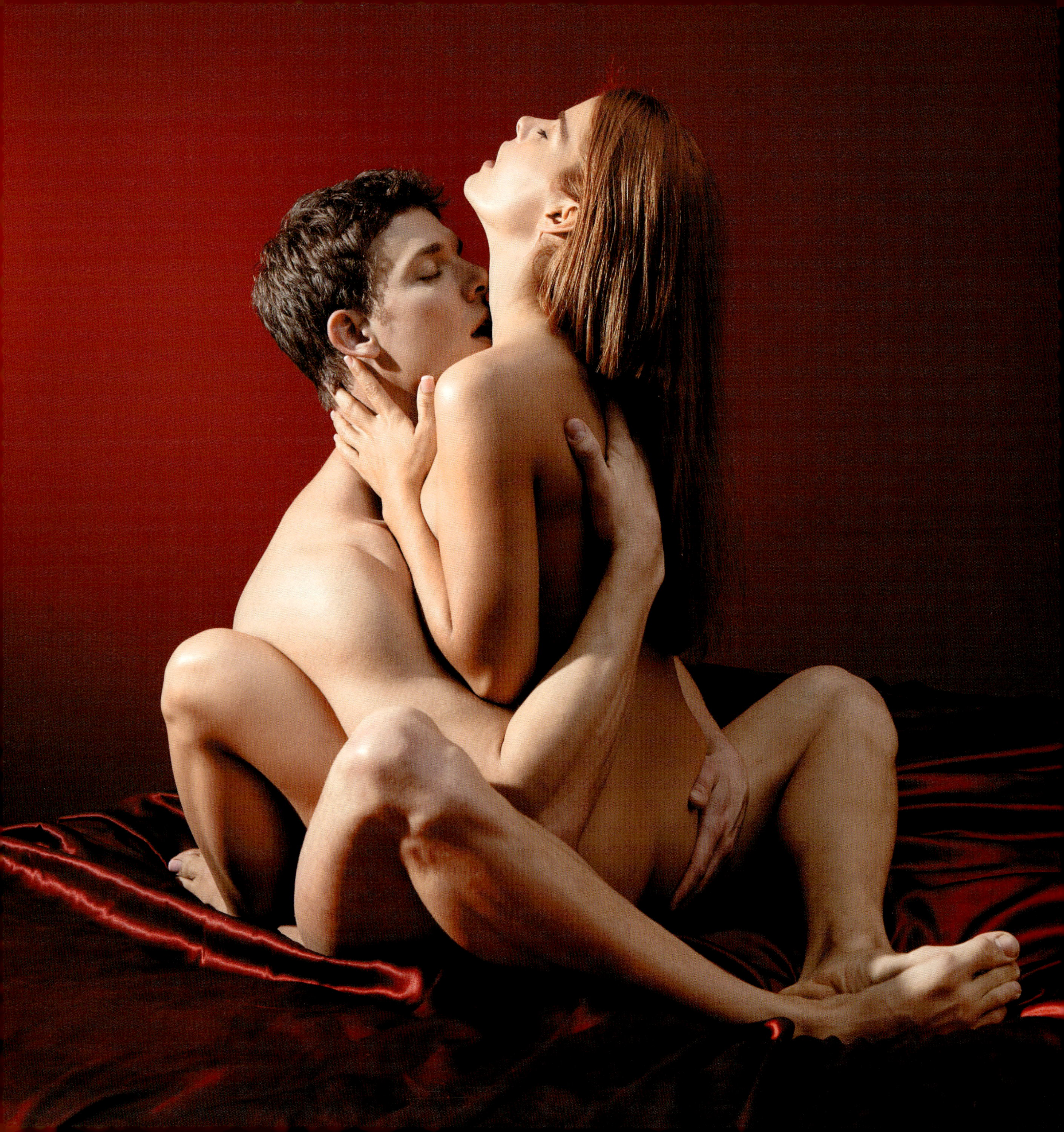

Der arabische Liebhaber mach
einer Nacht, um sowohl die Lust
mehrere Orgasmen zu verlängern,
Orgasmen heftiger und länger zu
chen Welt haben die Männer gele
möglich zu ejakulieren, damit sie
erwischt werden, denn über jeder
form hing stets der Schleier der S
erzählte man, dass voreehelicher S
und eines Tages schon ein Prinz k
Orgasmus bringen würde. Dem F
Weltreichs ist es zu verdanken, d
von Sex und Moral von anderen
absorbiert wurden, einschließlich
der Heiligen Sexualität.

Spät aber doch lernen wir vo

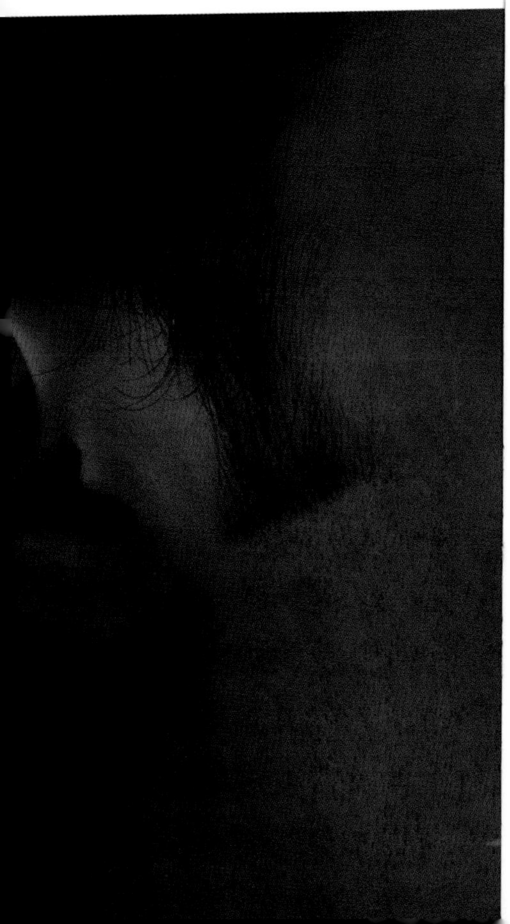

# HEILIGE SEXUALITÄT

*„Tantra hilft Männern und Frauen mit verschiedenen Techniken wie Augenkontakt, sinnlichen Massagen und Atemritualen dabei, langsamer zu werden und über den rein zielgerichteten Sex hinauszugehen. Männer wachsen über ihren Penis hinaus und über den Drang, die Lust der Frau zu übernehmen. Die Frauen ergreifen öfter die Initiative."*

— Margot Anand
Autorin von *Die Kunst der sexuellen Ekstase*

Beim Lesen dieses Buches werdet ihr immer wieder auf Adaptionen antiker Sex-Techniken stoßen. Wollt ihr die Ejakulation hinauszögern, den Orgasmus verlängern oder einfach nur die Intensität eurer intimen Begegnungen steigern, dann werdet ihr nirgendwo besseren Rat finden als bei den alten Meistern. Ich habe mich im Verlauf meiner Nachforschungen oft darüber gewundert, wie ähnlich die Theorien und Techniken der Sexualforscher und -therapeuten des späten zwanzigsten Jahrhunderts den Ideen und Praktiken sind, die schon vor Jahrtausenden von Sex-Experten erkannt und ausgeübt wurden.

Ob moderne Liebespaare die Ursprünge der Techniken kennen oder nicht, sie leihen sie jedenfalls von der Antike, den großen Sexualforschern des zwanzigsten Jahrhunderts und den Feministinnen, die darauf bestanden haben, dass die Männer um die Klitoris kennenlernen sollten.

Wenn ihr weiter ins Tantra oder Tao vordringen wollt, so bietet euch dieses Kapitel einen Vorgeschmack. Die Techniken selbst sind etwas esoterischer als die Anpassungen in diesem Buch und ein Teil der Lektion besteht darin, die Philosophie dahinter zu verstehen.

Alles, was mit Sex zu tun hat, begann im Alten Indien. Genauso wie wir alle von einer Urmutter in der afrikanischen Savanne abstammen, entstand unser Sexualleben in den Hindu-Tempeln Indiens. Tantra ist gewissermaßen die Wurzel des antiken Sex. Das Wort ist Sanskrit und bedeutet frei übersetzt „weben" und „vergrößern".

Tantra basiert
dieselbe Weise dur
Kreislaufsystem. D
„Chakren" oder E
säule, bei den Gen
Kehle, der Stirn u
phie des Tantra be
kontrollieren und

Sex kann dich

Im Gegensatz
Wegen galt beim
Ekstase und spirit
„öffnet die Chakr
Punkte hindurch
Energie ein ekstat
Diese Methode w
Liebespaare verst



## Die Lektionen des Tantra

Bücher über Tantra sind unvermeidlich weitschweifig. Sich durch den Wortreichtum zu kämpfen ist, wie sich im Süden einen Weg durch Kudzu, ein alles überwucherndes Rankengewächs, zu schlagen.

Der größte Unterschied zwischen herkömmlichem Sex und Tantra besteht darin, dass Tantra länger dauert. Während der Geschlechtsverkehr üblicherweise in weniger als zehn Minuten vorbei ist, kann Tantra den Liebesakt bis auf eine Stunde ausdehnen. Manche sprechen von längeren Rekorden, doch offensichtlich gibt es dafür keine Beweise. Der Rockstar Sting hat zugegeben, dass es nur ein Scherz gewesen ist, als er behauptet hatte, er könne mittels Tantra vier Stunden lang Liebe machen. Die Geschichte wurde in Zeitungsartikeln so oft wiederholt, dass er schließlich einen Widerruf veröffentlichte.

Die Lehren, die ihr aus dem Tantra ziehen könnt:

- Zögert seinen Orgasmus hinaus.
- Verstärkt ihre Erregung.
- Intensiviert die Intimität eurer Verbindung.
- Vergrößert euer Orgasmus-Potential.



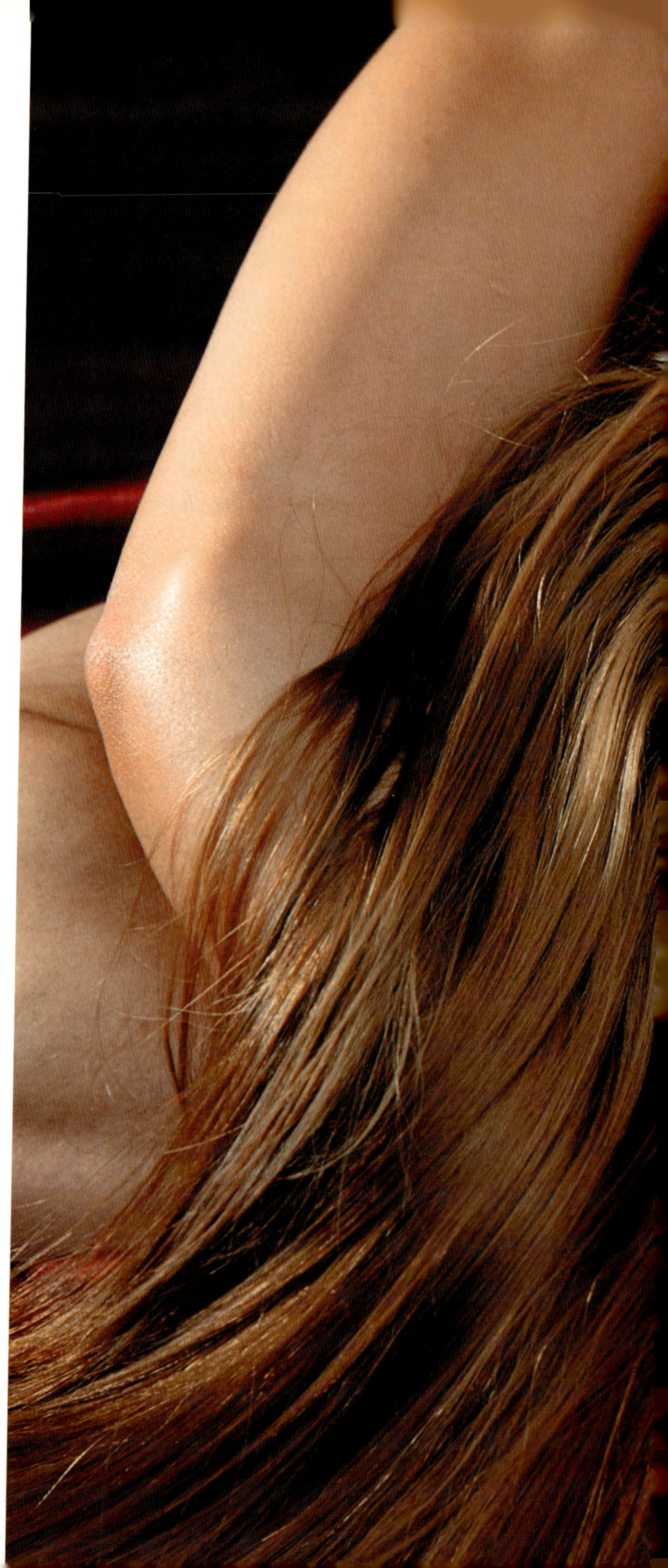

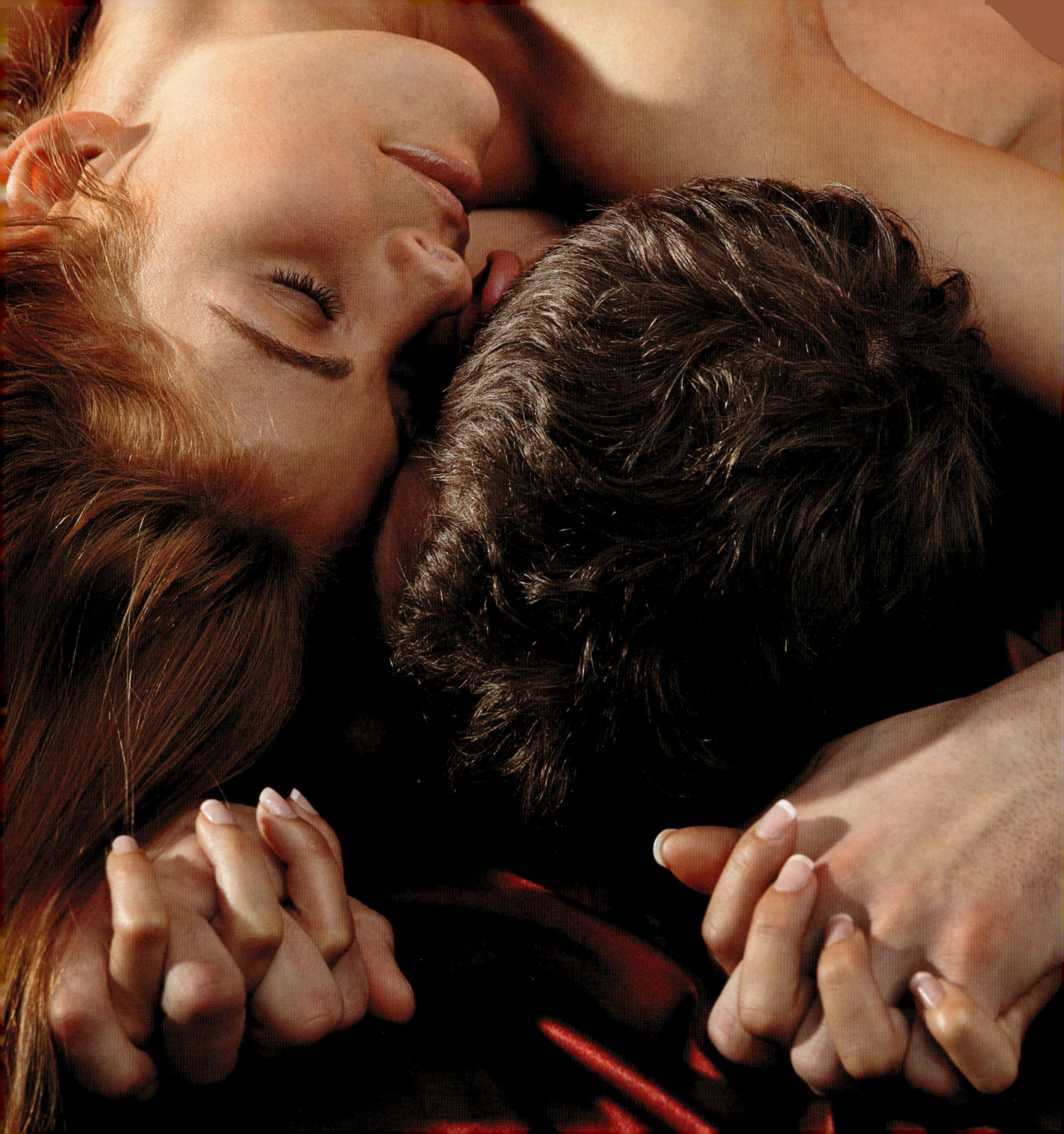

*Könnt ihr tantrischen Sex praktizieren?*

Angesichts der Zeit, die man aufwenden muss, um das Material zu lesen, die Kurse zu besuchen, die Stellungen und Techniken zu erlernen sowie in die Praxis umzusetzen, ist tantrischer Sex weder etwas für unbeschwerte Liebende noch für die vielen modernen Paare, die ständig unter Zeitdruck stehen.

Margot Anand, die regierende internationale Hohepriesterin des Tantra, warnt die Leser in der Einleitung zu ihrem Klassiker *Die Kunst der sexuellen Ekstase,* dass ihr Buch etwa fünfzig Übungen enthält, insgesamt fünfundsiebzig Stunden Aktivität. Man muss den Körper reinigen, um einen heiligen Raum zu schaffen, das richtige Atmen lernen, die inneren Wunden heilen, Hemmungen überwinden und den „Inneren Mann und die Innere Frau" in Einklang miteinander bringen, ehe man zu dem gelangt, was wir uns unter Sex vorstellen.

Liebende, die neu zum Tantra kommen, werden sogar von ihren Kursleitern entmutigt, auf der Welle der Glückseligkeit zu reiten, einem Vorgang von sieben Schritten, der in einem gewaltigen Orgasmus endet.

Nur wenige Paare haben sowohl die Zeit als auch die Neigung, tantrischen Sex zu praktizieren, aber viele nehmen die Grundlektionen mit und übernehmen einige Stellungen und Techniken. Puristen nennen das zwar spöttisch „Tantra-Light", doch Anand kann darüber nicht lachen.

*Leichtes Tantra für modere Liebende*

Die am leichtesten zugänglichen Tantra-Techhniken sind das Augenschloss, der Tantrische Kuss und die Yab-Yum-Stellung.

## DAS AUGENSCHLOSS

Solltet ihr nichts anderes aus dem Tantra mit euch nehmen, dann lernt wenigstens diese Technik. Wenn ihr einander beim Vorspiel und speziell beim Küssen in die Augen blickt, werdet ihr die intime Verbindung zwischen euch so weit vertiefen, wie ihr es euch nie hättet vorstellen können, denn es ist mehr als bloßes Augenöffnen. Zuerst werdet ihr euch nackt fühlen und euch dafür schämen, aber macht es trotzdem.

**Tipp**

### DAS AUGENSCHLOSS

Klinkt euch tief in die Augen eures Partners ein, während ihr eure Körper liebkost. Haltet den Augenkontakt aufrecht. Ihr seid euch möglicherweise nicht darüber im Klaren, wie wenig ihr einander beim Liebemachen in die Augen schaut, bis ihr das Augenschloss ausprobiert habt.

Wenn ihr an den ständigen Augenkontakt gewöhnt seid, öffnet euch innerlich für euren Partner.

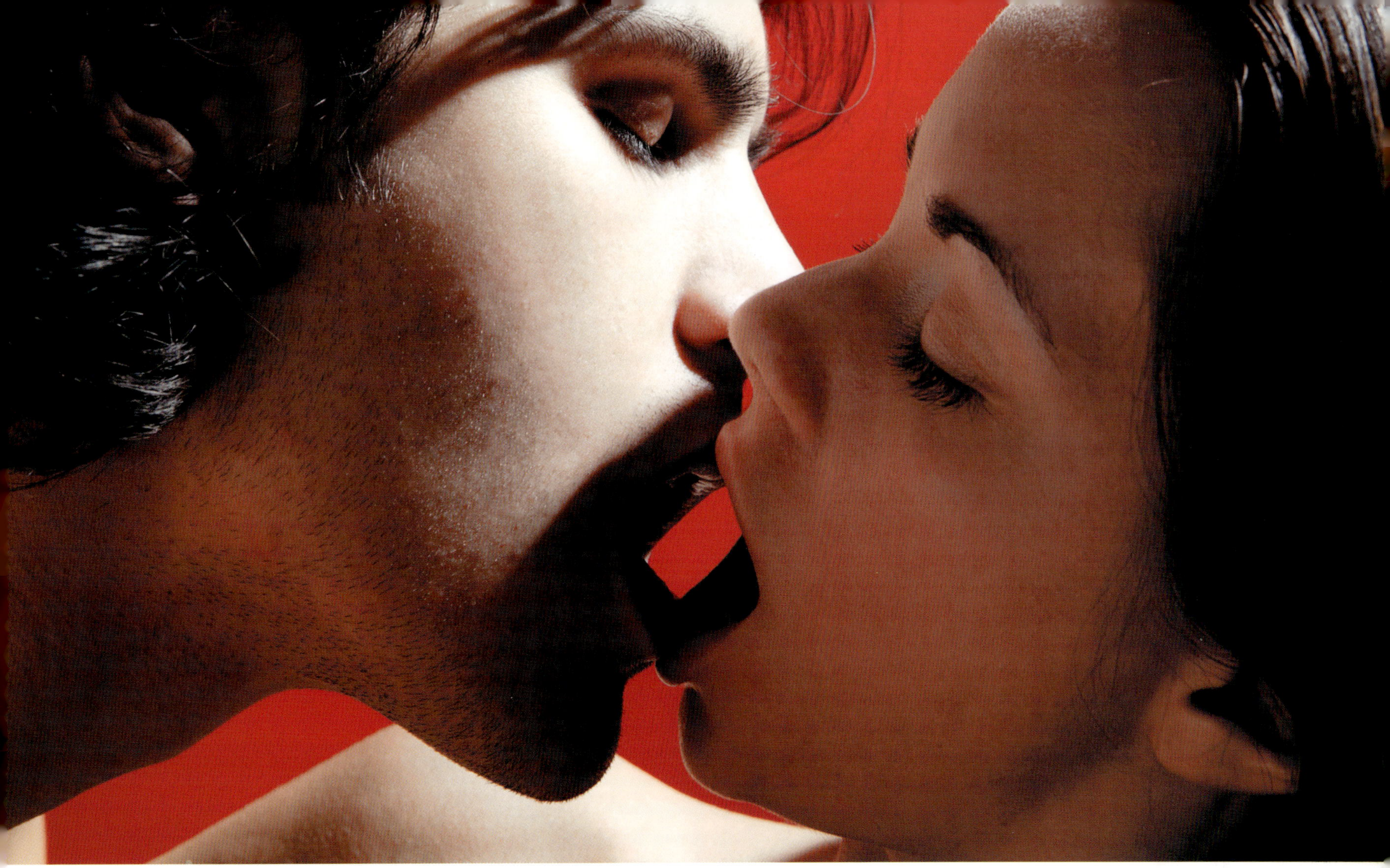

## DER TANTRISCHE KUSS

Dieser Kuss macht euch zu Seelenverwandten und es dreht sich dabei alles um das Atmen.

Wenn ihr beim Küssen den Atem teilt, dann vereint ihr dabei auch eure Seelen. Einige Bücher über Tantra verwandeln diesen Kuss in einen Ausdauerwettbewerb, aber eigentlich sollte er nicht länger dauern, als ihr euch dabei wohl fühlt. Atmet beim Küssen einfach in euren Partner hinein.

**Tipp**

### DER TANTRISCHE KUSS

Sitze auf seinem Schoß und wiege dich eine Minute lang vor und zurück, um einen intimen Rhythmus zu erzeugen. Presst eure Stirnen eine Minute lang aneinander und spielt mit euren Lippen und Zungen. Jetzt vereint ihr die Lippen zu einem wirklichen Kuss. Atmet abwechselnd ein und aus. Während er ausatmet, atmest du seinen Atem in deinen Körper hinein und fühlst, wie du dich beim Ausatmen deinem Liebhaber schenkst.

Küsst euch und atmet einander in den Mund.

## Die Yab-Yum-Stellung

Sitzt einander in der Mitte des Bettes oder auf dem Fußboden gegenüber. Umschlingt euch mit den Beinen, sodass sie auf seinen Beinen „sitzt". Jetzt legt die rechte Hand in den Nacken eures Partners und die linke auf sein oder ihr Steißbein.

Presst die linke Hand fest auf das untere Ende der Wirbelsäule und streift danach über den Rücken aufwärts bis in den Nacken. Stellt euch vor, dass ihr dabei die sexuelle Energie im Körper eures Parrtners verteilt und ihn oder sie von den Genitalien ausgehend bis in den Kopf hinauf wärmt. Wiederholt diese Bewegung so lange, bis ihr beide sehr erregt seid.

Führt seinen Penis in ihre Vagina ein, sodass der Schaft so viel indirekten Druck auf die Klitoris ausübt wie möglich. Wiegt euch langsam, während ihr einander über den Rücken reibt.

Wechselt die Stellung nach ihrem Orgasmus und variiert die Geschwindigkeit und den Winkel, um seine Erregungsphase möglichst lange auszudehnen.

### YAB-YUM

Yab-Yum ist alles andere als eine Quickie-Stellung. Nehmt euch Zeit fürs Liebemachen, zündet Kerzen an, verbrennt Rächerwerk, stellt eine Vase mit frischen Blumen auf das Nachtkästchen und legt sanfte Musik auf.

Liegt einander in den Armen und streichelt euch dabei am ganzen Körper außer bei den Genitalien. Widmet diesem genussvollen Vorspiel so viel Zeit wie nötig, um zu dem Punkt zu gelangen, an dem die Berührungen eurer Genitalien schon beinahe schmerzhaft werden.

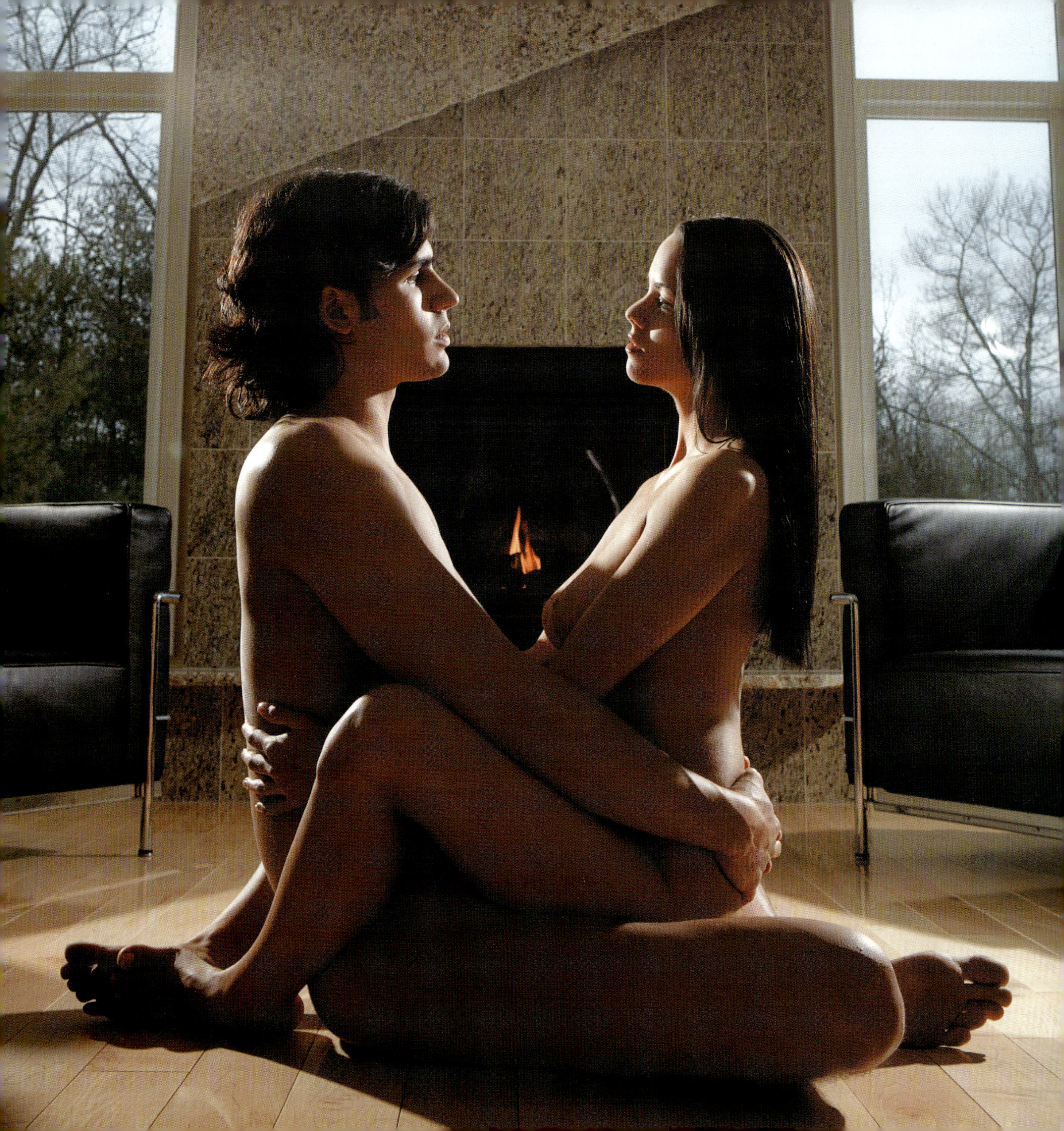

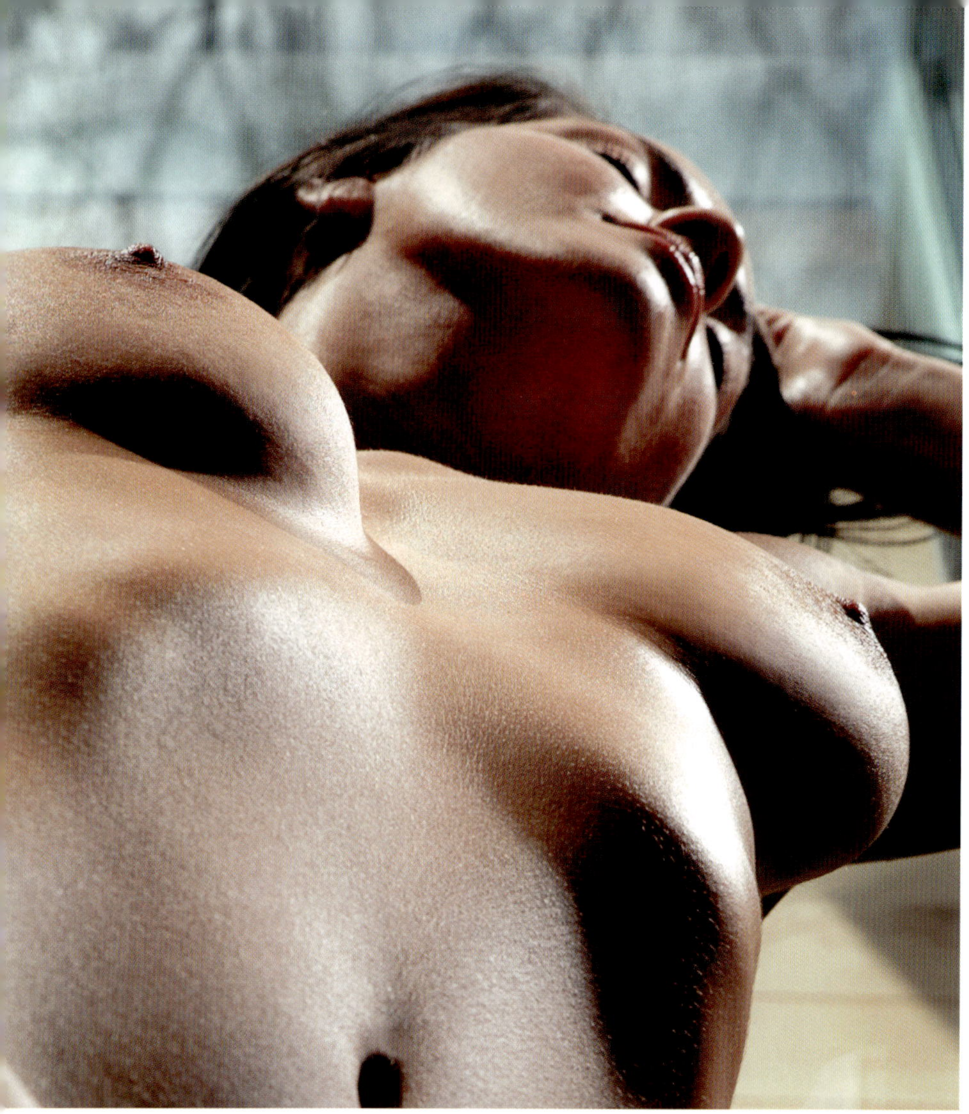

## Das Kama Sutra

Das Kama Sutra ist eine klassische Abhandlung über Sex und wohl das berühmteste Buch zu diesem Thema. Es ist eine Abwandlung des Kama Shastra, der „Regeln für die Liebe", die von alten indischen Weisen aufgezeichnet wurden, deren Philosophie auf den Lehren der Veden gründete, der wahrscheinlich ältesten heiligen Schrift der Weltgeschichte. In der Mythologie der Hindu wird die ursprüngliche Version des Kama Shastra Nandi zugeschrieben, dem Begleiter Shivas.

Vor tausendfünfhundert Jahren verfasste der berühmte indische Weise Maharishi Vatsyayana das Kama Sutra, das auf seinen Übersetzungen des Kama Shastra basierte. Das Kama Sutra war von Anfang an eine einzigartige Arbeit und wurde als der wahre Text des Kama Shastra angesehen. Seine kühne Vorgehensweise, den Sex sowohl als Wissenschaft als auch als Kunst zu betrachten, ist brilliant und sicher weit fortschrittlicher als alles, was im Westen über dieses Thema geschrieben wurde. Er vergisst beim Aufzählen der wissenschaftlichen Grundlagen auch nicht auf die Psychologie und deren Rolle beim Liebemachen hinzuweisen. Vatsyayana war ein bescheidener Mann und behauptete von sich selbst, dass er nur frühere Arbeiten zusammengefasst und kommentiert hätte.

*„Das Kama Sutra ist kein pornografisches Werk, sondern zuallererst eine kunstvolle Lebensart des feinen und zivilisierten Menschen, das die Liebe, die Erotik und die Lust am Leben verbindet."*

— Alain Daniélou,
Autor und Übersetzer, dessen *Gesammelte Texte des Kama Sutra* (1994) als die beste literarische Übersetzung dieses Werks angesehen wird

Die Veden besagen, dass das menschliche Leben aus vier Teilen besteht: *dharma* (Pflichterfüllung), *artha* (Reichtum), *kama* (Lust) und *moksha* (Erleuchtung). *Kama* ist unentbehrlich, denn ohne Sex ist man nicht nur unerfüllt und unglücklich, sondern kann auch keine Erleuchtung erlangen.

Das Kama Sutra beschreibt vierundsechzig verschiedene Praktiken der erotischen Kunst, die man unter dem Begriff Panchali kennt. Eine Kurtisane, die in allen vierundsechzig Positionen bewandert war, wurde *Ganika* genannt oder Priesterin des Sex. Reiche Männer belohnten sie für ihre Dienste mit großzügigen Geldgaben und wertvollen Geschenken.

Das Kama Sutra teilt Männer und Frauen in je drei Kategorien ein: Der Mann ist ein Hase, Stier oder Hengst, die Frau eine Taube, Stute oder Elefantenkuh. Jede Kategorie entspricht bestimmten Eigenschaften und einige davon sind vor allem für Frauen nicht besonders schmeichelhaft. Der Hase ist hübsch, schlank und hat eine sanfte Stimme. Der Stier ist robust und mit einem großen Penis ausgestattet. Der langgesichtige, kräftige Hengst ist sehr leidenschaftlich. Die Taube ist als Einzige sehr attraktiv. Sie wird als außergewöhnlich schön beschrieben, spricht mit sanfter, einnehmender Stimme und ihr Ausfluss duftet wie die Lotusblüte. Die Stutenfrau ist groß, schlank, leicht zu verführen und sie riecht nach Fisch. Am meisten Sex wird jedoch der Elefantenkuh zugeschrieben, einer dicken, gefräßigen Frau mit sonderbarem Benehmen.

Ein harmonisches Sexualleben hängt laut Kama Sutra davon ab, ob die Genitalien des Mannes und der Frau zusammenpassen, denn falls nicht, werden ihr Sex und ihre Ehe in einer Katastrophe enden (wobei die Elefantenkuh dann wohl kaum Gelegenheit dazu hat, oder?).

Das Werk enthält auch Beschreibungen verschiedener Rezepte aus der traditionellen indischen Ayurveda-Medizin für diejenigen Männer und Frauen, deren körperliche und seelische Gebrechen ihr Geschlechtsleben beeinflussen. Das Kama Sutra befasst sich neben der Sexualforschung, der Psychologie und der Medizin auch mit der Geographie des Alten Indien, denn Vatsayana schreibt, dass die Sexualität der Frauen unter anderem auch vom Klima abhängig ist.

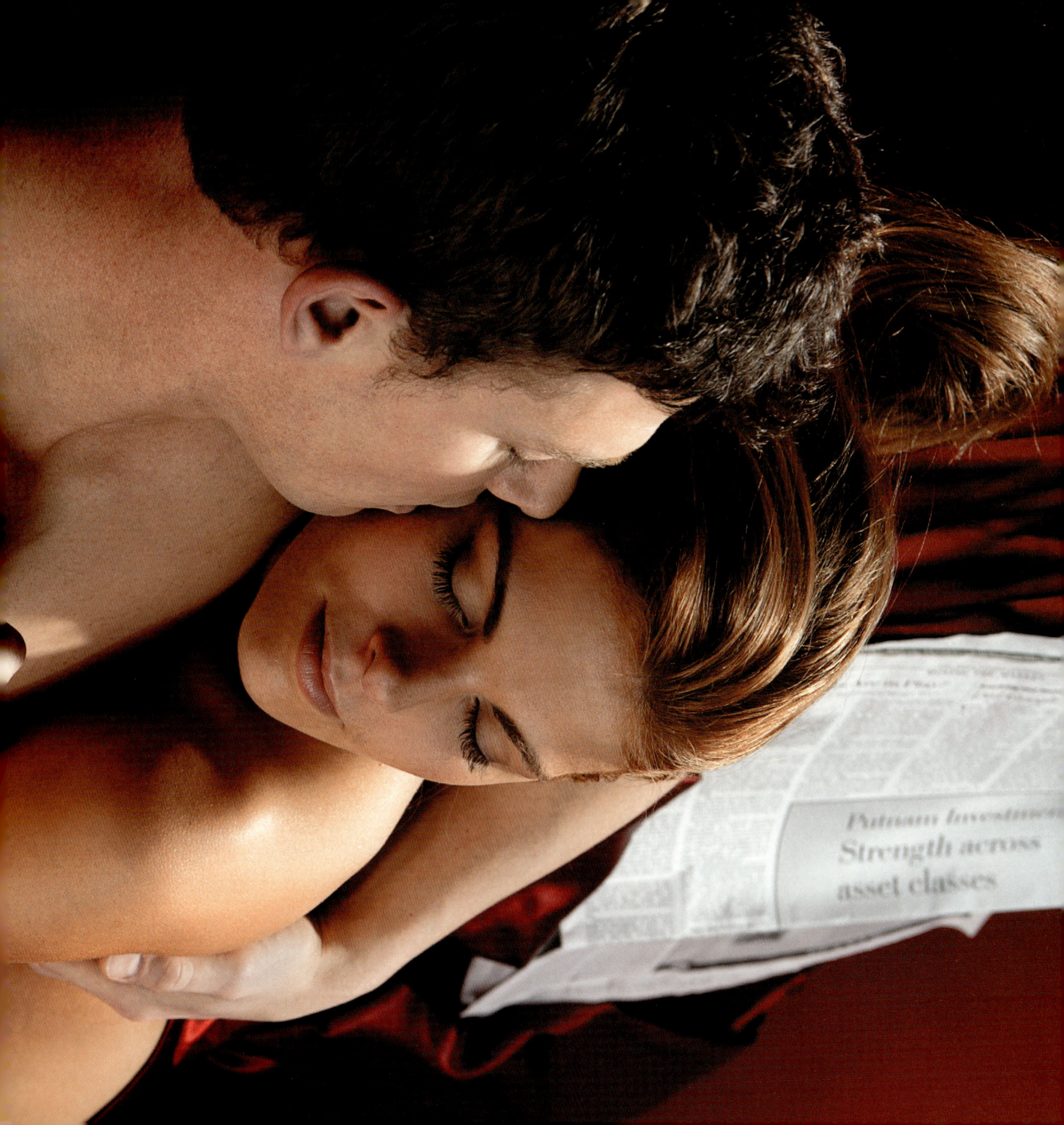
Strength across
asset classes

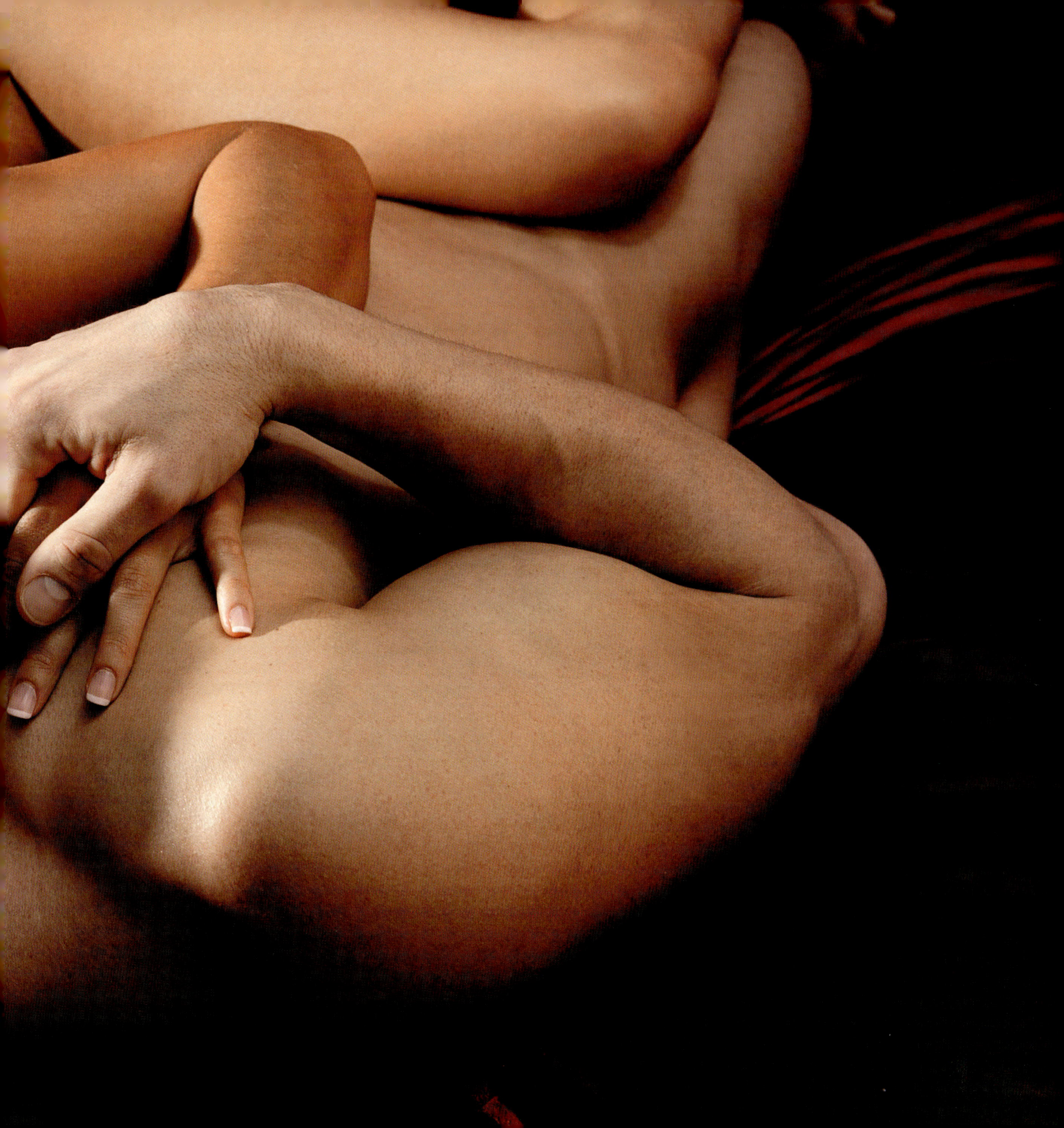

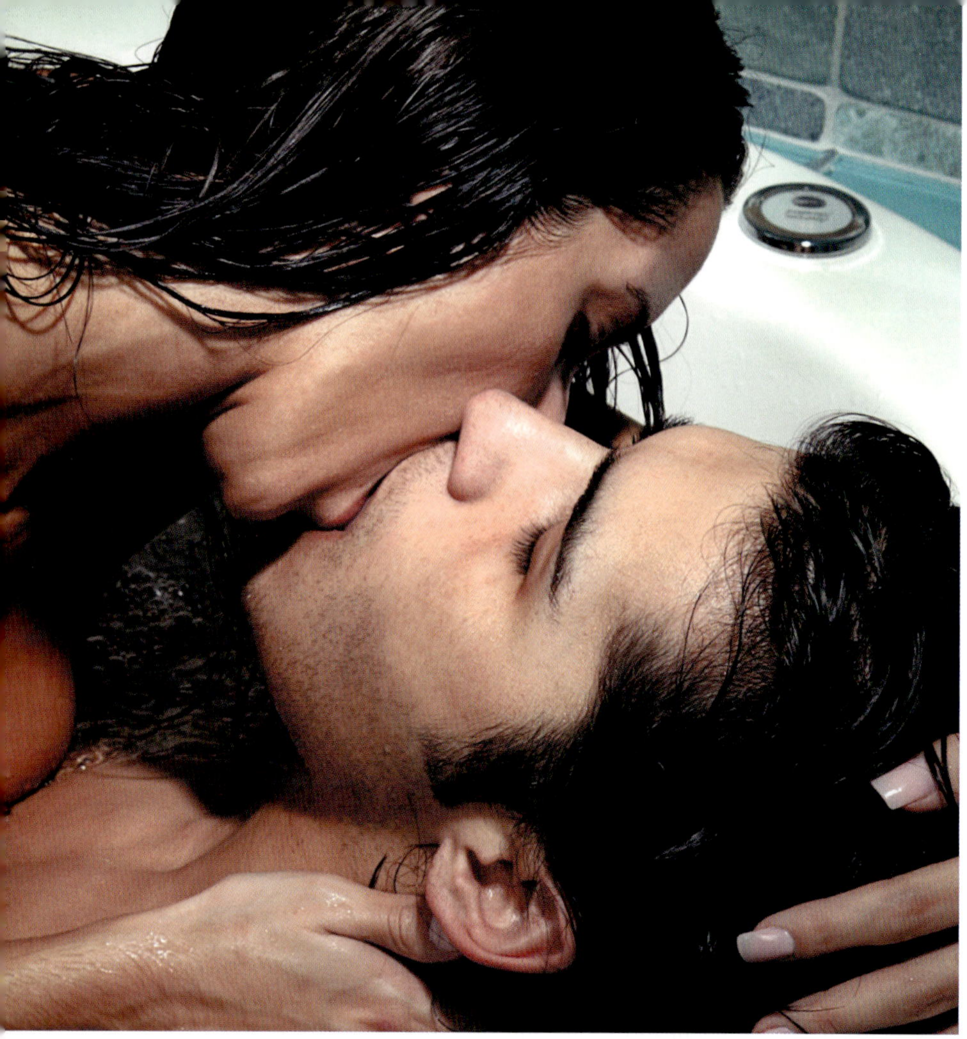

## Das Beste aus dem Kama Sutra für moderne Liebende

Die meisten Versionen des Kama Sutra beschränken sich auf das Wesentliche: die Stellungen und Techniken.

Die drei Bereiche klassischer Ratschläge, die auch für heutige Paare relevant sind, befassen sich mit dem Küssen, der Umarmung und natürlich mit den Stellungen.

### KÜSSEN

Das Kama Sutra beginnt mit einem interessanten Abschnitt über das Küssen, genaugenommen über das lange und sinnliche Küssen, das die Frauen so gerne haben, aber auch die Männer, die es möglicherweise lieber heiß statt romantisch haben wollen (was natürlich auf die Frauen genauso zutreffen kann), werden darin viele Tipps und Ratschläge finden.

Beißen, festes Saugen, Pressen und Kratzen sind nur einige von den Aktivitäten, die im ersten Sex-Ratgeber der Welt beschrieben werden, und er enthält detaillierte Anweisungen darüber, wie die Liebenden als Zeichen sexueller Leistungsfähigkeit und leidenschaftlicher Hingebung verschieden geformte „Knutschflecken" hinterlassen sollen. Im Alten Indien ließen sich sowohl Männer als auch Frauen einen oder mehrere Fingernägel lang wachsen, um ihre(n) Geliebte(n) damit kratzen zu können.

Das Kama Sutra bietet keine Anleitungen für Liebhaber von S/M, obwohl man darin lesen kann, dass die vom Küssen wunden Lippen einer Frau ein Zeichen ihres heftigen Begehrens seien.

Hier folgen meine Adaptionen der besten Kusstechniken des Kama Sutra:

## „Offen gesagt"

„Tantrische Küsse und Umarmungen sind sehr sinnlich und die Sinnlichkeit ist genau das, was am westlichen Sex fehlt", meint Cherise. „Wir wissen, wie man es heiß, hart und schnell macht, denn unser Modell für sexuellen Kontakt ist der Porno. Tantra weckt die Erinnerung an das spirituelle Element der Sexualität. Man erkennt die Seele seines Partners, sein inneres Selbst oder wie immer man es nennen mag. Man fühlt beim Küssen und Berühren die Seele des anderen. Geht man danach zu heißem und schnellem Sex über, so geschieht das mit jemandem, den man dabei auch wirklich berührt."

**Tipp**

### DEN KUSS VERÄNDERN

Die Stellung der Gesichter der beiden Liebenden zueinander legt laut Kama Sutra die Art des Kusses fest.

Der „Gebeugte Kuss“ wird zum Beispiel folgendermaßen beschrieben: „Beugen die beiden Liebenden ihre Köpfe aufeinander zu und küssen sich dabei, so nennt man das den Gebeugten Kuss.“ Dies ist wahrscheinlich der populärste und sanfteste Kuss.

Ihr könnt dabei den Energiefluss verändern, indem ihr eure Köpfe dreht.

Nimm das Gesicht deines Partners in beide Hände, um die Führung zu übernehmen und den Kuss persönlicher und intimer zu gestalten.

Vergrößere die Leidenschaft, indem du die Lippen deines Liebhabers mit deinen im „Umklammernden Kuss“ umfängst.

Verstärke die Intensität des Kusses und verändere ihn zu „Um die Zunge kämpfen“, wobei deine Zunge auch Zähne, Zunge und Gaumen deines Partners berührt.

## UMARMUNG

Eine Umarmung kann kann ganz ungezwungen oder auch sehr liebevoll ausfallen, je nachdem, ob es sich um eine freundschaftliche Begrüßung oder ein intensives Vorspiel zum Geschlechtsverkehr handelt. Das Kama Sutra durchleuchtet alle verschiedenen Stufen einer Verbindung, von der anfänglichen leichten Berührung bis zum Aufeinanderpressen der Körper. Hier folgen meine Adaptionen der besten Umarmungen:

### DER KUSS MIT DER STIRN

Bei der „Umarmung der Stirn“ berührt ein Partner mit seiner oder ihrer Stirn den Mund, die Augen und die Stirn des anderen.

Lacht nicht. Versucht es und ihr werdet merken, dass es sich um eine sehr intime und liebevolle Geste handelt.

### DIE UMARMUNG AUSWEITEN

Eine unerwartete, sanfte Berührung kann erotisch sein oder einfach ein Zeichen der Zuneigung.

Laut Kama Sutra entsteht die „Berührende Umarmung“, wenn sich der Mann von vorne oder von der Seite mit seinem Körper ihren berührt. In der praktischeren Version handelt es sich um eine Reihe leichter Berührungen, die sich auf Hände, Arme, Schultern und den Rücken beschränken, eine Stunde oder länger dauern und darin gipfeln, dass er seinen Schritt sanft an ihren Brüsten reibt.

Diese kleinen Berührungen schüren in deinem Partner die Erwartungen auf die bevorstehende Nacht.

### DRÜCKENDE UMARMUNG

In der „Drückenden Umarmung“ drückt der eine Partner den Körper des anderen fest gegen eine Wand.

Dieses Gegeneinanderpressen mit dem ganzen Körper (ohne wirklich Kraft aufzuwenden) ist eine sexy Aktion beim Vorspiel. Drücke deinen Partner entweder fest an deinen Körper oder dränge ihn oder sie in einer theatralischen Umarmung gegen die Wand oder Tür.

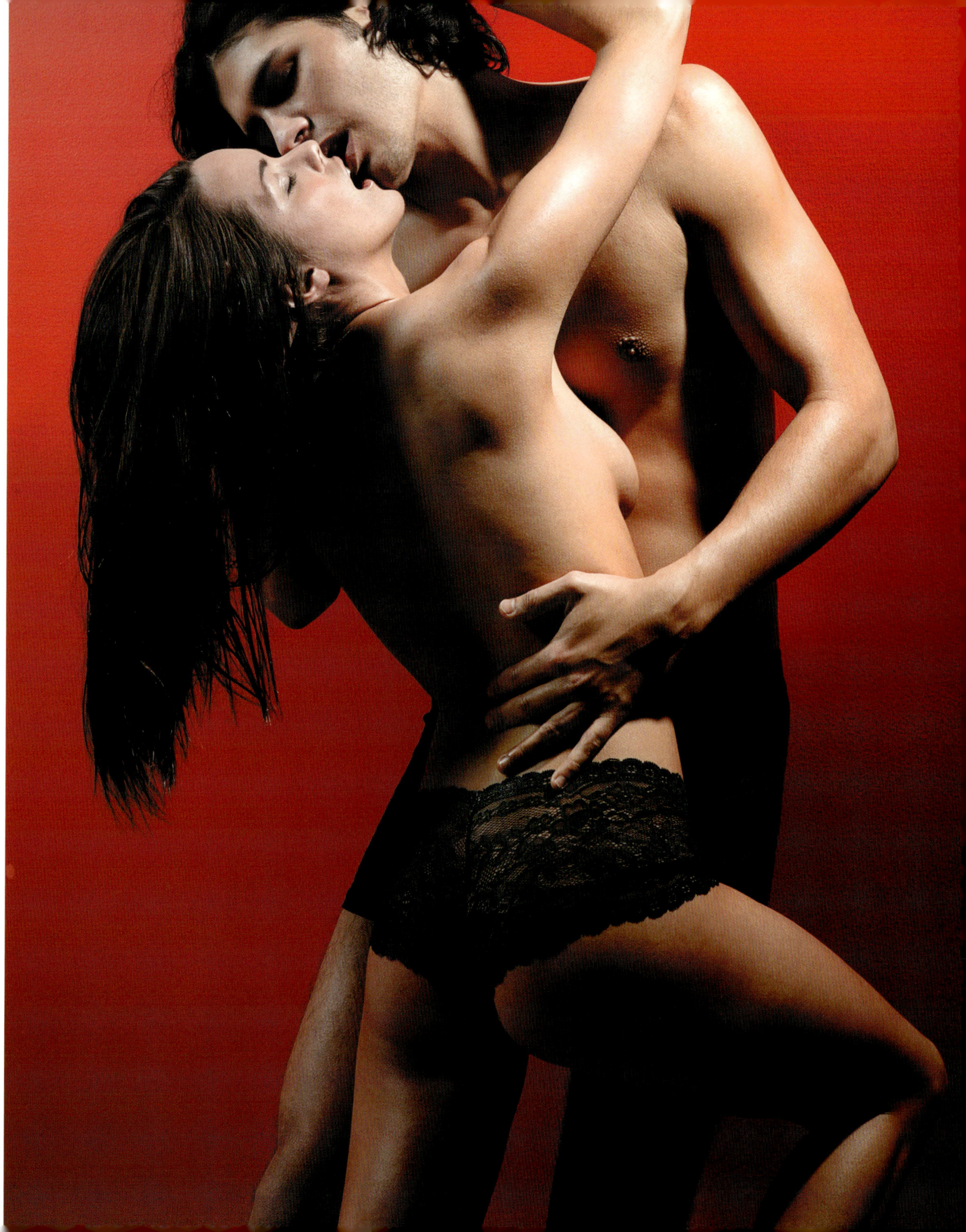

## SIE SCHLINGT DIE BEINE UM IHN

Ein Zitat aus dem Kama Sutra: „Wenn sich die Frau wie eine Kletterpflanze um den Mann schlingt, seinen Kopf zu sich zieht, um ihn zu küssen, ihn dabei liebevoll anblickt und dazu ein leises Zischen ausstößt, so nennt man das die Umarmung der Schlingpflanze."

Den Zischlaut kannst du klarerweise auslassen. Schlinge einfach ein Bein um seinen Körper, drücke dein ganzes Gewicht gegen ihn, ziehe sein Gesicht sanft zu dir herunter und küsse ihn leidenschaftlich. Welcher Mann könnte da schon widerstehen?

## RÜCKENKRATZEN

Die „Umarmung des Jaghana" ist für die meisten heutigen Liebespaare möglicherweise nicht sehr ansprechend. Der Mann besteigt seine Geliebte, kratzt sie mit seinen Nägeln, beißt sie und küsst sie am Ende.

Eine Ganzkörper-Umarmung verbunden mit Rückenkratzen kann köstlich verführerisch sein. Liegt auf einem Sofa, Bett oder Teppichboden, umarmt einander dabei mit dem ganzen Körper und wechselt euch beim Rückenkratzen ab.

## GESCHLECHTSVERKEHR

Viele Menschen verbinden das Kama Sutra mit Geschlechtsverkehrsstellungen, auch wenn sie noch nie eine Übersetzung dieses heiligen Textes in der Hand gehabt haben, doch die meisten dieser Positionen funktionieren nur bei schlanken, jungen und sehr beweglichen Paaren, obwohl man sie natürlich auch an die jeweiligen körperlichen Voraussetzungen anpassen kann.

Benützt die Stellungen des Kama Sutra als Inspiration, betrachtet die Fotos und Zeichnungen als Anregung und findet danach heraus, wie ihr sie anwenden könnt.

Hier folgen meine Abwandlungen einiger sehr heißer Stellungen aus dem Kama Sutra, die darauf abzielen, die maximale Stimulation der Frau bei gleichzeitiger größtmöglicher Ausdauer des Mannes zu erzielen.

## DER FROSCH ▶

Die meisten Paare werden diese Stellung nur einige Minuten lang durchhalten können, denn man benötigt dazu starke Oberschenkel und der PC-Muskel der Frau sollte gut trainiert sein. Bereitet euch darauf vor, den Frosch elegant zu einer Version der Missionarsstellung zu verwandeln, und plazziert einige Kissen hinter ihrem Rücken, um ihren Hintern zu stützen. Der Mann kann sich auch nach hinten fallen lassen und sie sich auf ihn setzen.

Er hockt sich mit gespreizten Beinen hin und sie setzt sich auf seinen Schoß. Er macht sanfte, wiegende Bewegungen, während sie stillsitzt und mit ihrem PC-Muskel seinen Penisschaft massiert. Mit steigender Erregung beginnen sie sich gleichzeitig vor- und zurückzuwiegen.

Je nach Lust und Laune lassen sie sich danach wieder in die eine oder andere Richtung fallen.

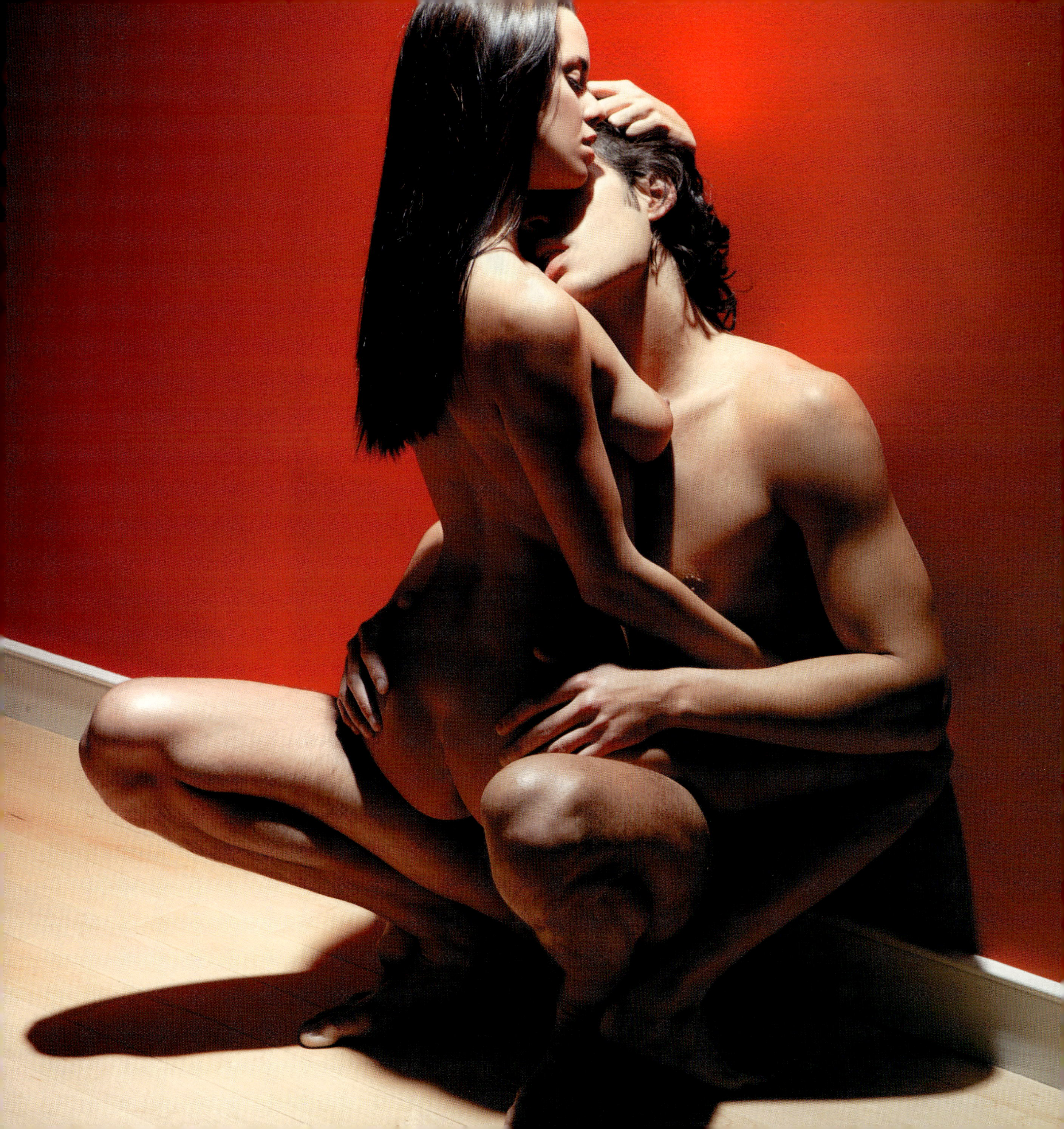

## DAS SPIEL MIT DEM FEUER

In vielen Übersetzung wird diese Stellung lustigerweise „das Anziehen der Socken“ genannt.

Sie liegt auf dem Rücken und er sitzt zwischen ihren Beinen und sein Penis berührt ihre Vagina. Er streichelt ihre Vagina mit seinen Fingern, bis sie sehr feucht ist, und dringt mit der Spitze seines Penis in sie ein.

Sobald sie sich an der Schwelle zum Orgasmus befindet, stößt er tiefer und schneller, während er mit der klitoralen Stimulation weitermacht.

## FEUER ENTFACHEN

In einer Variation der vorigen Stellung legt sie sich hin und zieht ihre Knie an den Körper. Ihre Vagina wird dabei nach vorne gedrückt und er wird diese Anblick erregend finden, sobald er sich vor sie hinkniet.

Jetzt neckt er sie und bringt sie dadurch zum Wahnsinn, dass er seinen Penis einführt und wieder herauszieht. Möglicherweise muss er entweder mit seiner Eichel oder den Fingern auch ihre Klitoris stimulieren, um sie total verrückt zu machen.

Diese Position trägt den Namen „Stellung des Schmiedes“, weil es die Bewegungen eines Schmiedes nachahmt, der heißes Eisen aus dem Feuer zieht und es wieder hineinsteckt. Die offensichtliche Einschränkung ihrer Bewegungsfreiheit hilft ihm dabei, seine Erektion länger aufrechtzuerhalten.

Sobald einer von beiden an dem Punkt angekommen ist, sollten sie in eine Stellung überwechseln, die besser geeignet ist für harten Sex.

## DER WAGEN ▶

Er hockt und sie sitzt auf einem Kissen zwischen seinen Beinen, schlingt ihre Arme und Beine um seinen Körper und ihre Fußsohlen berühren sich hinter seinem Rücken, falls sie das ohne Anstrengung schafft. Sie lehnt sich langsam zurück und legt ihre Handflächen hinter ihren Rücken flach auf das Bett.

Jetzt lehnt er sich zurück und stützt seine Handflächen auf dieselbe Art auf das Bett und legen beideeinander die Beine auf die Schultern.

Die Bewegung ist ein langsamer, herrlicher Balanceakt. Sobald es heiß wird, können die beiden in eine Stellung überwechseln, die den Orgasmus begünstigt.

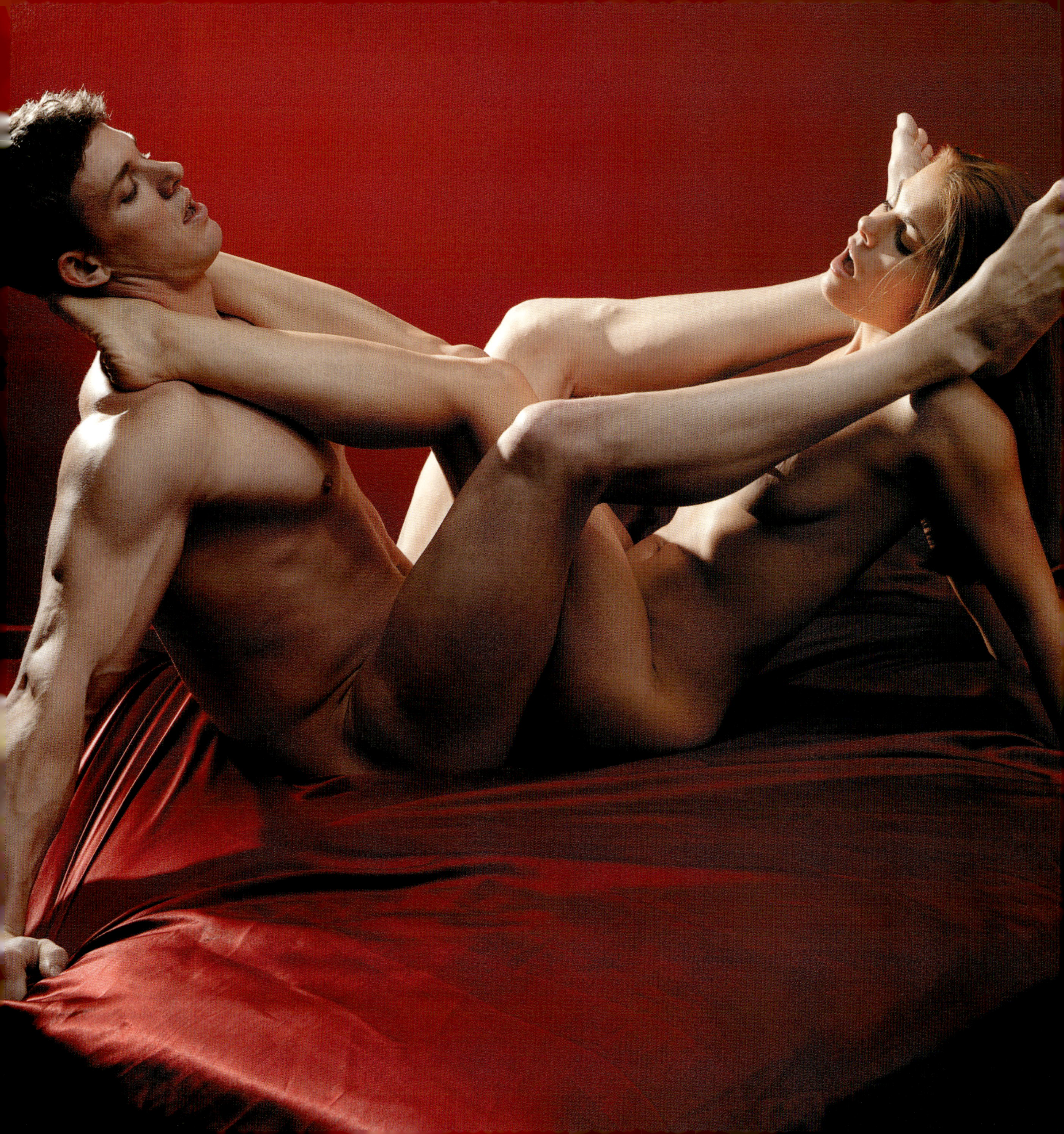

## DIE FRAU IN DER SCHRÄGLAGE

Sie liegt auf ihrem Rücken und er kniet wieder vor ihr und hebt ihre Beine so weit in die Höhe, bis nur noch ihr Kopf und die Schultern auf dem Bett oder Fußboden bleiben. Er nähert sich ihrer Vagina und nachdem er in sie eingedrungen ist, schlingt sie die Beine um seinen Kopf. Mit einem Stapel Kissen zur Unterstützung werden die meisten Pärchen diese Stellung meistern können.

Diese Position trägt den Namen „der Straußenschwanz", denn ihre erhobenen Beine machen den Eindruck, als wären sie wie ein Straußenschwanz ausgebreitet. Ihr G-Punkt wird dabei stimuliert und der Mann kann zusätzlich noch ihre Klitoris anregen. Außerdem hilft ihm diese Stellung dabei, länger durchzuhalten.

## DER SCHUBKARREN ▶

Dies ist eine großartige Stellung für die Stimulation des G-Punktes, aber sie erfordert auch gute Gelenkigkeit.

Sie stellt sich zuerst hin, beugt sich dann aber nach vorne und stützt sich mit Kopf und Armen auf das Bett, einen Stuhl oder den Fußboden. Er steht hinter ihr und greift nach einem von ihren Knöcheln. Sie sollte ihr Gewicht auf das Bein verlagern, das noch immer auf dem Boden steht, und das Knie dabei leicht beugen.

Er hebt beide Füße an seine Hüften und bewegt sich vorwärts, um in sie eizudringen. Beim Geschlechtsverkehr schlingt sie ihre Beine um seinen Rücken, während er sich an ihrer Taille oder ihren Pobacken festhält.

Wird diese Stellung unangenehm für sie oder wollen beide heftigere Stöße, dann wechseln sie in eine der Grundstellungen über.

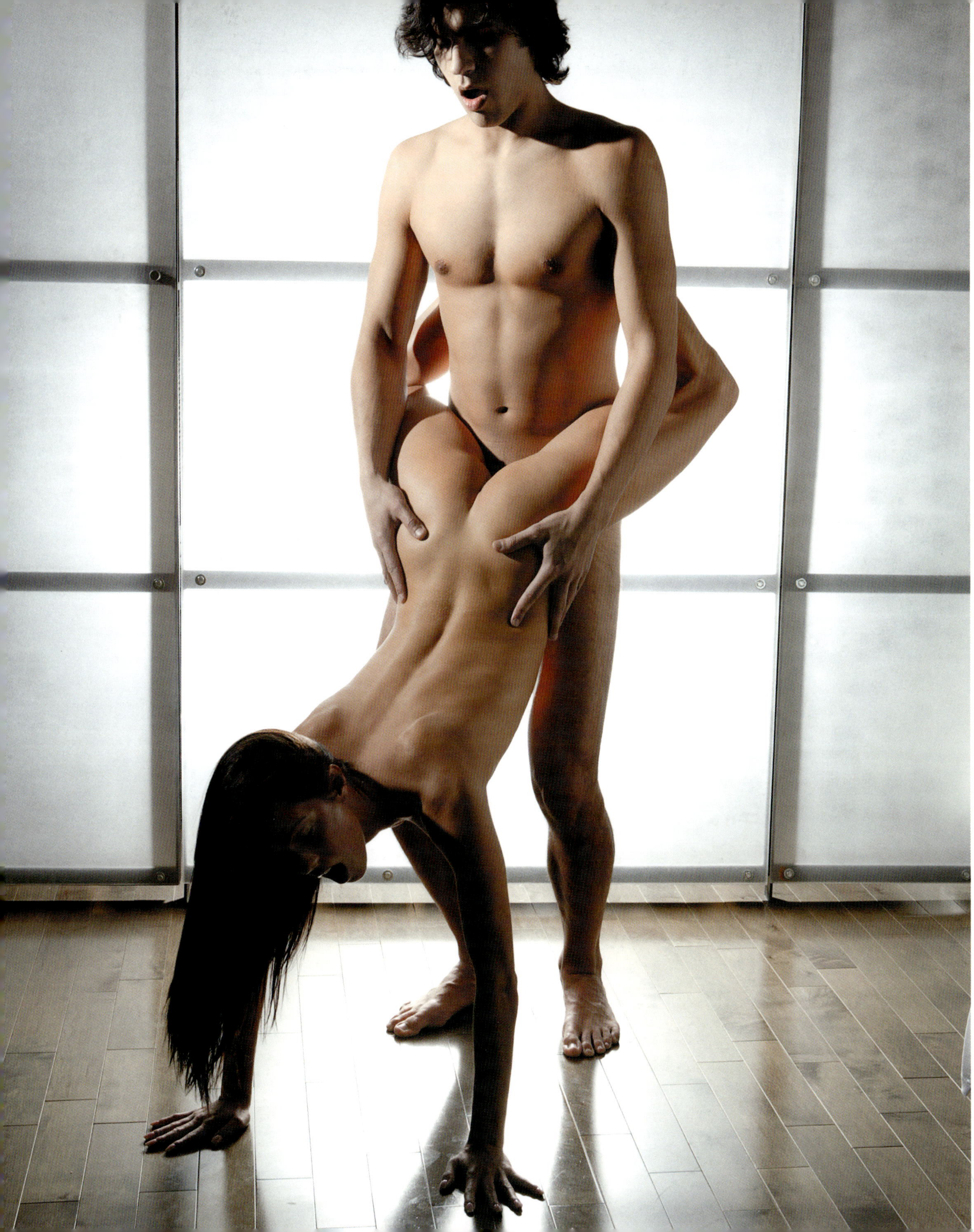

## DAS ÖFFNEN DER HIMMELSTÜR

Dies ist eine Variation der „Stellung zum Gähnen" aus dem Kama Sutra und wieder liegt die Frau dabei auf dem Rücken. Sie hebt dabei ihre Beine und breitet sie so weit aus, dass es für sie noch angenehm ist. Er dringt in ihre Vagina ein.

Diese Stellung ermöglicht den Liebenden, wirklich intim zu werden. Sie können einander in die Augen blicken und das Augenschloss (siehe S. 176) einsetzen. Als zusätzliche visuelle Stimulation für den Mann kann die Frau dabei ihre Brüste liebkosen.

Legt einige Kissen unter ihren Rücken oder ihren Hintern und findet den richtigen Winkel, der sie am effektivsten zum Orgasmus bringt.

## DER SULTAN ▶

Er ist müde oder sie will ihn verwöhnen. Sie sitzt aufrecht an einige Kissen gelehnt. Er sitzt zwischen ihren Beinen und schlingt seine Beine um ihren Körper, sodass sich seine Fußsohlen hinter ihrem Rücken berühren. Sie umarmen einander und küssen und liebkosen sich.

Sobald er eine kräftige Erektion bekommt, legt er sich mit dem Rücken aufs Bett und hebt seine Beine, um die Knöchel auf ihre Schultern zu legen. Sie führt ihn und kontrolliert die Stöße. Mit einer Hand kann sie ihre Klitoris stimulieren und mit der anderen sein Perineum massieren.

Auch einige andere Stellungen in diesem Buch, wie zum Beispiel die X-Position, sind aus dem Kama Sutra entlehnt. Seid kreativ und verändert diese und alle anderen Stellungen zu eurem Zweck.

Ziel ist es immer, die Stimulation ihrer Klitoris und ihres G-Punktes zu verstärken, um sie zu erregen und ihm dabei zu helfen, seine Ejakulation zu verzögern.

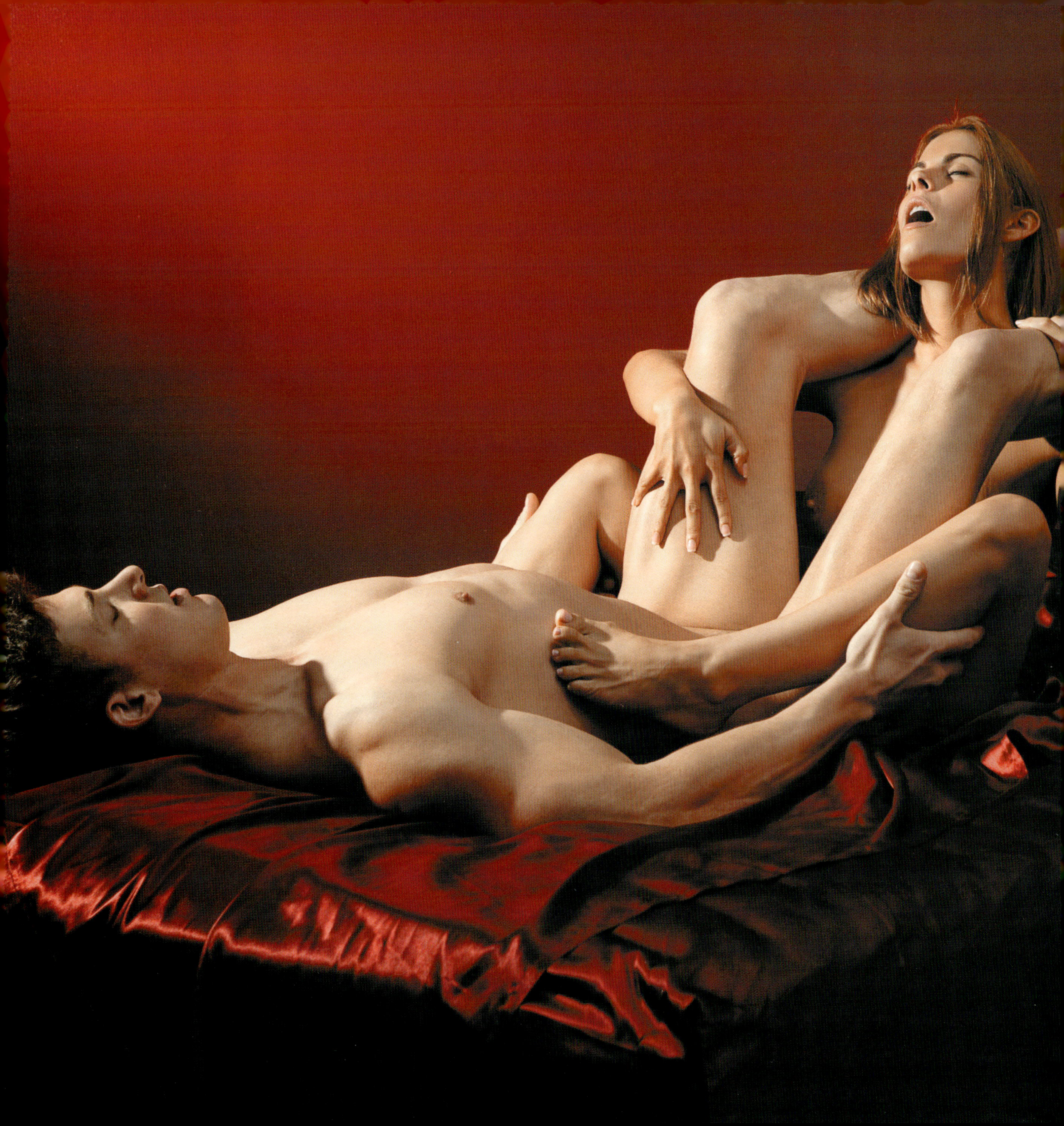

## Taoistischer Sex

Als weniger bekannter Vetter des Tantra entstand in China vor zweitausend Jahren der taoistische Sex. Chinesische Ärzte kamen zu dem Schluss, dass Männer und Frauen den Sex für ihr körperliches, geistiges und seelisches Wohlbefinden unbedingt benötigen. Natürlich sagten sie ihnen auch gleich, wie sie es machen sollten.

Im Taoismus ist die Energie die Quelle des Lebens. Die Menschen, als relativ kleine Figuren im großen Spiel des Lebens, müssen in Harmonie mit dieser Energie stehen, um ihr dynamisches Gleichgewicht zu erhalten und gesund zu bleiben. Das Tao zeigt, wie man Yin und Yang (weibliche und männliche Energie) vereint. Das Liebemachen spielt dabei eine lebenswichtige Rolle, weil man zur sexuellen Energie den leichtesten Zugang hat.

Tao ist weder eine Religion mit geheimen Ritualen und Göttern, noch ein Weg zur Erlösung. Das Wort bezeichnet die unbegrenzte Kraft der Natur, den Weg des Herzens oder einfach den „Weg". Der Sex ist nicht heilig, sondern eine Art von Medizin, eine heilende Kraft. Der Taoismus ist dem Sex gegenüber positiv eingestellt und integriert die Sexualität in das spirituelle Wachstum mit folgenden Hauptzielen:

- Aufrechterhaltung der Erektion und Verzögerung der Ejakulation.
- Lenkung der sexuellen Energie in die höheren Regionen des Herzens und Gehirns.
- Wechselseitiger Energieaustausch.

### DIE TAOISTISCHEN LEHREN ZUR EJAKULATION

Viele Menschen in der westlichen Welt glauben, dass die Taoisten sich darum bemühen, gar nicht zu ejakuliere, aber das ist natürlich nicht wahr. Der Samen des Mannes wird als lebenspendende Essenz angesehen. Der Taoismus lehrt das Hinauszögern der Ejakulation, den Männern ist es jedoch schon erlaubt, des öfteren zu ejakulieren.

Der Gedanke, dass der männliche Orgasmus und die Ejakulation nicht ein und dasselbe sind, stammt aus dem Taoismus. Die Philosophie dahinter will den Mann nicht bestrafen, sondern ihm zeigen, wie er die Lustgefühle des Orgasmus erleben kann, ohne dabei unbedingt ejakulieren zu müssen. Die Ejakulationskontrolle soll dazu dienen, seine Energien zu bewahren, sein Immunsystem zu stärken und seine Fähigkeiten als Liebhaber zu vergrößern.

Klingt das nicht vielversprechend?

Die folgenden Techniken sind den taoistischen Lehren entnommen und sollen die Dauer des Vorspiels verlängern, die Stimulation und Erregung vergrößern sowie die intimen Bande fester knüpfen. Die Anstrengung wird sich also lohnen und auch viel Spaß machen.

**Tipp**

#### DAS VORSPIEL IM TAO

Sie liegt mit ausgestreckten Beinen auf dem Rücken. Er legt seine Handfläche auf ihren Hüftknochen und kreist mit drei Fingern um ihre Klitoris und Vagina.

Jetzt drückt er sie drei bis fünf Sekunden lang.

Sie stößt mit ihrem Becken gegen seine gekrümmte Hand und spannt ihren PC-Muskel und die Oberschenkel an, während sie tief und rhythmisch atmet.

Die nächsten drei bis fünf Sekunden lang lockert er den Druck auf ihr Becken.

Nun zieht sie ihr Becken zurück, entspannt ihren PC-Muskel und die Oberschenkel und atmet aus.

Das geht einige Minuten lang so weiter.

Er verwöhnt sie mit Cunnilingus und stimuliert dabei mit den Fingern ihre Brustwarzen.

Das Vorspiel sollte mindestens zwanzig Minuten dauern.

*„Die Damen zuerst, meine Herren . . . Warum? Denken Sie an Lorena Bobbitt, die auf die Frage der Polizei, warum sie ihrem Mann den Penis abgeschnitten hat, zur Antwort gab: ‚Er hat immer einen Orgasmus und wartet nicht auf mich. Das ist ungerecht.'"*

— Dr. phil. Ian Kerner,
Sexualforscher und Autor von *She Comes First. Der Sex-Guide nur für echte Männer*

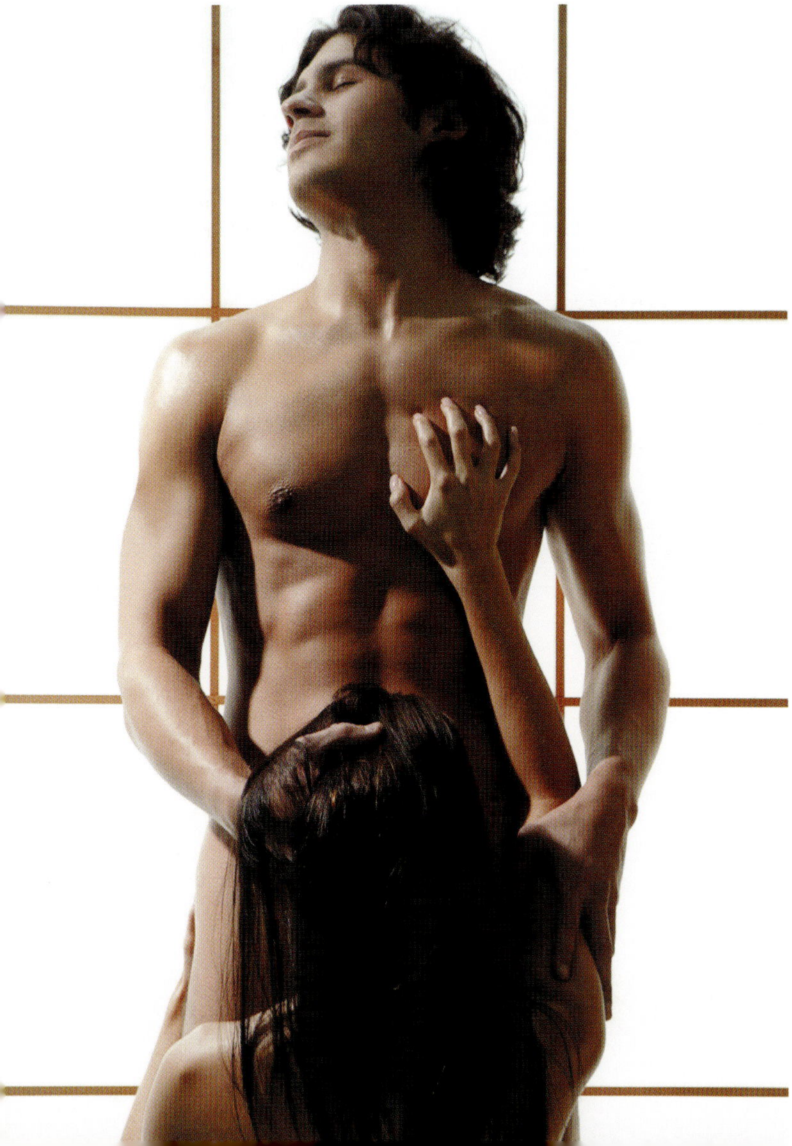

## Ihr Tao-Orgasmus

Im Tao kommt sie zuerst und seit der Sexuellen Revolution der sechziger und siebziger Jahre hat sich diese Ansicht auch im Westen verbreitet. Die Männer begannen damit, ihren Frauen den ersten Orgasmus mittels Cunnilingus zu bescheren, nachdem diese ihnen erklärt hatten, dass zwei Minuten Geschlechtsverkehr dazu nicht ausreichen.

**Tipp**

### KONMEN MIT TAO

In einer Stellung, bei der sich die beiden anschauen, kann sie nur mit ausgestreckten Beinen zum Orgasmus kommen.

Nähert sie sich dem Orgasmus, dann drückt sie sich fest an ihn und bewegt ihr Becken schnell vor und zurück.

Seine Aufgabe besteht darin, nicht zu heftig zu atmen und tief in sie einzudringen. Er drückt sich dabei mit seinem gesamten Gewicht sanft gegen ihren Körper.

Wiederholt jetzt den ganzen Vorgang mit einer Geschwindigkeit von zwei Stößen pro Sekunde.

Das erinnert an die Technik der koitalen Ausrichtung und die dazu gehörige Stellung auf S. 99, nur trennen sich hier der Osten und der Westen, denn nach ihrem Orgasmus macht er weiter, allerdings ohne zu ejakulieren.

## TAOISTISCHE EJAKULATIONSLEHRE

Ejakuliert er, wie die meisten Männer, innerhalb der ersten fünf Minuten, so hat er versagt. Laut taoistischer Definition kann ein guter Liebhaber mindestens zwanzig (und am besten vierzig) Minuten lang den Orgasmus hinauszögern. Warum so lange? Frauen benötigen (nach einem dreißigminütigen Vorspiel) mindestens zwanzig Minuten Geschlechtsverkehr, um zum Orgasmus zu kommen, und sie sollte zuerst (und ohne Hände) kommen.

Bevor du folgende Technik ausprobierst solltest du Kegel-Übungen machen (S. 36), bis dein PC-Muskel kräftig ist, und danach perfektioniere das Große Ziehen und das Drei-Finger-Ziehen (S. 147).

**Tipp**

### DER LANGE WEG DES TAO

1. Beginnt den Geschlechtsverkehr mit sanften, langsamen Stoßbewegungen.

   Kontrahiert eure PC- und Bauchmuskel und atmet dabei langsam in die Brust, bis ihr fühlt, wie sie sich ausdehnt. Macht das sieben bis neun Sekunden lang. Haltet jetzt für weitere sieben bis neun Sekunden den Atem an und die Muskel gespannt. Schließlich atmet ihr mit immer noch angespannten Bauch- und PC-Muskeln sieben bis neun Sekunden lang aus und lockert danach eure Muskeln.
2. Geht jetzt über zu tieferem und heftigerem Stoßen.

   Macht am tiefsten Punkt des Eindringens eine Pause. Kontrahiert und entspannt den PC-Muskel neun Mal.
3. Kehrt zu den sanften Stoßbewegungen zurück und wiederholt den ersten und den zweiten Schritt.
4. Nun wiederholt ihr diese beiden Schritte noch einmal, aber diesmal fügt zum ersten Schritt die neun raschen Kontraktionen des PC-Muskels hinzu, anstatt die Muskel wie beim ersten Mal zu entspannen.

   Bis zu diesem Zeitpunkt hat euer Geschlechtsverkehr fünfzehn oder vielleicht zwanzig Minuten gedauert.

   Wenn seine Ejakulation bevorsteht, zieht er sich zurück. Er stimuliert sie jetzt einige Minuten lang mit Mund oder Hand und danach zurück zum Anfang.

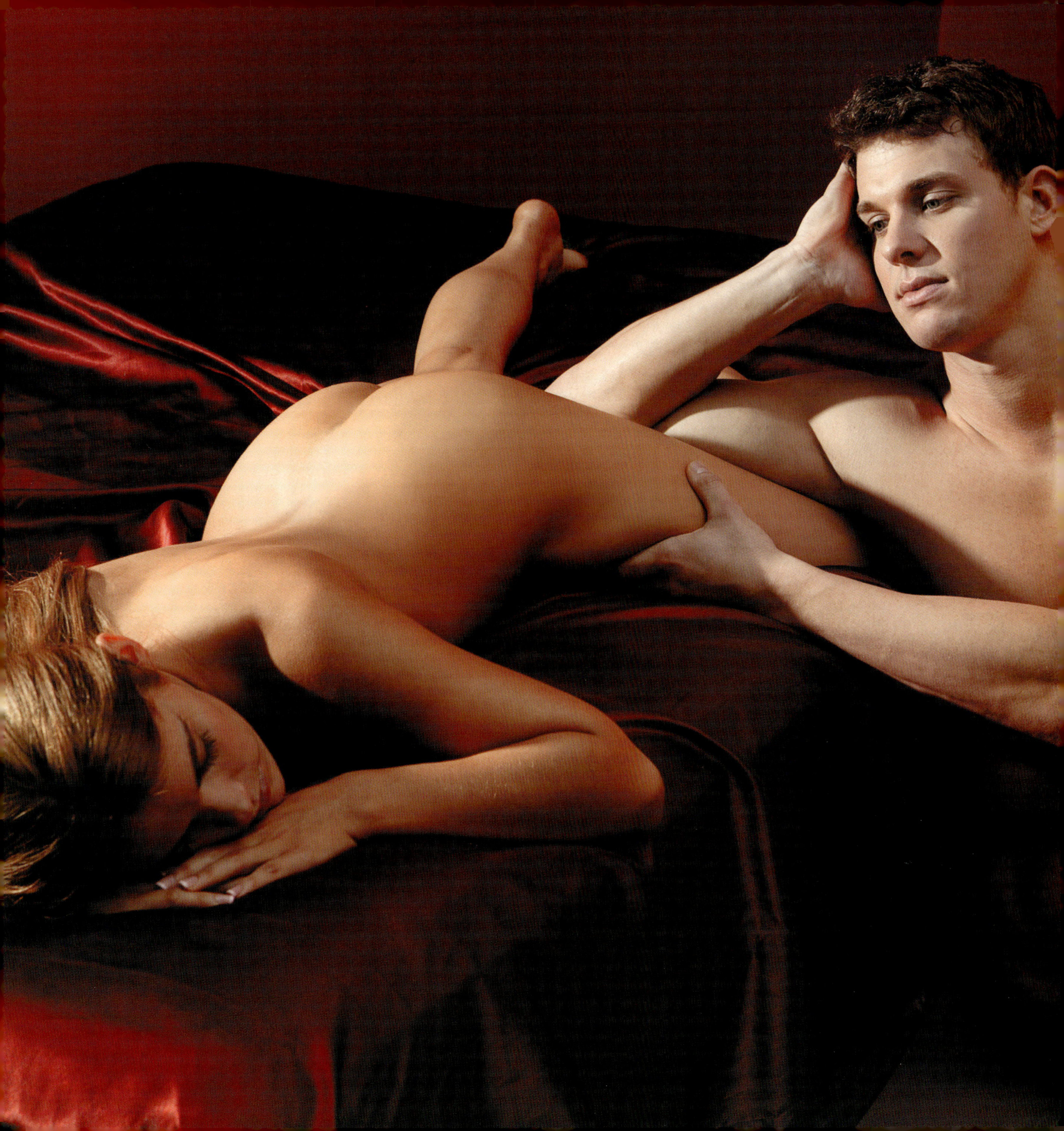

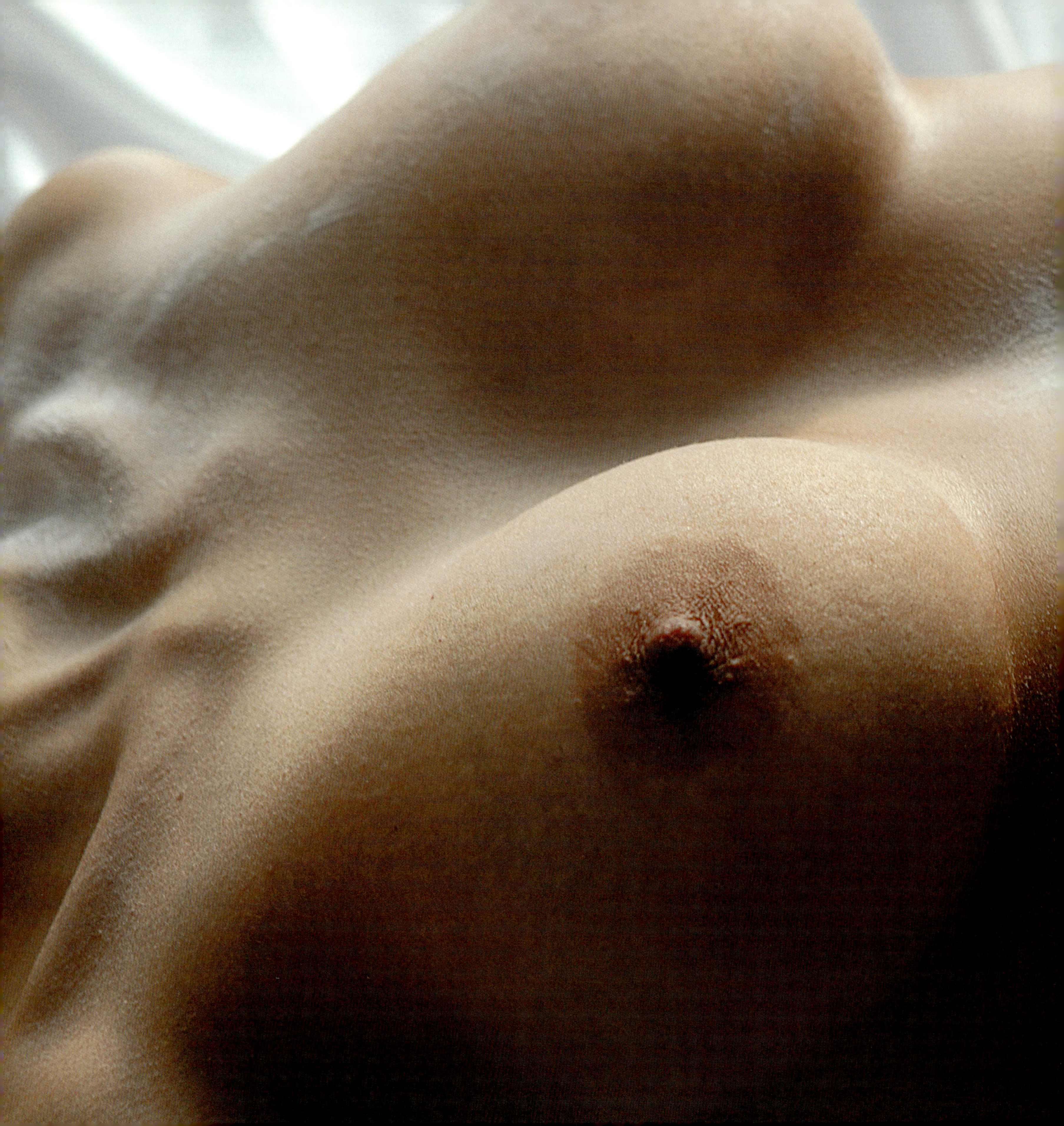

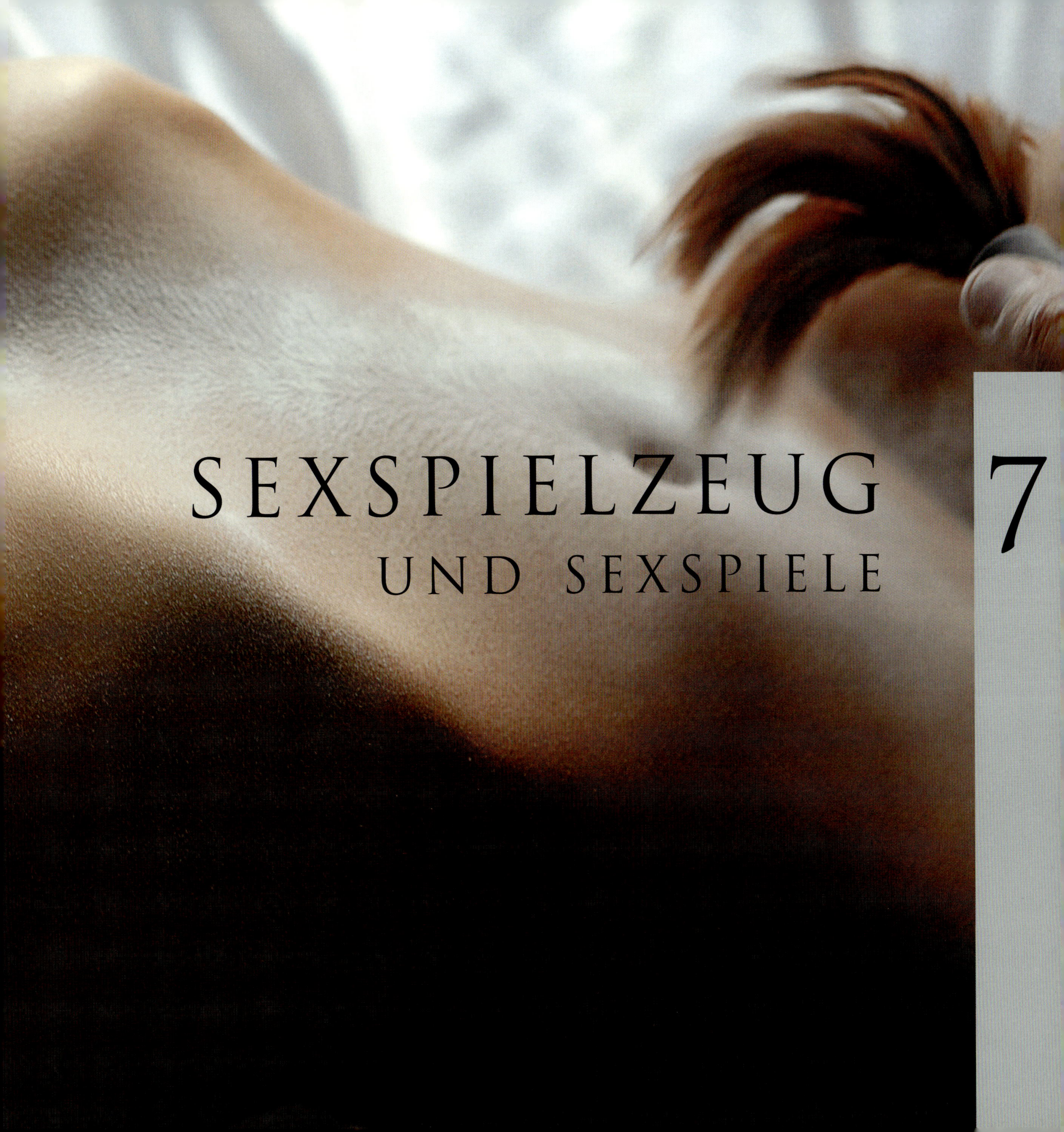

# SEXSPIELZEUG UND SEXSPIELE

7

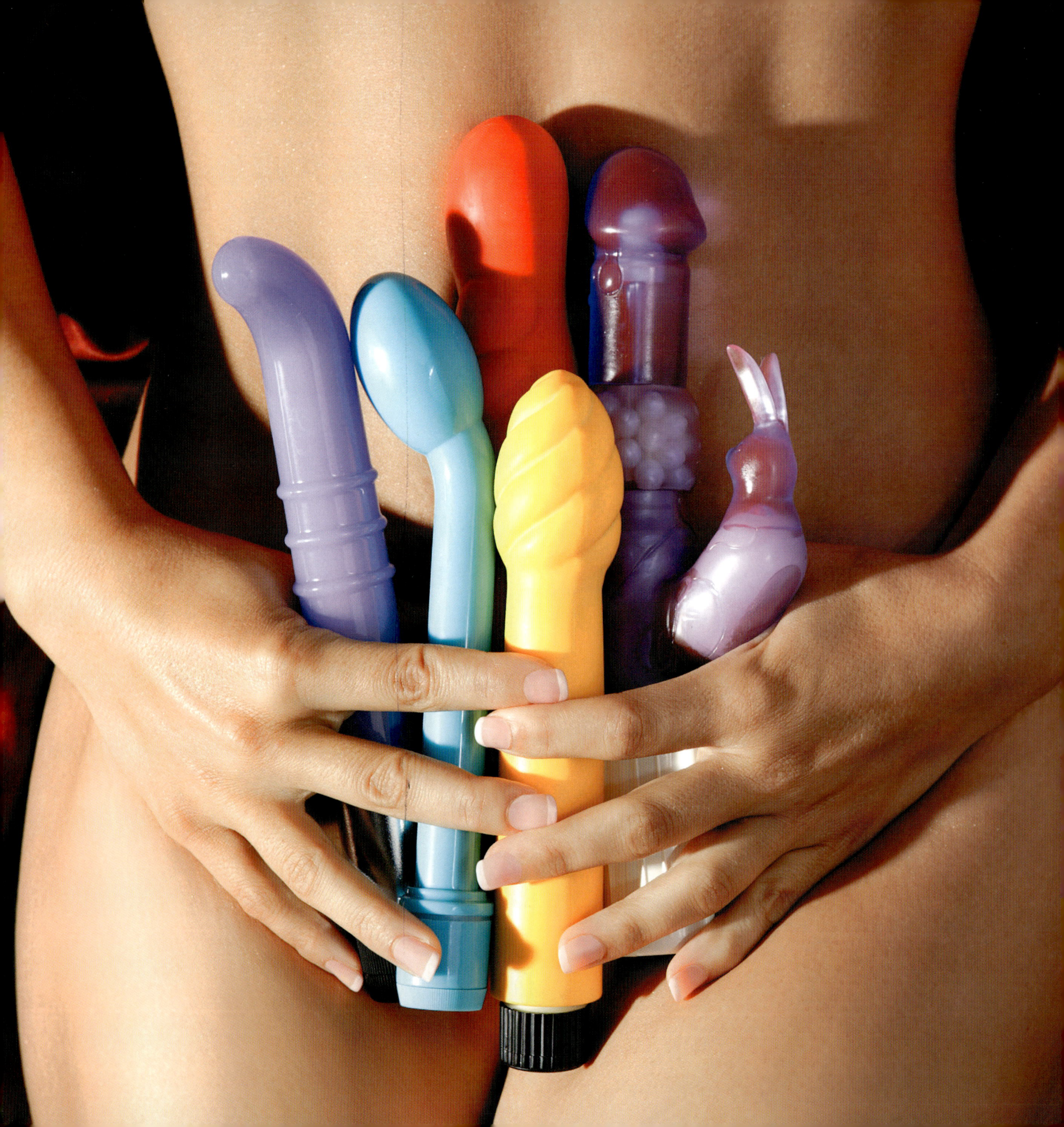

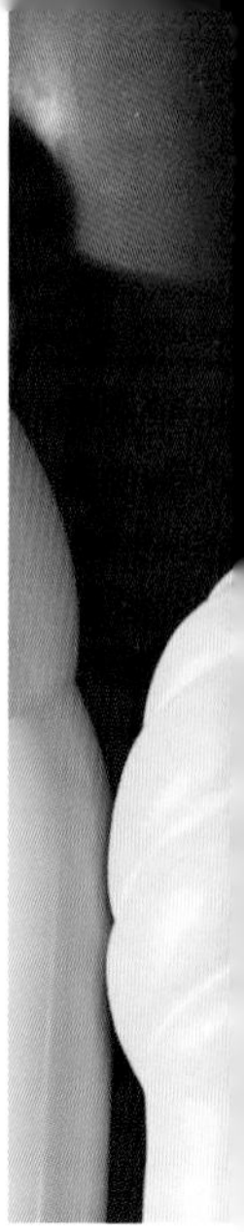

# SEXSPIELZEUG

*„Es gibt Gerüchte, wonach Kleopatra einen Behälter, möglicherweise eine Kürbisflasche mit harter Schale, mit lebendigen Bienen füllte, um ihn als primitiven Vibrator zu benutzen."*

— Karen Eckhaus,
Kurator des Sexmuseums
in New York City

Die Menschen haben schon in prähistorischen Zeiten phallusförmige Objekte hergestellt, aber die alten Griechen waren die ersten, die sie nachweislich zur Steigerung der sexuellen Lust eingesetzt haben. In Japan war Sexspielzeug schon vor einigen Jahrtausenden äußerst populär. Frühe japanische Handschriften illustrieren eine beängstigende Vielfalt an Hilfsmitteln zur Masturbation und zum Liebemachen und die klassischen Ben-Wa-Kugeln wurden in diesem Land erfunden. Einsame Geishas und Kurtisanen, von denen man dachte, dass sie mehr sexuelle Befriedigung benötigen als die Ehefrauen, benutzten sie, wenn ihre Liebhaber gerade nicht verfügbar waren. Die Kugeln wurden in die Vagina eingeführt und verursachten kleine Wellen der Lust, wenn sich die Frau auf einer Schaukel wiegte.

## VIBRATOREN

Bald nach Beginn des zwanzigsten Jahrhunderts konnten Ärzte in Amerika kleine, batteriebetriebene Vibratoren erhalten, die sie ihren weiblichen Patienten verordneten, die unter „Hysterie" litten. Ob du es glaubst oder nicht, die Genitalmassage war unter den erlauchten Doktoren die Standardbehandlung für die weibliche Hysterie. Damit sollte so lange der „Hysterische Anfall" (oder der Orgasmus) ausgelöst werden, bis die Dame geheilt war.

In den zwanziger Jahren des vergangenen Jahrhunderts wurden Vibratoren öffentlich als „Massagestäbe" verkauft. Die „weibliche Hysterie" wurde in den sechziger Jahre vom medizinischen Establishment verbannt und Vibratoren als Hilfsmittel zum Orgasmus angesehen, aber die Frauen wurden gewarnt, sich zu sehr abhängig zu machen und dann ohne Vibrator keinen Orgasmus bekommen können.

*„Vibratoren werden viel gepriesen und haben einen eigenen Status. Er ist wie ein Rock'n'Roll-T-Shirt. Wenn du einen Vibrator hast, dann bist du cool. Frauen haben einen Anspruch auf ein großartiges Sexualleben."*

— Rachel Venning
Mitbegründerin von Toys in Babeland

Die meisten Experten sind sich darüber einig, dass das nicht stimmt. Aber enthusiastische Vibratorenfans sollten zuerst abdrehen.

Vor ungefähr zwanzig Jahren bestand die Kategorie „Sexspielzeug" größtenteils aus Vibratoren. Viele Frauen besaßen einen, aber sie waren technisch noch nicht so ausgereift wie heute. Läden mit Sexspielzeug boten normalerweise eine begrenzte Auswahl an Vibratoren, großen Dildos in schrillen Farben und billigen schrittfreien Höschen an und die Zielgruppe waren hauptsächlich die Frauen. Internet-Shopping und Sexspielzeug-Partys haben den Zugang inzwischen auch Frauen erleichtert, die außerhalb der Großstädte wohnen. Fernsehshows wie *Sex and the City* weckten bei vielen den Wunsch nach Sexspielzeug.

Die beiden größten und besten Sexspielzeug-Geschäfte für Frauen sind Good Vibrations mit Hauptsitz in San Francisco und Toys in Babeland in Seattle. Auf ihren Websites bekommt man ausführliche Informationen über Sextechniken und Praktiken sowie über die verschiedenen Artikel. Vielleicht gibt es in deiner Umgebung auch einen Laden für lustbringendes Sexspielzeug.

## Das beste heutige Spielzeug

Die weitaus größte und meistverkaufte Kategorie sind die Vibratoren. Laut Vennings Angaben machen Vibratoren mehr als vierzig Prozent des Verkaufs von Babeland aus. Ein Vibrator ist ein unverzichtbares Spieleug, denn er beschleunigt die Erregung und bringt dich zum Orgasmus. Vibratoren werden zwar hauptsächlch von Frauen gekauft und verwendet, doch sie funktionieren nicht nur bei Frauen und einer der Klassiker beschränkt sich nicht nur auf den Genitalbereich.

Hier sind die sechs besten Vibratoren aufgelistet:

*Der Hitachi-Zauberstab*

Diesen großen, elektrischen Mehrzweckvibrator findet man in Drogerien und in großen Kaufhäusern genauso wie in Sexshops. Man kann damit auch gut die Schultern und den Rücken massieren. Ihr könnt ihn zum Beispiel beim Liebesspiel zwischen euren Körpern platzieren.

Für die direkte genitale Anwendung ist er möglicherweise zu stark. Versucht es zuerst mit Unterhose, bevor ihr ihn auf der nackten Haut einsetzt.

AM BESTEN FÜR: Frauen, die nur schwer zum Orgasmus kommen, Frauen in der Menopause, die mehr Stimulation brauchen, um zum Orgasmus zu gelangen, sowie für jede Frau, die *jetzt gleich* einen Orgasmus haben will.

*Die Taschen-Rakete*

Dieser winzige Vibrator sieht so aus wie eine große Lippenstifttube, aber lasse dich nicht von seiner Winzigkeit täuschen. Die Taschen-Rakete hält, was ihr Name verspricht. Du kannst sie direkt auf deiner Vulva und vielleicht auch auf deiner Klitoris anwenden.

AM BESTEN FÜR: Reisen, Stimulation des Perineums.

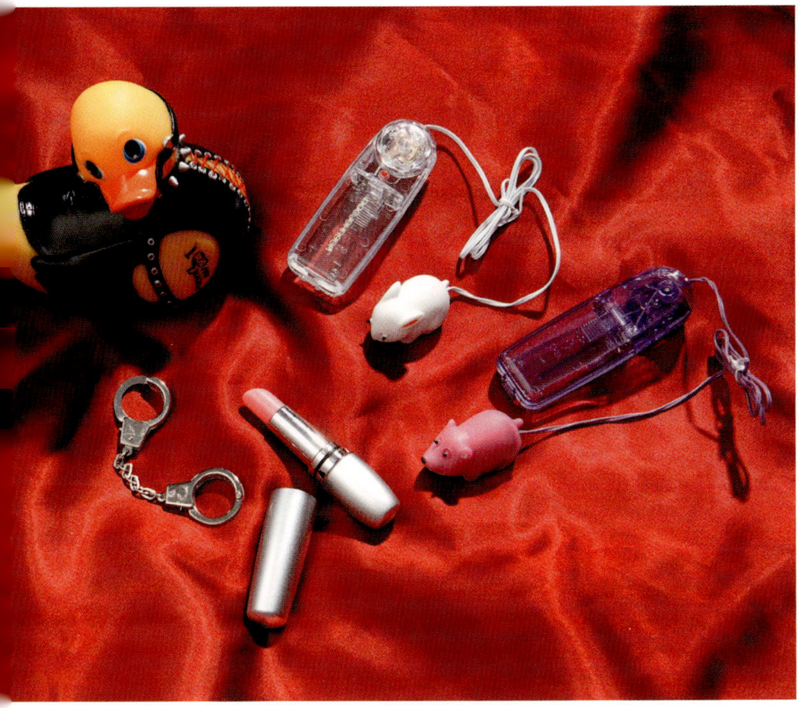

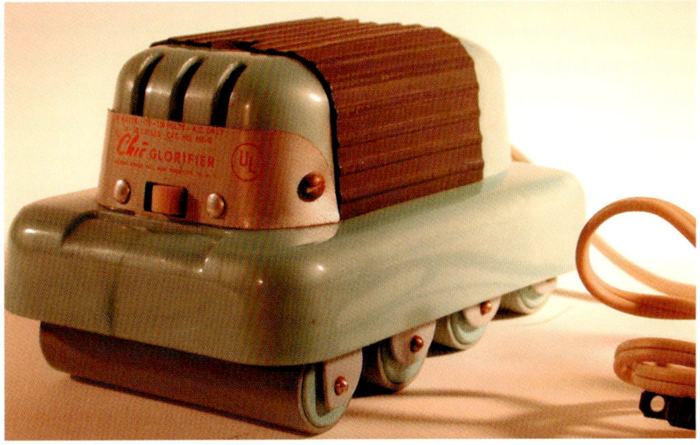


1. Chic Glorifier

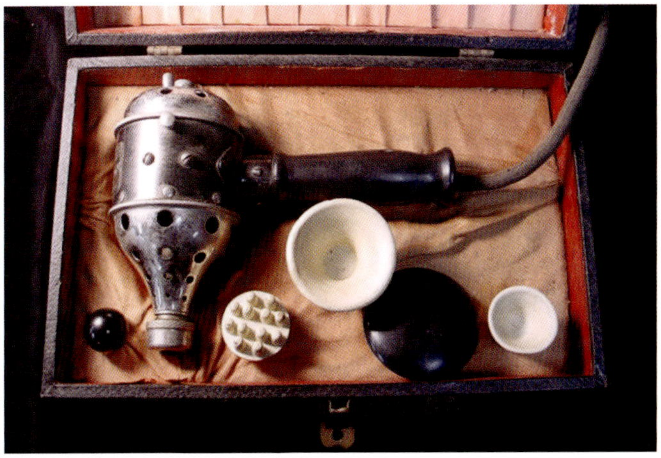

2. White Cross

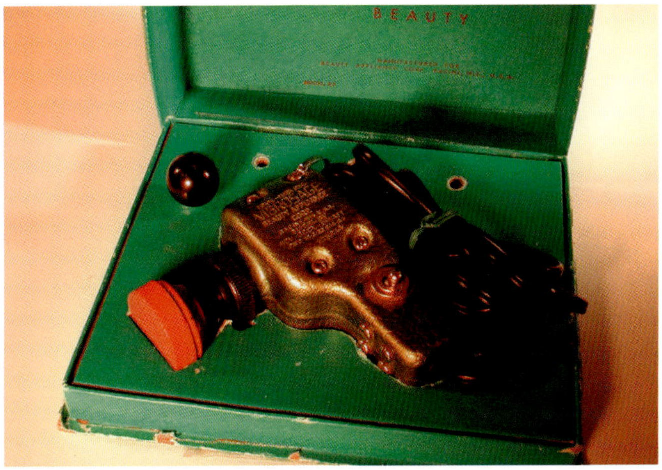


3. Vibrosage

*Rechts: Vibratoren haben eine lange Entwicklung hinter sich und das in seiner technischen Unausgereiftheit furchterregende Angebot von gestern wurde durch geschmeidigere und diskretere Modelle ersetzt, die den Frauen schnelle, starke Orgasmen verschaffen, ohne Angst haben zu müssen, dass die ganze Nachbarschaft dabei mithören kann oder sie einen Stromschlag abbekommen.*

### *Das Kaninchen*

Das Kaninchen erlangte seine Popularität durch die Hauptfiguren der Fernsehserie *Sex and the City* und stimuliert Vulva, Vagina und Klitoris zugleich. Du führst den sich drehenden Schaft ein und stimulierst dadurch deinen G-Punkt, während die in der Basis des Schaftes eingebetteten „Perlen" deinen unteren Vaginalbereich massieren. Zusätzlich stimuliert das am Schaft angebrachte Kaninchen mit seinen Ohren deine Klitoris.

AM BESTEN FÜR: die abenteuerlustige Frau, die einen intensiven Orgasmus erleben will.

*Der Vibrator mit dem sprechenden Kopf*

Der Sprechende Kopf erzählt den Frauen, was sie hören wollen: Du bist schön, sexy und begehrenswert.

Er ist aus blau-lila Silikon hergestellt und besitzt im Inneren des Schaftes genau dieselben rotierenden Perlen wie andere Vibratoren aus der Kaninchen-Serie und auch die Ohren zur klitoralen Stimulation. Der Sprechende Kopf ist jedoch kein gewöhnlicher Vibrator, denn er enthält einen Computerchip, der den Ton in CD-Qualität wiedergibt und dein Masturbationserlebnis individuell gestaltet.

Willst du einen französischen, einen italienischen, afroamerikanischen oder Latino-Liebhaber?

Leg den Chip ein und er verhilft dir zum Orgasmus.

AM BESTEN FÜR: jede Frau, die sich wünscht, dass ihr Vibrator sprechen kann.

*Der Vibrator zum Umschnallen*

Wenn du diesen Vibrator trägst, der mit winzigen Riemen gegen deine Klitoris gehalten wird, dann wirst du keine Probleme damit haben, beim Geschlechtsverkehr zum Orgasmus zu kommen. Er ist nicht so stark wie seine Vorgänger in dieser Liste, doch er wird dir genau die richtige Stimulation geben, die du brauchst. Er arbeitet unauffällig und auch der Mann wird sich dabei über den Lustgewinn freuen.

AM BESTEN FÜR: den Geschlechtsverkehr.

*Der Vibrator mit den natürlichen Konturen*

Dieser Vibrator wurde von Candida Royalle entwickelt, die Filme für Erwachsene macht, passt sich der natürlichen Krümmung deiner Vulva an und sanfte Vibrationen entweichen diesem schnittigen Spielzeug. Falls du etwas willst, das frei von phallischen Assoziationen ist, dann ist dies genau das richtige Ding für dich.

AM BESTEN FÜR: die Frau, für die Sexspielzeug neu ist.

**Grundfähigkeiten**

## Die grundlegende Technik zur weiblichen Masturbation

Die meisten Frauen kommen mit einem Vibrator zum Orgasmus, indem sie ihn gegen ihre Klitoris drücken und nicht in die Vagina einführen. Experimentiere mit dem Druck und der Geschwindigkeit, während du den Vibrator über deinen Schamhügel, die Schamlippen und die Klitoris kreisen lässt. Ist die Vibration schon bei geringer Geschwindigkeit zu intensiv für den direkten klitoralen Kontakt, dann bewege ihn an den Seiten entlang. Verlängere die Erregungsphase, indem du dich mit dem Vibrator deinen erogenen Zonen näherst, ihn aber gleich wieder wegbewegst und auf diese neckende Weise zu einem heftigeren Orgasmus gelangst.

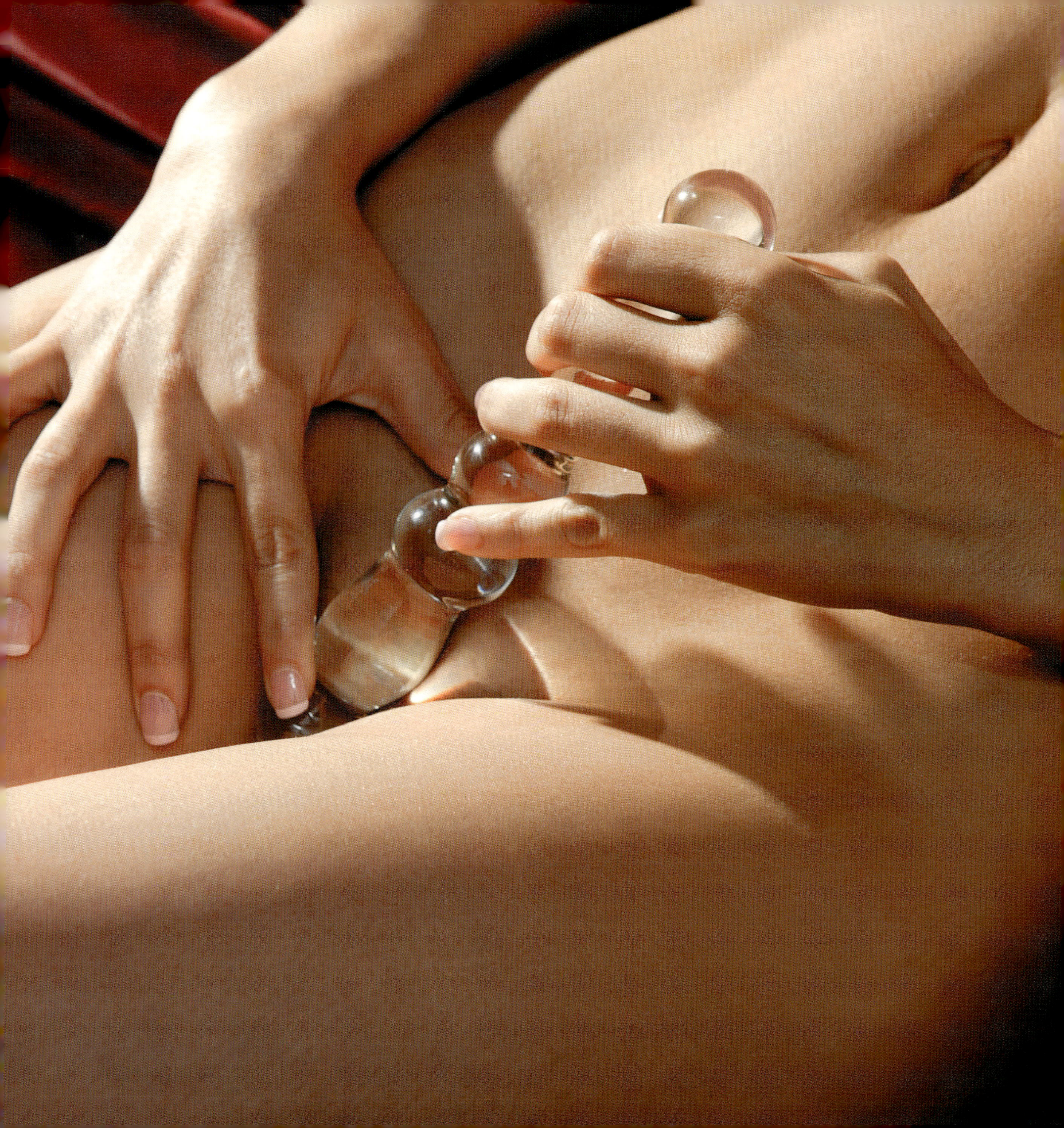

mit dem Vibrator länger.

Das kann für euch beide gut sein.

## SEIN SPIEL MIT DEM VIBRATOR

Ja, auch der Mann kann mit einem Vibrator spielen.

Üblicherweise setzen Männer Vibratoren nur bei Pärchenspielen mit ihren Partnerinnen ein oder aber eine frühere, abenteuerlustige Geliebte hat ihnen gezeigt, welche angenehmen Lustgefühle ein Vibrator ihnen bringen kann. Manche Männer weigern sich sogar zuzugeben, wie gut es sich anfühlt.

### „Offen gesagt"

William erzählt: „Ich war, wie meine Freundin es ausdrückte, ‚zu zimperlich' bei mir einen Vibrator anzuwenden. Ich dachte, das wäre ‚schwul' oder so. Sie sagte: ‚He, es handelt sich doch nur um Bewegung. Fühl doch mal!' Sie hatte diesen kleinen Vibrator an der Rückseite ihrer Hand angebracht, nahm meinen Penis in diese Hand und ich dachte: ‚He, das ist ja wirklich gut.'"

**Tipp**

### DER VIBRIERENDE PENISRING

Dieser Silikonring mit vibrierenden Torpedos und Batterien sieht ein wenig seltsam aus, aber du wirst das Gefühl mögen. Stecke den elastischen Ring auf den Penisansatz und drehe das Torpedo nach unten, um dein Perineum zu stimulieren, oder beim Geschlechtsverkehr nach oben, um ihre Klitoris zu stimulieren. Auf beiderlei Arten wirst du die Vibrationen um die Basis deines Penis spüren.

Drehe ihn jetzt auf.

### VIBRATORSPIELE FÜR PÄRCHEN

Hier sind sechs Möglichkeiten aufgelistet, wie ein Pärchen Vibratoren beim Liebesspiel einsetzen kann:

1. MASSIERT EINANDER ABWECHSELND mit dem Vibrator. Führt ihn hinab zu den Genitalien und wieder nach oben, nehmt ihn immer wieder vom Körper weg und neckt einander damit so wie mit dem Mund oder den Händen. Benutzt dazu am besten den magischen Hitachi-Zauberstab, weil er einen langen Griff hat und auch ein guter Ganzkörper-Massagestab ist.

2. VERWENDET DEN VIBRATOR zur Veränderung der Stimulation, während ihr die Genitalien eures Partners liebkost. Die Frau kann den Vibrator gegen die Rückseite der Hand drücken, die das Scrotum ihres Partners streichelt oder seinen Penis hält. Der Mann kann den Vibrator gegen die Rückseite der Hand richten, mit der er ihre Schamlippen und Klitoris streichelt.

3. STIMULIERT SEIN (ODER IHR) Perineum beim oralen oder manuellen Liebemachen mit einem kleinen Vibrator, wie zum Beispiel der Taschen-Rakete.

4. VERWENDET EINEN G-PUNKT-VIBRATOR oder die G-Punkt-Funktion eines Mehrzweck-Vibrators, um beim Geschlechtsverkehr ihre Vagina zu stimulieren.

5. SIE KANN EINEN ANALVIBRATOR bei ihm anwenden, während sie Fellatio ausübt oder mit seinen Genitalien spielt. Er kann einen Analvibrator anwenden, während er Cunnilingus macht oder ihre Klitoris manuell stimuliert. Wählt eine mittlere Größe und beginnt mit geringer Geschwindigkeit. Verwendet Gleitmittel und geht langsam voran, bis euer Partner mehr verlangt.

6. STECKT BEIM GESCHLECHTSVERKEHR einen stabförmigen Vibrator zwischen eure Körper. Dabei wird ihre Klitoris stimuliert und er kann die Vibrationen in seinem Penis spüren.

## Dildos

Dildos sind wie ein Penis geformt, haben aber im Gegensatz zu Vibratoren kein Eigenleben. Es gibt sie wahrscheinlich schon, seit die Frauen den Zusammenhang zwischen dem männlichen Organ und der Lust an der Penetration erkannt haben. In früheren Zeiten benutzten sie von glatten Steinen bis hin zu Gemüse, wie langen Kürbissen oder Gurken, alles mögliche, um sich zu stimulieren. Du befindest dich jedoch in der glücklichen Lage, in deinem nächsten Sexshop aus einem breiten Angebot von farbenfrohen Dildos auszuwählen.

Wozu einen Dildo, der nicht einmal vibriert?

Manche Frauen wollen die Stoßbewegungen und die Geschwindigkeit selbst kontrollieren und der Gebrauch eines Dildo ist für sie beinahe wie Geschlechtsverkehr. Sie wählen Dildos aus lebensechten Materialien, die etwa die Größe eines richtigen Penis haben. Riesengroße Dildos sind eher für die Show als zum Einführen gedacht und falls du mit so einem Dildo spielen möchtest, streichle damit deinen Schamhügel, die Schamlippen und die Klitoris.

### DILDOS ZUM UMSCHNALLEN

Der unerwartete Erfolg der Videoserie *Bend Over, Boyfriend* hat den Markt für umschnallbare Dildos, die früher hauptsächlich an Lesben verkauft wurden, gewaltig vergrößert. Manche Männer lieben die anale Penetration und einige Frauen wollen ihnen gern diesen Gefallen erweisen. Wieder andere Frauen sagen zu ihren Männern: „Wenn du Analsex von mir willst, dann sollten wir uns auch dabei einmal abwechseln."

### DER GÜRTEL-STIL

Du kannst einen Dildo natürlich in die Hand nehmen und damit in seinen Anus eindringen, aber schnallst du ihn um, so sind deine Hände frei für andere Aufgaben. Falls du noch keinen Dildo hast, dann kaufe ein Set bestehend aus einem Dildo sowie einem Geschirr zum Umschnallen. Für Anfänger und Frauen, die Gurt und Dildo farblich aufeinander abgestimmt haben wollen, ist das die beste Lösung, denn das Set enthält eine Gebrauchsanweisung.

Bereite ihn auf den Analsex vor, so wie er dich darauf vorbereitet. Vergewissere dich, dass er äußerst erregt und gut mit Gleitmittel eingeschmiert ist, bevor du den Dildo langsam in seinen Anus einführst. Lasse ihn die Tiefe des Eindringens und die Heftigkeit der Stöße bestimmen.

Ein gewöhnliches Geschirr schnallt den Dildo an deinen Körper, während der Riemengurt dünne Bänder besitzt, die man um die Schenkel und die Taille bindet. Eine weitere sexy Option ist das G-Band-Geschirr. Es sieht aus wie ein ganz normaler Lederriemen mit einem dünnen Band, das um die Taille gebunden wird.

Die größte Lust bereitet allerdings das *vibrierende Geschirr* mit zwei kleinen, vibrierenden Pölsterchen. Das eine befindet sich nahe der Klitoris, während das andere dort angebracht ist, wo der Dildo aus dem Geschirr herausragt, und sie erfreuen sowohl den Mann als auch die Frau.

## Brustwarzenklemmen

Das ist nicht nur ein Spielzeug für die Frau, denn auch Männer haben Brustwarzen. Manche Männer mögen es, wenn ihre Brustwarzen gekniffen, gedrückt, gepiekst, geleckt oder gebissen werden. Sie wollen generell an Brustwarzen und Genitalien härter angefasst werden als Frauen, obwohl auch viele Frauen in der Hitze der Leidenschaft eine derbere Behandlung der Brüste und Brustwarzen wünschen, vor allem unmittelbar vor der Menstruation. Solltest du mit S/M experimentieren wollen, dann ist das die beste Zeit.

Sowohl Männer als auch Frauen lieben das Spiel mit den Schraubzwingen.

Falls du noch nie eine Brustwarzenklemme gesehen hast, dann stellst du dir vielleicht ein furchterregendes Ding vor oder denkst an hölzerne Wäscheklemmen, wie sie in alten Pornofilmen verwendet wurden. Es gibt sie in verschiedenen Formen und sie üben denselben Druck auf die Brustwarzen deines Partners aus wie du, wenn du sie zwickst, aber deine Hände sind dabei frei, um anderswo herumzuspielen.

Du kannst dir die Auswahl an Brustwarzenklemmen auf den Websites von Babeland und Good Vibrations anschauen oder aber auch in einem örtlichen Sexshop.

Du kannst aus folgenden Möglichkeiten auswählen:

*Pinzettenklemmen* sind für Anfänger am besten geeignet und sehen am wenigsten so aus, als ob sie normalerweise im Büro eines Gefängniswärters herumliegen würden. Man kann die Spannung regulieren, indem man einen kleinen Ring näher an die Brustwarzen heran- oder weiter wegschiebt. Enge, mit Kunst stoff umwundene Drahtenden schließen sich um die Basis der Brustwarzen, sodass die Spitzen stolz hervorragen.

*Kleeblattförmige Klemmen* sind sehr groß und würden einen Neuling ängstigen. Diese Klemmen bestehen aus je vier Öffnungen, die mit Armen zusamengehalten werden. Die Kraft ist nicht regulierbar und relativ stark. Kleine Kissen aus winzigen Gummischeiben mit Noppen halten die Klemmen, ohne die Haut abzuschürfen. Zieht man an dem Kettchen, dann wird der Druck verstärkt.

*Kätzchenklemmen* sind „alligatorähnliche" Klemmen, die mit einer Schraube und zylinderförmigen Gewichten versehen sind, die das Zusammenziehen einschränken. Dreht man am Kontrollknopf, so beginnen die Klemmen zu vibrieren und die eingezwengten Brustwarzen wie ein Vibrator zu massieren. Aber das ist kein Spielzeug für Anfänger.

**Tipp**

### DIE BRUSTWARZEN EINZWÄNGEN

Bereite deinen Partner darauf vor und vergewissere dich, dass die Brustwarzen steif sind. Sauge, lecke und kneife sie und probiere die Klemme zuerst an dem Hautgewebe zwischen dem Daumen und dem Zeigefinger deines Partners aus.

Schau dabei auf die Uhr, denn eine Schraubklemme unterbindet den Blutkreislauf in der eingezwängten Brustwarze. Lasse die Klemme nie länger als zehn bis höchstens fünfzehn Minuten oben.

Klemme anfangs so viel Fleisch wie möglich ein und versuche mit der Zeit immer weniger einzuzwängen, denn je weniger du einklemmst, desto konzentrierter wird der Druck und die Lustgefühle werden intensiver. Aber klemme sie niemals auf das äußerste Ende der Brustwarze, um keine Verletzungen zu riskieren.

Sind die Klemmen sicher angebracht, dann kannst du die Brustwarzen deines Partners mit der Zunge oder einer Feder necken. Sind die Klemmen Teil eines Herr(in)-Sklave(in)-Spiels, so kannst du ihn oder sie dazu bringen, sich auf alle Viere zu begeben, oder die Klemmen durch einen Kette mit einem Sklavenhalsband verbinden. Steht dein Partner auf Schmerz, hänge kurzerhand leichte Gewichte an die Klemmen, wenn sich er oder sie auf allen Vieren befindet.

Doch denke immer daran, dass die Brustwarzen umso mehr weh tun, je länger du die Klemmen oben lässt, weil das Blut, das nun wieder in die Brustwarzen fließen kann, Schmerzen verursacht. Jeder Mensch reagiert unterschiedlich auf die Stimulation und manche mögen es sanft, andere wiederum härter. Machst du es falsch und das Spiel wird zur Folter, dann ist das definitiv nicht sexy.

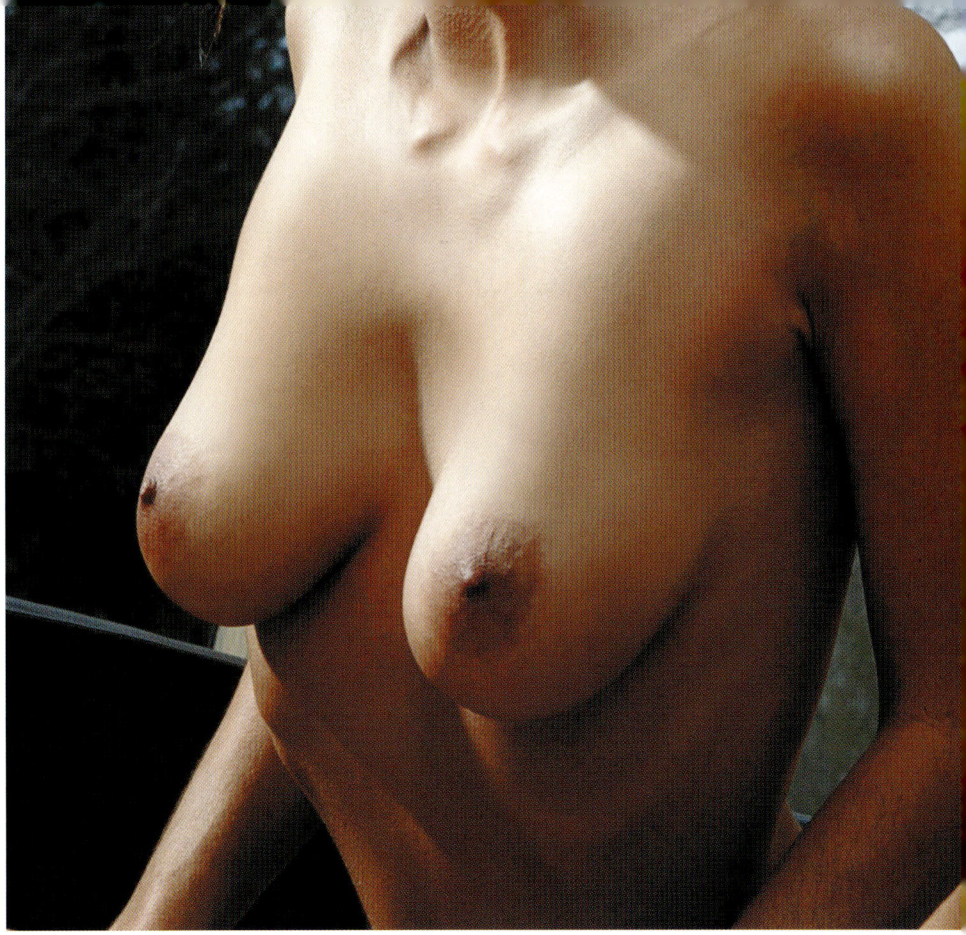

## „Offen gesagt“

„Ein Pornofilm inspirierte meinen Ehemann und mich dazu, die Klemmen auszuprobieren“, berichtet Holly. „Ich bin eher eine nüchterne Frau und als ich die Dinger zum ersten Mal gesehen habe, schreckte ich davor zurück und auch er bereute es für einen Moment. Wir tranken uns ein wenig Mut an und sagten dann: ‚Was soll's? Lass es uns einfach versuchen!‘

Ich kann nicht erklären, was mit mir geschah, nachdem ich die Dinger angelegt hatte. Ich fühlte mich, als ob irgendein überirdischer Geist von mir Besitz ergriffen hätte. Ich war halb Mann, halb Frau und stieß mit meinem Becken wild gegen ihn. Es war sehr erregend, aber danach war mir ein wenig übel, als hätte ich zuviel Schokolade gegessen.“

## Visuelle Hilfsmittel

Erotik-DVDs und Videos zählen klarerweise auch zum Sexspielzeug. Sie werden oft dazu verwendet, um bei der Masturbation die Erregung zu steigern, und für viele Pärchen bilden sie einen Teil des Vorspiels. Erotische Filme regen die Fantasie an, verbessern die Techniken und inspirieren dazu, beim Liebemachen neue Praktiken auszuprobieren.

Aber es gibt auch noch eine andere Pornowelt, den wahrhaft harten Stoff, den sich die Männer meist alleine und heutzutage im Internet anschauen. Frauen erregen sich selten an dieser Art von Filmen. Männer, die viel Zeit mit diesem Material verbringen, haben kaum Sex mit einer Partnerin und deshalb ist dieses Thema für uns hier nur von geringer Bedeutung.

### ACHT PORNOFILME FÜR FRAUEN

- *9½ Wochen*, ein Film über S/M.
- *Kama Sutra*, ein moderner indischer Erotikfilm von der Regisseurin Mira Nair.
- *Der letzte Tango in Paris*, Marlon Brando, ehe er dick geworden ist, im heißesten Analsexfilm aller Zeiten.
- *Deep Throat*, der Fellatio-Klassiker.
- *Emmanuelle*, ein Film über das Altern.
- *Edge Play*, die Vergewaltigungsfantasien der Regisseurin Veronica Hart.
- *Drei Töchter*, das Meisterwerk der Regisseurin Candida Royalle über Cunnilingus.
- *The New Devil in Miss Jones*, Jenna Jameson im besten Film über eine starke, sexy Frau.

## Wohlschmeckende Artikel

Honigtau, abwaschbare Körperfarbe, Kondome in verschiedenen Geschmacksrichtungen, essbare Unterwäsche: Sex war noch nie so vielseitig im Geschmack.

Noch einige Tipps, ehe du deinen Einkaufswagen im Sexshop wahllos mit allerlei Spielzeug vollstopfst: Einige dieser Artikel sind auf Wasserbasis hergestellt, andere auf Ölbasis. Öl zersetzt Latex, deshalb benutzt keine Produkte auf Ölbasis in Verbindung mit Latexkondomen. Also achtet beim Einkauf stets auch auf das Kleingedruckte.

Außerdem können Reste von Farbe oder Öl im Inneren der Vagina kleben bleiben und solltest du anfällig sein für Pilzinfektionen, wirst du dir möglicherweise bei diesen Produkten eine Infektion einfangen. Viele Körperfarben enthalten Öle und du kannst damit den ganzen Körper bemalen bis auf die Vagina. Dusche dich aber zuerst, bevor du zum Geschlechtsverkehr übergehst.

Die besten Produkte werden von der Firma Kama Sutra hergestellt und sind wunderschön verpackt. Diejenigen, die laut Beschreibung gut schmecken sollten, tun das auch. Andere Marken sind hinausgeworfenes Geld. Einige sogenannte „essbare Körperfarben“ sind das nur in einem äußerst eingeschränkten Sinn: Sie werden dich zwar nicht umbringen, aber möglicherweise bekommst du davon Durchfall!

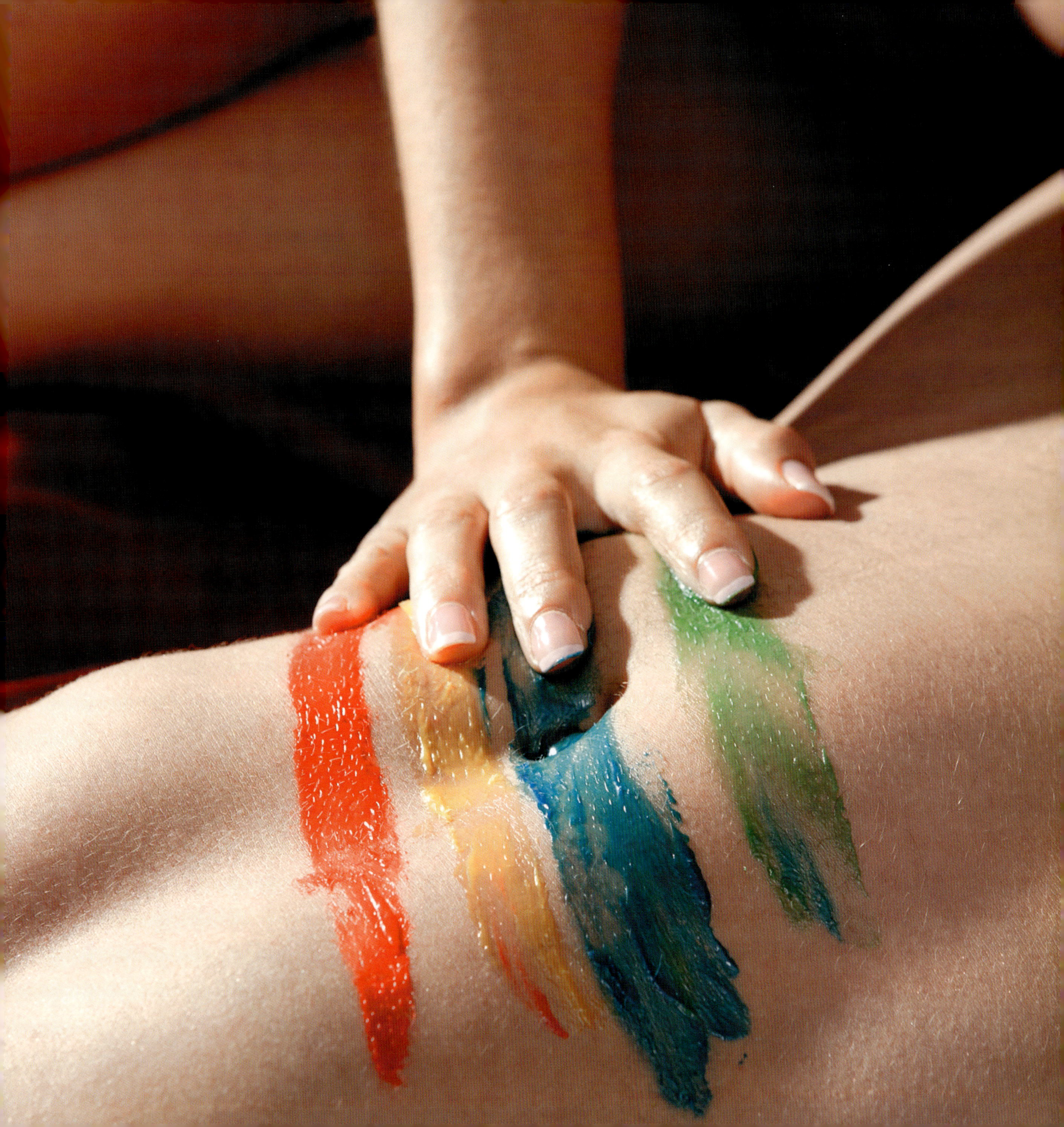

## DIE UNVERZICHTBARE GARNIERUNG

*Honigtau*, ein leichter, seidener Blütenstaub, wurde in Indien seit der Antike zur natürlichen Behandlung der Haut verwendet. Der Honigtau schwimmt auf dem Wasser und der subtile Duft des Geißblattes bildet zusammen mit dem Honig ein köstliches Aroma. Tauche die beigelegte Feder in den Honigtau, bepudere damit die Körperstellen deines Partners, die du lecken willst, und freue dich über ein äußerst sinnliches Erlebnis.

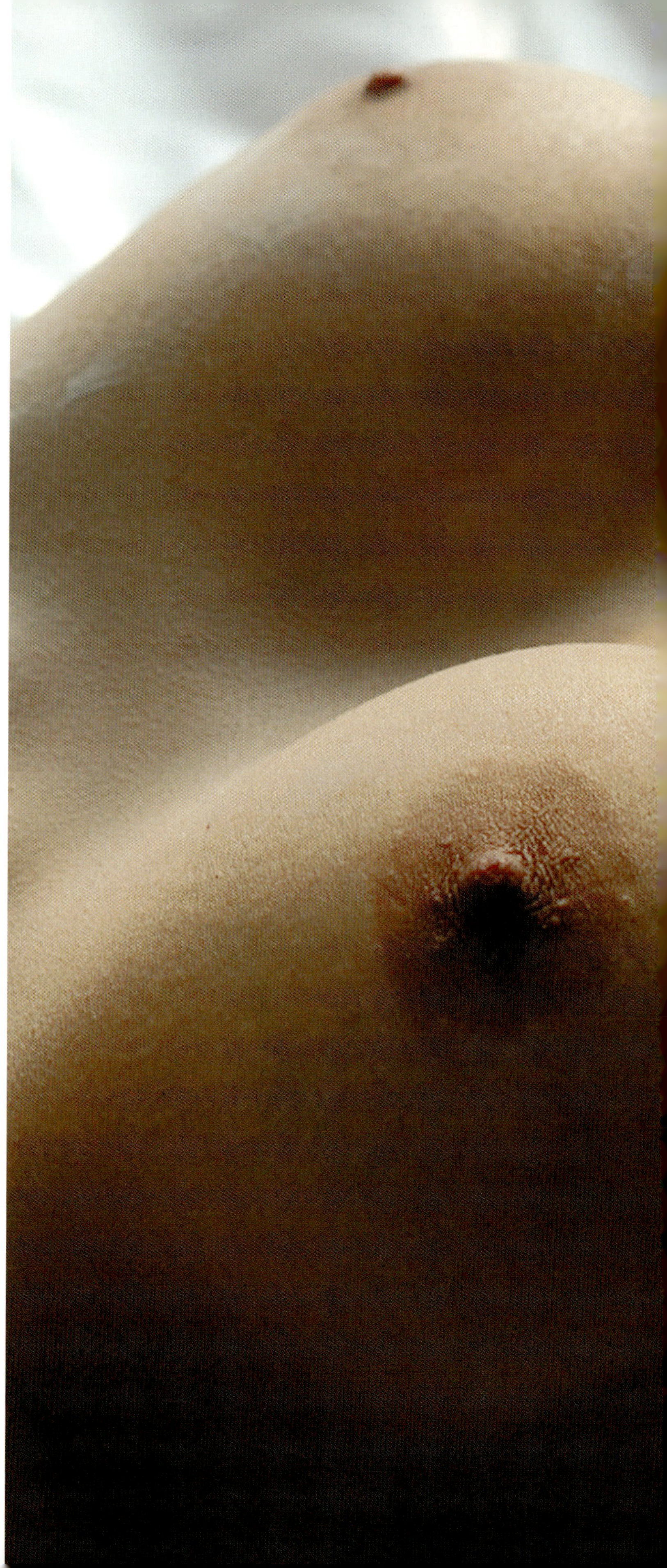

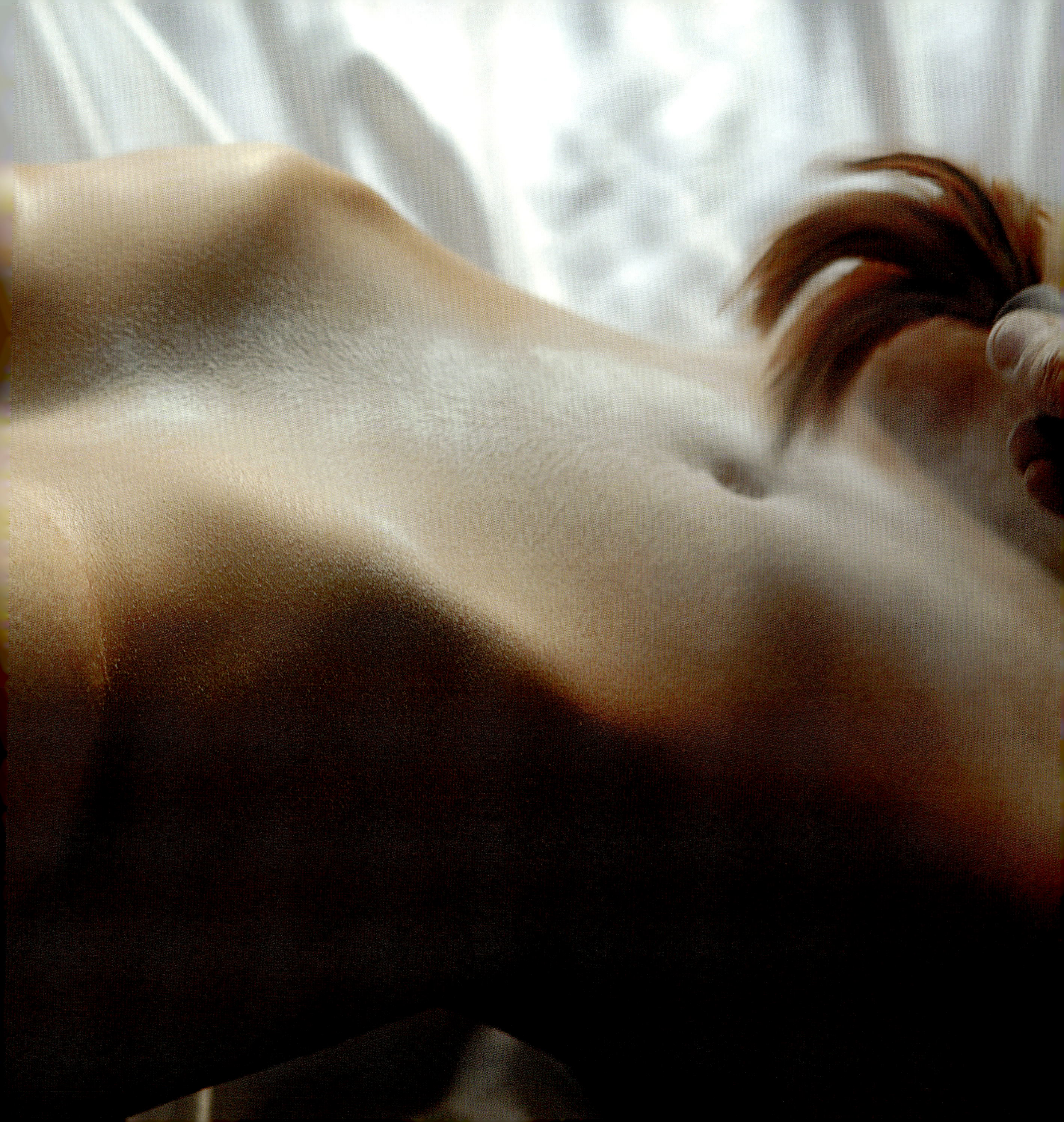

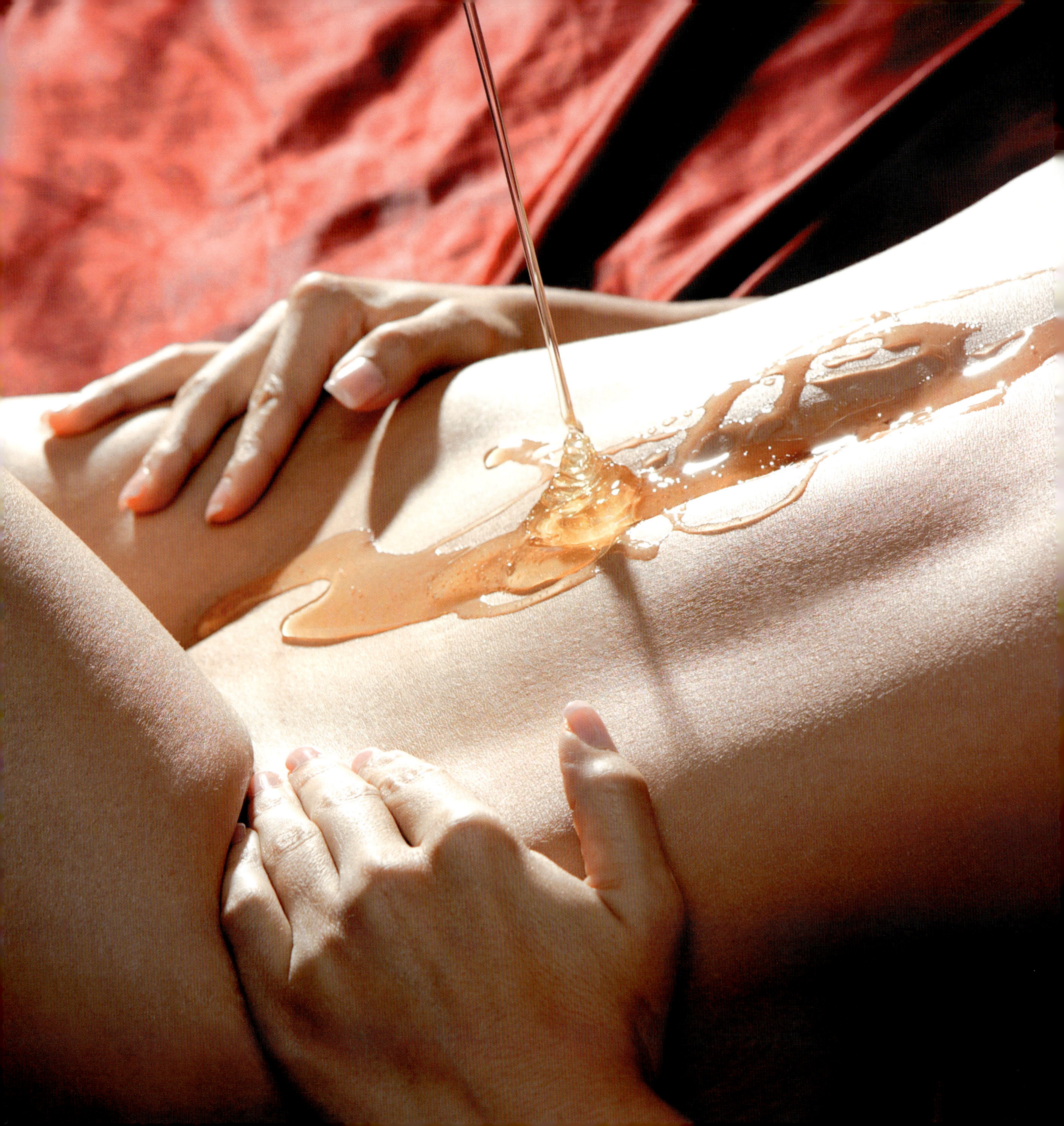

### KÖRPERFARBEN AUS SCHOKOLADE

Glaubst du, dass Schokolade genauso gut ist wie Sex? Versuche einmal beides zu verbinden.

Kama Sutra stellt den *Malkasten für Liebende* her, der drei zarte, cremige Körperfarben aus dunkler, weißer und Milchschokolade enthält. Das schöne Kästchen sieht so ähnlich aus wie der Farbkasten eines Künstlers und enthält einen Borstenpinsel sowie drei schöne Glasbehälter mit der wohlschmeckenden Farbe. Die schmackhafte Schokolade ist aus Milch und Butter hergestellt und sollte deshalb nach dem Öffnen eingekühlt werden. Sie klebt nicht und ist wunderbar zu lecken.

Dieselbe Firma vermarktet auch essbares Massageöl, das aus Weizenkeimöl hergestellt wird und Vitamin E enthält, und zwar in folgenden Geschmacksrichtungen:

*Honig und Mandel*: eine nette und recht milde Geschmacksrichtung

*Vanillecreme*: süß und reich an Geschmack

*Minze:* erfrischend

*Himbeercreme*: schmeckt wirklich wie Himbeeren

## Analspielzeug

Sexspielzeug kann man gut beim Vorspiel zum Analverkehr einsetzen oder auch bei der analen Masturbation.

*Analstecker* sind gewöhnlich wie ein Diamant geformt und haben einen dünnen Hals und abgeflachte Grundflächen, damit sie nicht ins Rektum hineinrutschen. Die Ausbuchtung in der Mitte stimuliert die Prostata.

*Analperlen* verursachen ein Zusammenziehen des Schließmuskels und können bei Mann und Frau Orgasmen auslösen. Die Perlen sind in allen Größen und Materialien erhältlich. Es handelt sich dabei um Perlen, die auf einer Schnur aufgefädelt sind, mit einem Ring am Ende.

*Analdildos* sind einfach schlankere Versionen der gewöhnlichen Dildos. Du kannst sie beim Analsex zur Stimulation benutzen oder um deinen Körper darauf vorzubereiten.

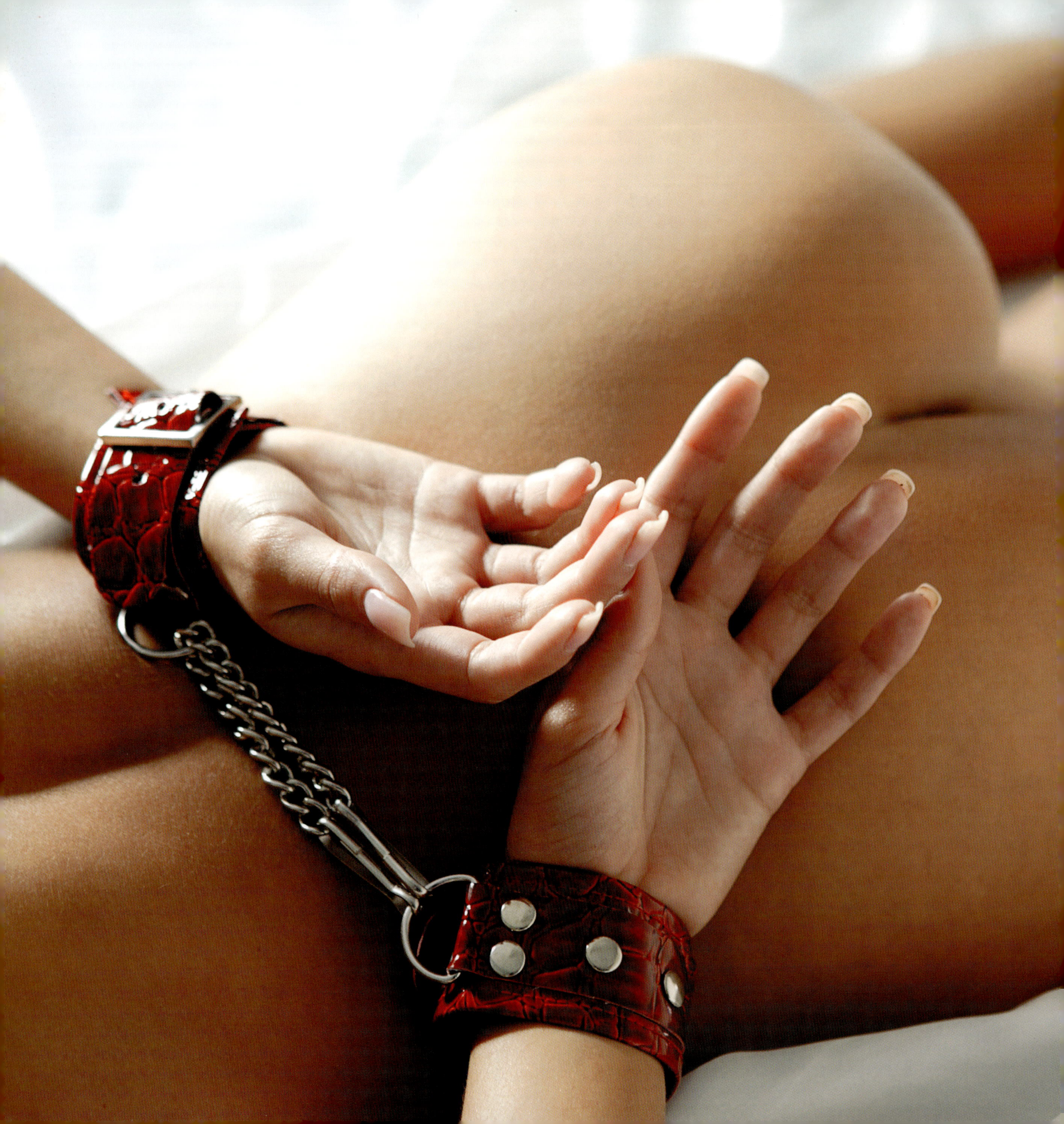

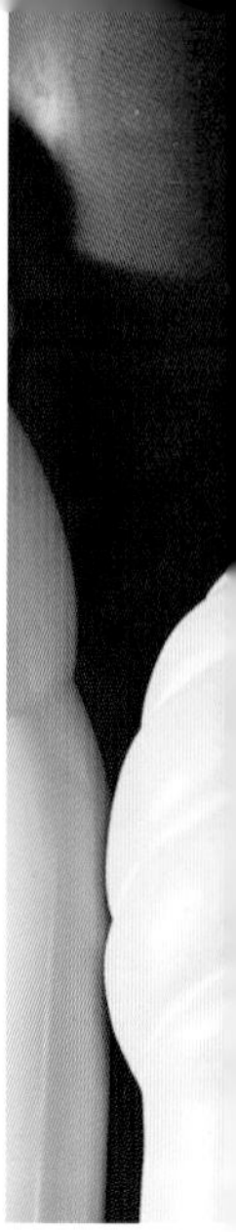

# SEXSPIELE

## Sex wird immer abartiger.

Einige Soziologen und Psychologen glauben, dass hinter verschlossenen Türen zu jeder Zeit abartige Sexualpraktiken ausgeübt wurden und sie heute nur dahinter hervorgekommen sind. Andere meinen, dass die Abartigkeiten zwar immer da waren, dass sich aber die Gewohnheiten normaler Menschen durch Videos, DVDs und das Internet deutlich geändert haben. Sie behaupten, dass „Abartigkeiten" in den Schlafzimmern heute mehr denn je praktiziert werden. Immer mehr (30 bis 60 Prozent) sogenannte „Vanille"-Pärchen (die sich auf traditionelle Sexualpraktiken beschränken) stehen auf heiße Schokoladesauce, Schlagsahne und süße Beeren. Vor zehn Jahren standen noch mehr Männer als Frauen auf Fesselspiele, leichte Schläge auf den Hintern und andere S/M-Spielchen.

Heute ist es oft die Frau, die sagt: „Willst du mich fesseln oder mit deinem Gürtel auspeitschen?"

Je länger ein Paar zusammen ist, desto größer wird die Wahrscheinlichkeit, dass einer von beiden an abartige Praktiken denkt, um den Sex zu würzen, und Abartigkeiten scheinen zum natürlichen Verlauf des Sexuallebens vieler Pärchen zu gehören. Willst du es auch einmal versuchen, dann achte auf die „Sicherheits- und Gesundheitsregeln" seriöser und experimentierfreudiger Lebemenschen.

### Die Spielregeln

- Einigt euch über grundlegende Dinge, wie zum Beispiel keine richtigen Schmerzen zu verursachen oder Narben zu hinterlassen.
- Setzt euch ein Zeitlimit für euer „Spiel".
- Verteilt die Rollen und die Verantwortung. Bringt der Herr oder die Herrin den Sklaven oder die Sklavin zum Orgasmus?
- Wählt ein bestimmtes Wort aus, das euch „Stop" signalisiert. Die meisten Pärchen suchen sich ein anderes Wort aus, als einfach „Nein" zu sagen, weil es Teil des Rollenspieles ist, dass „Ja" eigentlich „Nein" bedeutet. Sagt beispielsweise „Erdnussbutter" oder „Rosen", um eurem Partner anzudeuten: „Okay! Das Ganze ist jetzt kein Spaß mehr!"

## S/M-Spiele

S/M ist eine Abkürzung für Sadomasochismus und grundsätzlich geht es dabei um einen Machtaustausch zwischen zwei Partnern, wobei der eine die dominante und der andere die unterwürfige Rolle übernimmt. Beide sind mit den oben angeführten Regeln einverstanden und der Austausch findet im spielerischen Rahmen statt.

Die Spiele müssen nicht unbedingt den Gebrauch von Gürteln, Stöcken oder Peitschen mit einbeziehen. Er könnte zum Beispiel beschimpft oder dazu gezwungen werden, sich vor ihr niederzuknien und um Gnade zu flehen. Sie möchte vielleicht gefesselt und mit der Peitsche sanft auf die Innenseiten ihrer Schenkel geschlagen werden und dann darum bitten, sich selbst befriedigen zu dürfen.

Es gibt endlos viele Szenarios und viele schließen den Gebrauch von Fesseln sowie von anderem Sexspielzeug zum Klemmen und Auspeitschen mit ein.

*Warum werden Menschen durch solche Spiele erregt?*

Manche Menschen liefern sich manchmal gerne an Andere aus, die es wiederum genießen, diese Macht zu erhalten. Viele Pärchen „tauschen“ dabei gerne und übernehmen abwechselnd die dominante oder die unterwürfige Rolle. Andere Menschen sehen in S/M eine erotische Herausforderung. Sie bringen durch diese Spiele ihre persönliche erotische Erfahrung und die sexuelle Beziehung auf eine höhere Stufe. Außerdem können manche Männer und Frauen ihre unterdrückten Schuld- und Schamgefühle auf sichere und gesunde Weise ausleben.

Doch für viele Menschen ist S/M einfach eine neue und andere Art des Liebesspiels. Sie mögen heftige Stimulation und viel Abwechslung in ihrem Sexualleben. S/M gibt ihnen etwas Neues, ohne gleich den Partner wechseln zu müssen.

*Wie kannst du erkennen, ob du S/M magst oder nicht?*

Baue ein kleines „derbes Spiel“ in den Sex ein. Beginne mit Liebesbissen, leichten Schlägen und Kniffen. Halte ihre (oder seine) Brustwarzen zwischen deinen Zähnen und beiße sanft hinein. Verabreiche deinem Partner beißende Küsse auf die Innenseiten der Schenkel. Schlage beim Geschlechtsverkehr auf ihren (oder seinen) Hintern.

Falls dich (und deinen Partner) dieses Spiel antörnt, dann geht weiter zur nächsten Stufe und borgt euch ein einschlägiges Video oder eine DVD aus. Beginne einen Dialog mit deinem (deiner) Geliebten. Seid ihr euch darüber einig, was eindeutig „heiß“ ist und was nicht?

Braucht ihr mehr Information, dann begebt euch gemeinsam ins Internet oder besucht einen Sexshop, um zu sehen, wie ihr auf Leder, Gummi, Brustwarzenklemmen und Peitschen reagiert. Seid ihr dann immer noch begeistert, dann wird es Zeit, eure eigenen Regeln aufzustellen.

*Kann man das Machtspiel auch ohne Schmerzen austragen?*

Bei den Rollenspielen geht es nicht um Fesseln, Disziplin oder Schmerzen, sondern einfach darum, eine bestimmte Rolle zu übernehmen. Das Pärchen in einem bekannten Joghurt-Werbespot (sie ist das französische Dienstmädchen und er der reiche Arbeitgeber) trägt ein Rollenspiel aus. Sie sitzt auf seinem Schoß und löffelt Joghurt in seinen Mund, wobei sie anzügliche Bemerkungen macht. Es ist äußerst interessant, dass dieses Konzept heutzutage so sehr Allgemeingut ist, dass man damit sogar Joghurt verkaufen kann!

Pärchen, die sich so verhalten, als ob sie Fremde wären, die einander in einer Bar treffen, spielen auch ein Rollenspiel, das sehr sexy ist, weil es die beiden in die Zeit zurückversetzt, als sie einander gerade kennengelernt hatten, alles neu war und sie noch mehr Fragen über den anderen hatten als Antworten. Das Rollenspiel funktioniert auf zweierlei Arten: Es verbindet uns mit der Vergangenheit oder hilft uns, dort zu sein, wo wir gerne sein würden.

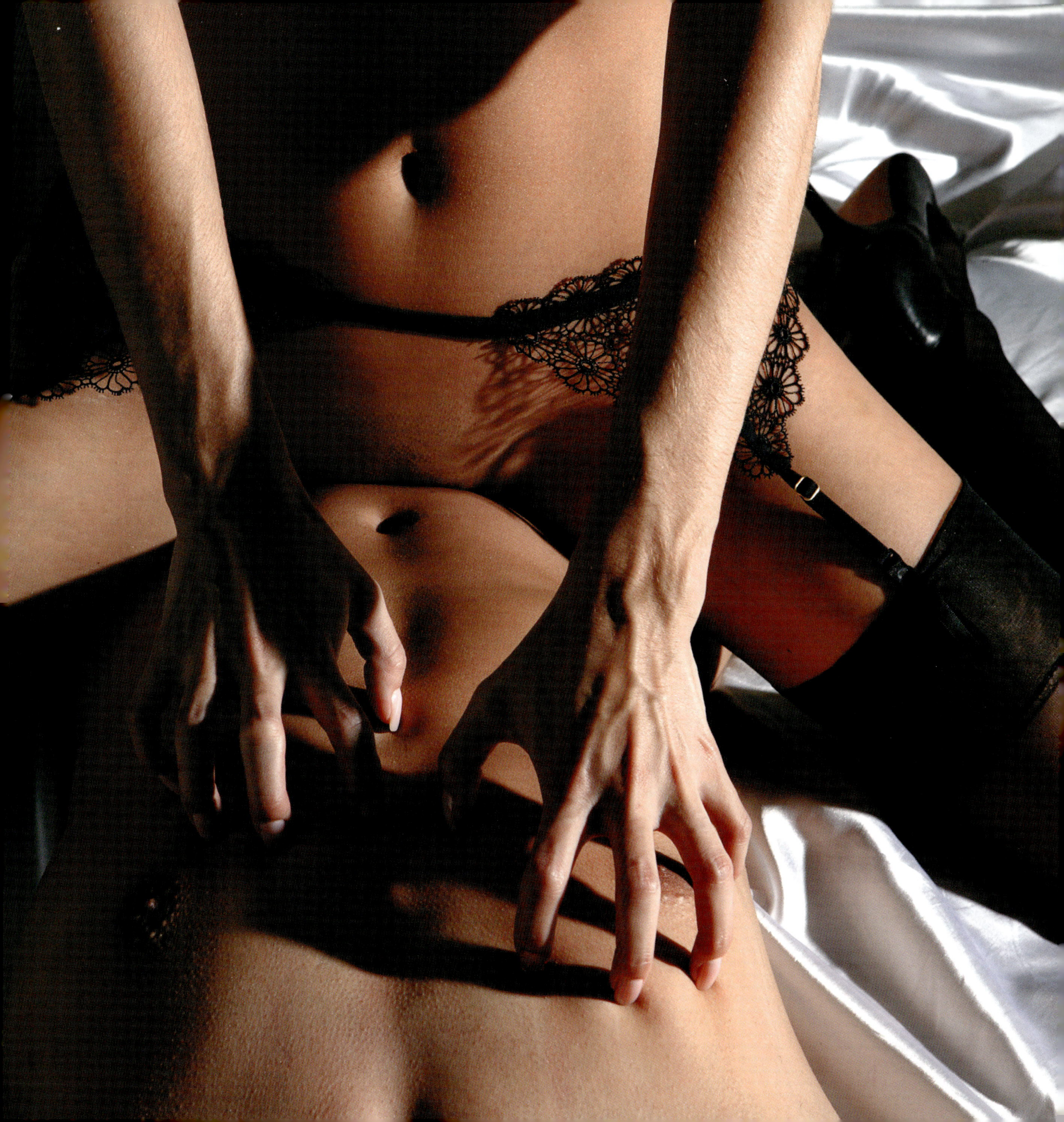

**Tipp**

## HERRIN UND SKLAVE

Falls ihr noch nie ein S/M-Spiel versucht habt, so sind hier einige Vorschläge dafür. Dieses Spiel heißt Herrin und Sklave, aber ihr könnt die Rollen auch tauschen.

Dein Sklave soll für dich strippen, während du angezogen bleibst. Befiel ihm, deine Genitalien zu berühren, aber bestehe darauf, dass er sie nicht sehen und nur mit der Hand unter deinen Rock oder in deine Hose greifen darf.

Befiel ihm, ein Voyeur zu sein und die Hände hinter seinem Rücken zu verschränken, während du masturbierst.

Jetzt soll er sich ausziehen und danach verbindest du seine Augen und legst ihm Handschellen an. Necke seinen Penis, bringe ihn mit Mund oder Hand an die Schwelle zum Orgasmus, aber lasse ihn nicht kommen.

Bist du der Herr und sie die Sklavin, dann necke sie immer wieder bis zum Orgasmus. Dann befriedige dich selbst und ejakuliere auf ihre Brüste. Binde sie los und befiel ihr, dein Ejakulat als Gleitmittel zu verwenden und sich selbst zum Orgasmus zu bringen.

Erzähle ihr, dass sie „bestraft" wird, wenn sie nicht innerhalb von fünf Minuten einen Orgasmus bekommt.

Diese Spielchen sind nicht für jedermann (oder jede Frau) gedacht, können aber sehr erregend sein.

**Tipp**

## BINDEN UND NECKEN

Nehmt eine gemütliche Stellung ein. Für die meisten Menschen bedeutet das, aufrecht im Bett zu sitzen, sich gegen das Kopfende zu lehnen, die Arme seitwärts auszustrecken und die Handgelenke am Kopfende festzubinden.

Verwendet dazu Velcro-Handschellen oder locker gebundene Seidenschals und keine Handschellen aus Metall. Die gefesselte Person sollte die Hände selbst befreien können. Es ist ja ein Spiel und keine Festnahme.

Necke deinen Partner mit sanften Berührungen und Küssen. Verwende Öl und Körperlotion. Streiche mit einer Feder über die Innenseiten ihrer oder seiner Schenkel. Liebkose die Brustwarzen durch einen Seidenschal hindurch. Sei kreativ bei der Verwendung verschiedenster sinnlicher Materialien und Gegenstände.

Variiere das Muster deiner Streicheleinheiten von leidenschaftlichen Küssen bis hin zu zärtlichen Liebkosungen.

Konzentriere dich auf die Lustpunkte: die Brustwarzen, die Innenseiten der Schenkel, die Kniekehlen, die Ohren, den Hals, die Linie zwischen Nabel und Schambein und die Genitalien, einschließlich des Perineums.

Bringe deinen Partner an den Rand des Orgasmus, ziehe dich zurück und necke ihn (oder sie) von Neuem.

Löse jetzt mit Mund, Hand oder durch Geschlechtsverkehr den Orgasmus aus.

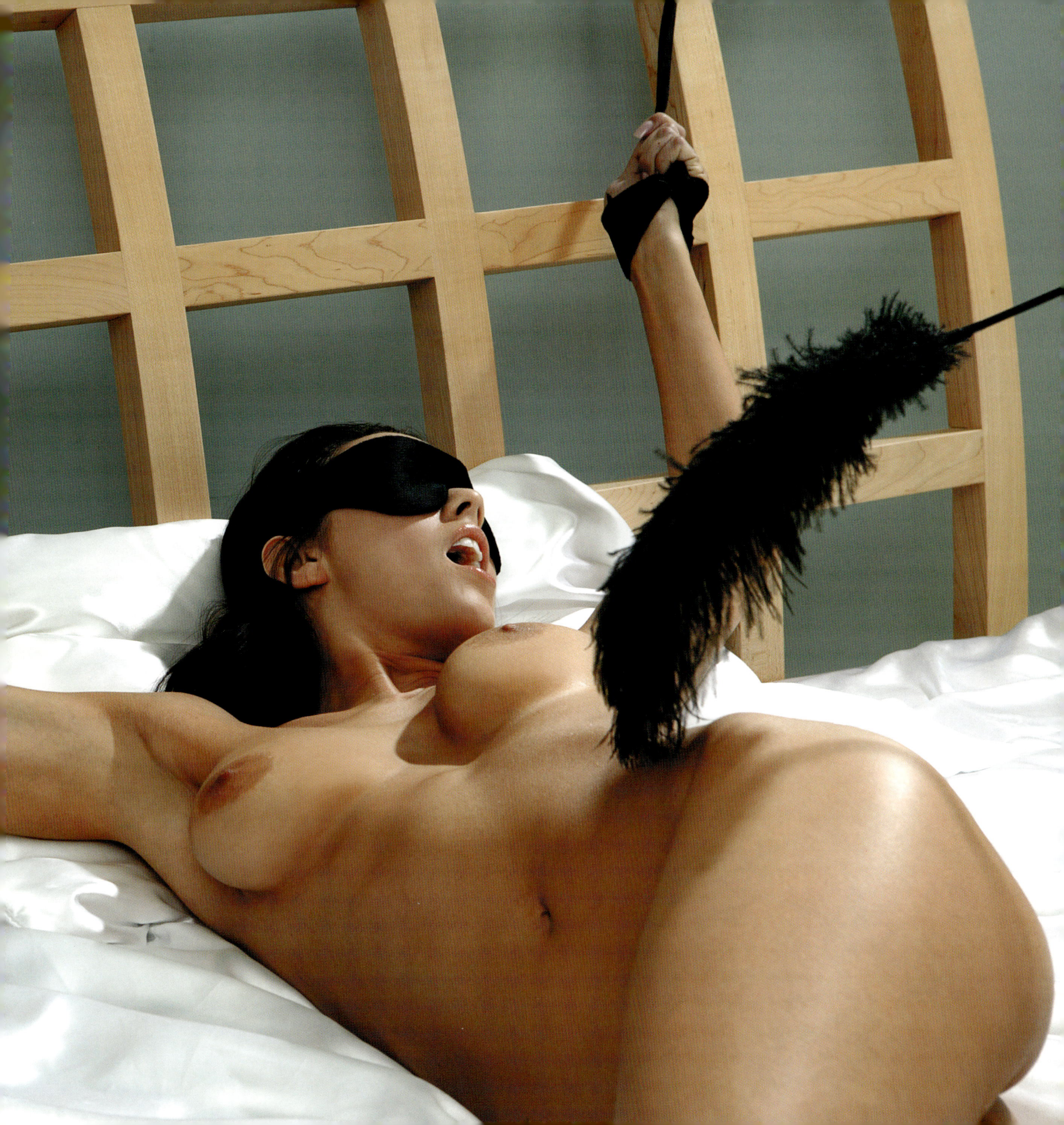

## Erotische Klapse auf den Po

In Anbetracht der zahlreichen Websites, Zeitschriften, Videos und DVDs scheinen erotische Klapse auf den Po ein sehr populäres Sexspiel zu sein. Es ist genau das, wonach es sich anhört: das Versohlen des Hintern zur sexuellen Befriedigung eines oder auch beider Partner. Manche Menschen betrachten es als eines von vielen Sado-Maso-Spielen, aber richtige Liebhaber spielen nichts anderes.

Beinahe jeder hat beim Liebemachen schon einmal Klapse auf den Hintern ausgeteilt oder erhalten.

Du kannst die Hand benutzen, ein Lineal, eine Bürste, einen Gürtel, eine Küchenschaufel, ein Rohr oder eine Reitpeitsche. Manchmal werden Schläge auf den nackten Hintern ausgeteilt, ein anderes Mal trägt der oder die Geschlagene Unterhosen. Hier sind einige Stellungen zum Hinternversohlen:

- über die Knie oder den Schoß gelegt
- mit dem Gesicht nach unten auf einem Bett
- über die Rückenlehne eines Stuhls gebeugt
- nach vorn gebeugt mit den Händen auf den Knien
- auf dem Bett kniend, nach vorn gebeugt und mit den Händen auf dem Fußboden
- auf allen Vieren

Viele Pärchen verbinden das Hinternversohlen mit einem Rollenspiel. Das unartige Schulmädchen (oder Schuljunge), der Papa (oder die Mama), Lehrer und Schüler sind bevorzugte Rollen. Bei diesen Rollenspielen können die Klapse auf den Po zum Beispiel eine Art von „Bestrafung" darstellen. Oft sind auch Verkleidungen Teil des Spieles. Das Schulmädchen trägt Kniestrümpfe und einen Minirock, das Zimmermädchen Strümpfe, Strumpfgürtel und eine saubere Schürze.

Erotische Klapse auf den Hintern erfordern Geschick und eine geübte Hand, denn wenn du zu stark zuschlägst, zerstörst du die Stimmung. Lege deinen Partner über deinen Schoß und streichle zuerst ihre oder seine Genitalien, bevor du ihr oder ihm den Hintern versohlst.

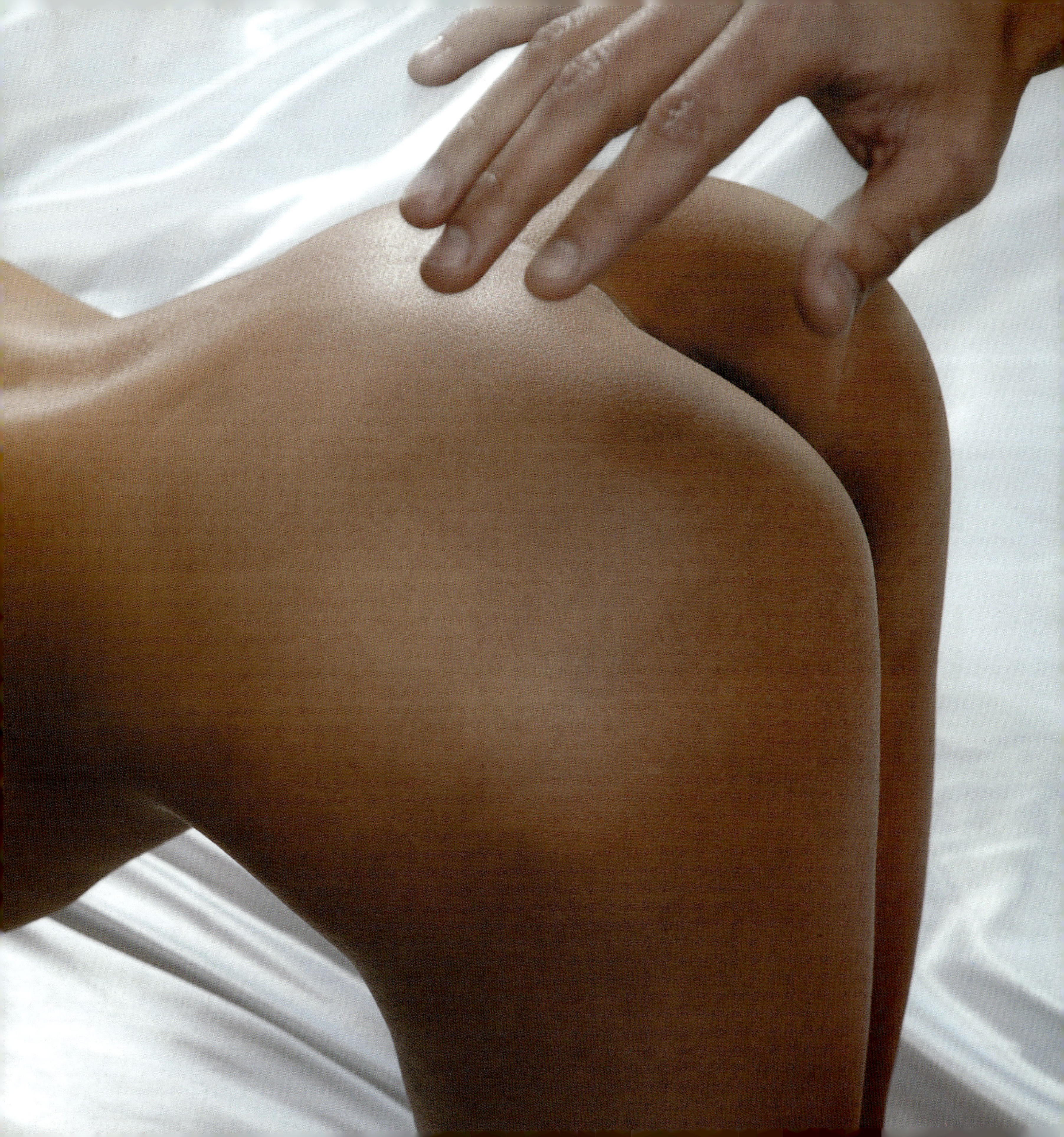

**Tipp**

### VARIATIONEN DES HINTERNVERSOHLENS

Spreize die Pobacken deines/deiner Geliebten mit einer Hand und schlage sanft mit zwei oder drei Fingern der anderen Hand auf den Analbereich.

Lockere deine Hand, sodass sie wie ein Paddel arbeitet.

Spreize beim Schlagen besser deine Finger, sofern du das nicht ohnehin schon so machst.

Diese Behandlung beschert dem willig Empfangenden verschiedenartigste Lustgefühle.

**Tipp**

### DEN HINTERN VERSOHLEN

Wärme die Pobacken deines Partners mit leichten Klapsen auf, bis sie sich röten, und höre dann auf damit, um seinen oder ihren Hintern zu liebkosen. Darauf schlägst du ein wenig fester und massierst danach das warme Fleisch.

Benutze entweder deine Hand oder ein Werkzeug und achte darauf, dass du nicht zu viel Kraft aufwendest. Mit einem Werkzeug musst du vorsichtiger sein, denn du kannst dabei nicht den Druck auf deiner eigenen Hand spüren. Erinnere dich daran, dass nicht die Härte, sondern die Anzahl der Schläge erotische Lust verschafft.

Außerdem kommt es darauf an, wo du diese leichten Schläge platzierst. Der Hintern ist im unteren Bereich und entlang des Schrittes sehr empfindlich. Schlage keinesfalls auf sein oder ihr Steißbein!

## DIE FANTASIE

Die Fantasie ist eine nahezu universelle Erfahrung, ein geistiges Aphrodisiakum mit unglaublicher Macht, udiend sowohl in einem bewussten als auch unbewussten Vorgang ablaufen kann. Falls du jedoch mit deinem Sexualleben unzufrieden bist und nicht deine Fantasie benutzt, so versäumst du den schnellsten und einfachsten Weg zum Orgasmus.

Schamgefühle oder die Angst davor, „abnormal" zu sein, halten manche Menschen davon ab, ihre Fantasien auszuleben und zu teilen. Dabei sind sie Teil des Sexualaktes, wie ein homosexuelles Zusammentreffen, brutaler Sex oder Gruppensex, was aber nicht heißt, dass du das unbedingt auch erleben willst. Viele Menschen stellen sich homosexuelle Begegnungen vor, ohne im wirklichen Leben Sex mit gleichgeschlechtlichen Partnern haben zu wollen. Solange du nur durch wilde Fantasien erregt werden kannst, sind diese Fantasien normal, was immer das auch bedeuten mag.

Benutze sie, genieße sie und nimm sie nicht zu ernst.

*Wie lautet die erste Frage über sexuelle Fantasien? „Sind meine Fantasien normal?"*

Jüngste Untersuchungen deuten darauf hin, dass sich die Fantasien von Männern und Frauen heute ähnlicher sind als vor zwanzig Jahren. Laut Nancy Fridays Bestseller *Befreiung zur Lust* sowie anderen Büchern über sexuelle Fantasien, sind die Fantasien der Frauen heute aggressiver. Schäme dich nicht und habe keine Angst vor diesen Fantasien.

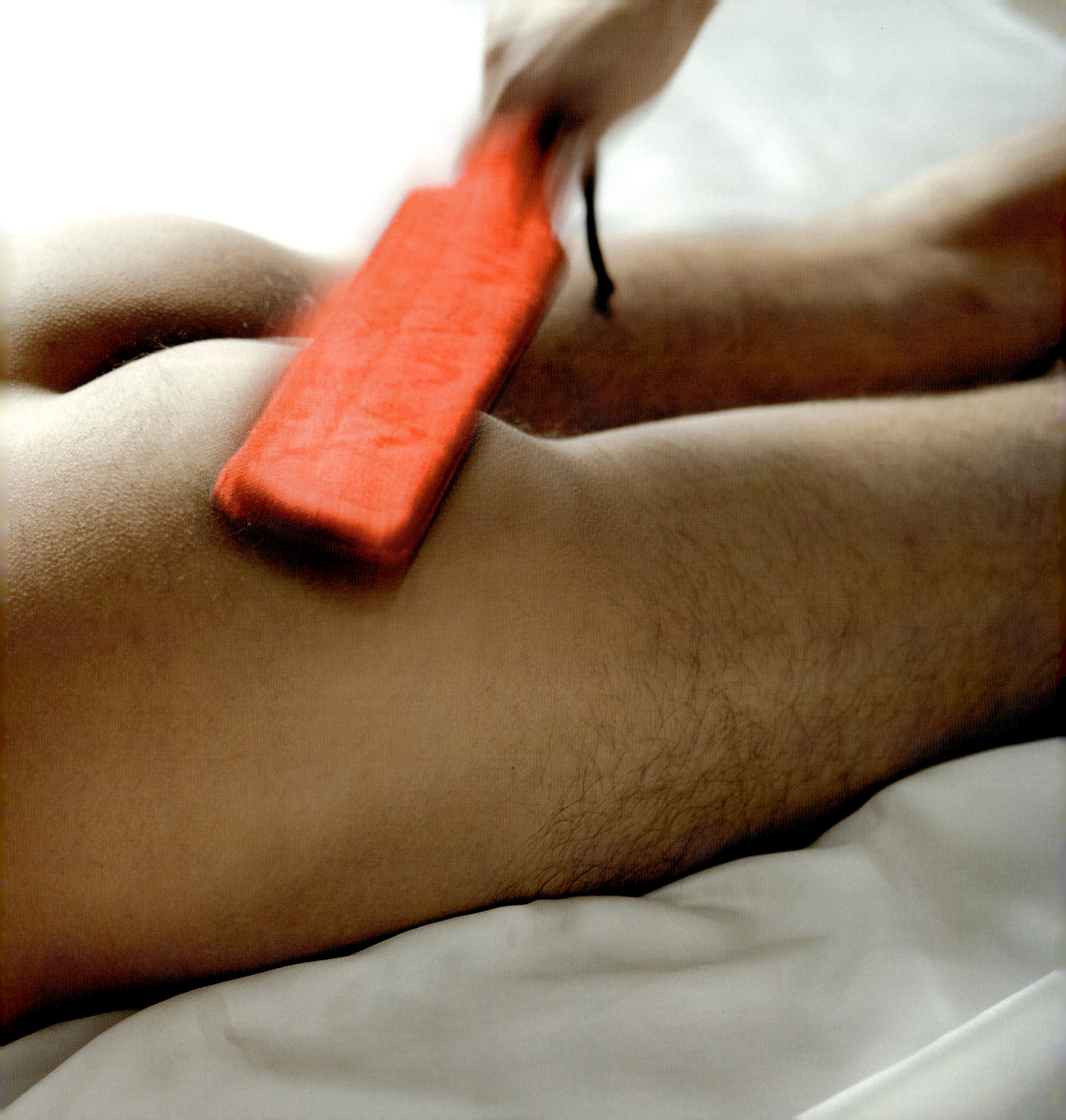

## DIE GESCHICHTE EINES PAARES

In ihren Träumen wurde Megan beim Geräusch eines aus den Schleifen gezogenen Ledergürtels feucht. Sie zitterte am ganzen Körper, als er den Gürtel auf seine Hand klatschen ließ. Sie ist mit ausgestreckten Armen und Beinen ans Bett gefesselt. Die ersten Schläge sind sanft, beinahe zärtlich, weil er weiß, wie er sie dazu bringen kann, sich nach den Schmerzen zu sehnen. Das Geräusch verändert sich, weil die Schläge jetzt härter werden. Ihr Körper ist schweißgebadet und der Gürtel verursacht beim Auftreffen ein dumpfes Klatschen ...

Der Traum endete immer mit einem Orgasmus. Beim Aufwachen war sie verschwitzt und hatte die Hand in ihrer Vagina. Der stechende Schmerz, den sie im Traum verspürt hatte, verschwand und die Kontraktionen ihres Orgasmus verebbten.

Neben ihr im Bett schnarchte Brian, der davon nichts mitbekommen hatte.

Manchmal versuchte sie ihn zu provozieren, aber er schien sie nicht verstehen zu wollen. *Versohle mir den Hintern! Du magst nicht, was ich gesagt habe? Dann mach ewas, damit ich es zurücknehme!* Er lachte bloß. Wenn sie dann seine Hose vom Fußboden aufhob, den Gürtel langsam aus den Schleifen zog und damit auf ihre Handfläche schlug, dann blickte er sie fragend an und sagte: „Okay! Ich sollte wohl lieber meine Kleider aufheben."

Sie waren sieben Jahre lang zusammen und es juckte Megan noch immer, ihren Hintern mit einem Gürtel schlagen zu lassen, aber sie konnte ihm das nicht sagen. Schon seit sie ein Teenager war, sehnte sie sich nach diesen Klapsen. Ihre Eltern hatten sie nicht einmal mit der Hand geschlagen, geschweige denn mit einem Gürtel und sie konnte nach wie vor nicht mit ihm darüber reden.

Sie wollte den Gürtel, wusste jedoch weder warum, noch wie sie ihn um diesen Gefallen bitten sollte.

Eines Nachts erwachte sie, noch bevor ihr Orgasmus begann. Heiß, nass und mit einem unerträglichen Verlangen rollte sie sich zu Brian hinüber und setzte sich auf ihn. Er erwachte und gähnte, während er mit halb geöffneten Augen in sie eindrang. Sie ritt auf ihm zu einem stürmischen Höhepunkt, während der Gürtel in ihrem Kopf den Rhythmus vorgab.

„Was war heute Nacht los?“, fragte er sie am nächsten Morgen.

„Ich habe geträumt“, sagte sie, ohne dabei in seine Augen zu blicken.

Einige Tage später saßen sie auf dem Boden vor dem Kaminfeuer und tranken Wein, als er sie fragte: „Dieser Traum? War da ein anderer Mann?“

Ihr Gesicht wurde heiß, vielleicht wegen des Feuers. Schuldbewusst richtete sie einen strengen Blick auf ihren Ehemann und er fühlte sich verletzt und verwirrt. Jetzt musste sie etwas sagen.

„Es war ein Gürtel, dein Gürtel.“

„Ein Gürtel?“

Sie sah ihm dabei zu, wie er das Ganze langsam realisierte und sich erinnerte. *Versohle mir den Hintern!* Er begann zu verstehen.

„Ein Gürtel, also“, sagte er.

Ihr wurde heiß vor Scham und Verlangen.

„Ein Gürtel“, wiederholte er mit starker und selbstbewusster Stimme.

Er nahm sie in seine Arme, küsste sie und flüsterte ihr ins Ohr: „Du willst also den Gürtel.“

Sie zitterte vor Erwartung.

„Zieh deine Hose aus!“

Sie legte sich über einige Kissen, reckte den Hintern erwartungsvoll in die Höhe und durfte endlich den langersehnten Gürtel fühlen.

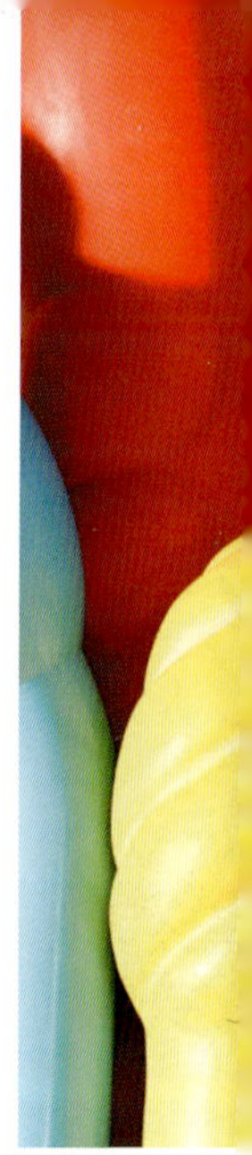

## DIE TOP-ZEHN-FANTASIEN

Viele Menschen haben in ihren erotischen Fantasien eine(n) „beste(n) Freund(in)“, der oder die sie bei der Selbstbefriedigung oder beim Liebemachen erregt. Wahrscheinlich fällt diese(r) Freund(in) unter eine der folgenden Kategorien:

1. Liebemachen mit jemand anderem als dem regulären Partner ist die meistverbreitete Fantasie unter Männern und Frauen.
2. Der „verbotene“ Partner: jemand mit anderer Hautfarbe, ein Verwandter, die Geliebte eines Freundes, dein Chef oder deine persönliche Assistentin.
3. Mehrere Partner: normalerweise Sex mit deinem oder deiner Geliebten und einer weiteren Person, bei Männern überwiegend die „Zwei-Frauen-Fantasie“.
4. Die romantische Fantasie: Sex an einem idyllischen Ort, wie zum Beispiel ein Sonnenuntergang am Meer.
5. Spontaner Sex mit Fremden: zum Beispiel das von der Autorin Erica Jong im Romanklassiker *Angst vorm Fliegen* beschriebene Aufeinandertreffen zweier Personen, die im Zug übereinander herfallen.
6. Erzwungener Sex oder die „Vergewaltigungs-Fantasie“: ist unter Männern und Frauen weitverbreitet. Es handelt sich dabei aber nicht um den Wunsch, vergewaltigt zu werden, sondern den Sex ohne Verantwortung und Schuldgefühle genießen zu wollen.
7. „Tabuisierte“ Sexualpraktiken: beispielsweise Sex an öffentlichen Plätzen oder S/M.
8. Exhibitionistische oder voyeuristische Fantasien: Jemand will beim Sex gesehen werden oder andere dabei beobachten. Eine unter Männern weitverbreitete Fantasie ist es, der Ehefrau oder Freundin beim Sex mit einer anderen Person zuzuschauen.
9. Homosexuelle Begegnungen.
10. Sex mit einer berühmten Person.

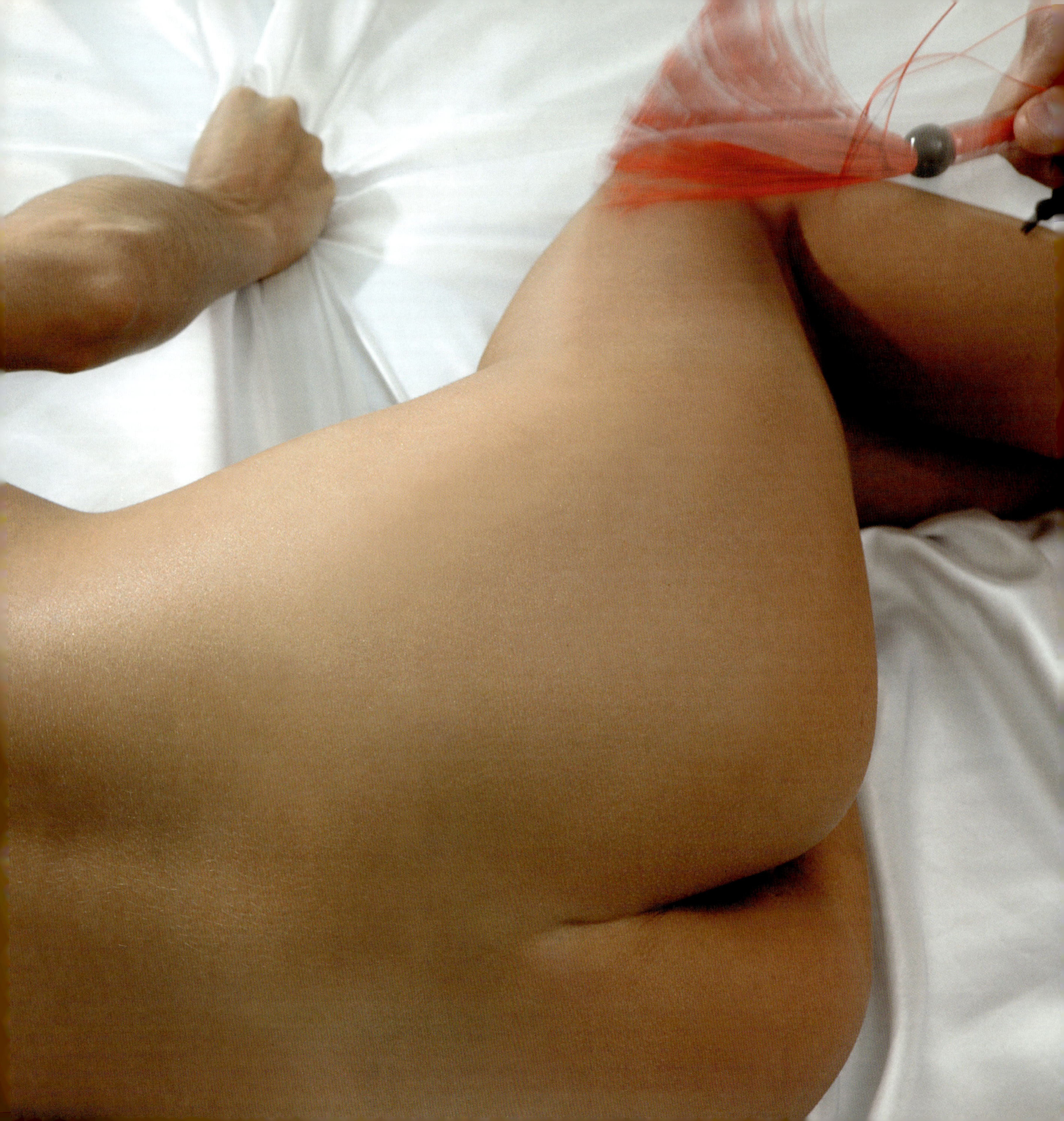

**Tipp**

FANTASIEN ALS MENTALES VORSPIEL

Trage die erotischen Fantasien und Szenarios, die dich erregen, in ein Notizheft ein und zensuriere dich dabei nicht selbst, denn jede Fantasie ist in Ordnung.

Sobald du dir ein Grundgerüst für eine Geschichte ausgedacht hast (wie zum Beispiel Sex auf einer tropischen Insel oder eine Sado-Maso-Szene in einem Kerker), dann benutze diese Fantasie als mentales Vorspiel, bevor du zum Sex mit deinem Partner übergehst.

Kramt jetzt in eurer erotischen Vergangenheit und entwickelt einige gemeinsame Fantasien.

Erinnert euch an euer erstes Mal oder an eine äußerst aufregende Begegnung und benutzt diese Fantasien hinkünftig bei eurem mentalen Vorspiel.

*Wie du es geschehen lassen kannst.*

Du willst mit deinem Partner eine Fantasie ausleben?

Beginne beispielsweise einfach mit Telefonsex.

Stelle die klassische Frage: „Was hast du an?" Lasse dir eine detaillierte Antwort geben.

„Ich habe eine eng anliegende, schwarze Seidenbluse an, die so weit aufgeknöpft ist, dass man meine Brustwarzen sehen kann. Mein Rock ist eng und weiß und ich trage keine Unterwäsche. Meine Schuhe haben zehn Zentimeter hohe Absätze. Meine Beine sind nackt und glänzen, weil ich sie eingeölt habe."

Nun stelle dir einen wilden Sexualakt mit deiner so angezogenen Geliebten vor.

„Ich möchte mich vor dir hinknien, deinen Rock hochschieben und dich mit dem Mund verwöhnen."

Denkt euch danach ein Rollenspiel aus. Spielt Gigolo und reiche Dame oder Callgirl und Geschäftsmann. Zieht euch dementsprechend an, trefft euch in einer Bar und tut so, als würdet ihr einander nicht kennen. Tauscht Geld aus, behaltet eure Rollen bei und geht nach Hause, um sie weiter auszuleben.

Ihr könnt auch abwechselnd in die Rolle eurer beliebtesten Filmcharaktere schlüpfen. Erinnert euch, wie Ross in der bekannten Fernsehserie *Friends* unbewusst in die kollektive Fantasie einer ganzen Generation tappte, als er Rachel darum bat, sich wie Prinzessin Leia aus dem Film *Krieg der Sterne* anzuziehen. Selbst wenn du ihn im Bett nur mit einer Federmaske und hochhackigen Schuhen erwartest, kann euch das ein Gefühl des Neuen geben.

Das Ausleben von Fantasien, die für beide akkzeptabel und erregend sind, schaukelt den Sex in ungeahnte Höhen. Sobald man in eine Rolle schlüpft, verliert man alle Hemmungen und Vorbehalte. Ihr werdet überrascht sein, wie befreiend das sexuelle Theaterspiel ist und wie sehr ihr es genießen werdet, sobald ihr es versucht habt.

Was machst du, falls dein Partner „Nein" sagt?

Verhandle mit deinem widerwilligen Partner.

Stelle ihm oder ihr die Frage: „Was können wir machen, damit diese Fantasie auch für dich akkzeptabel wird und für mich noch immer heiß ist?"

Versucht gemeinsam ein Szenario zu entwickeln, das einerseits die Elemente enthält, die ihr erregend findet, und euch andererseits nicht dumm vorkommt und abtörnt. Schreibt gemeinsam am Drehbuch und achtet dabei genau auf eure jeweiligen Vorlieben.

Selbst der widerspenstigste Rollenspieler gibt seinen Widerstand auf, wenn das Drehbuch gut ist.

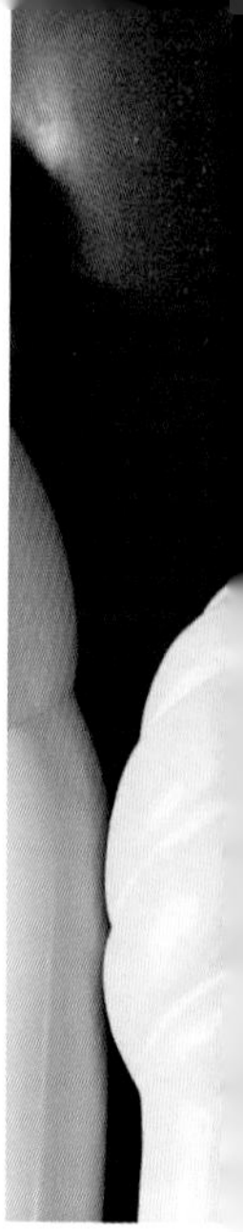

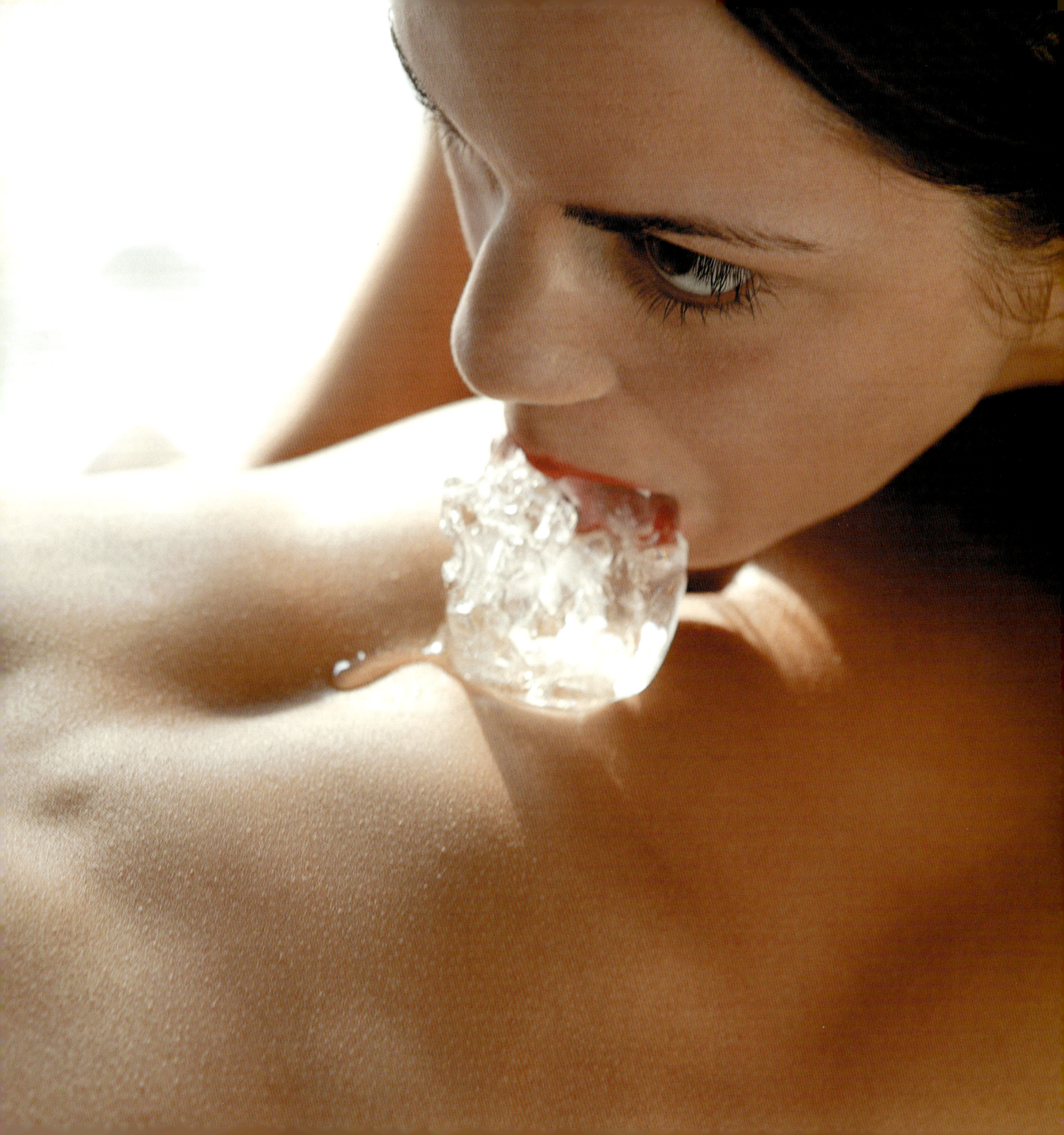

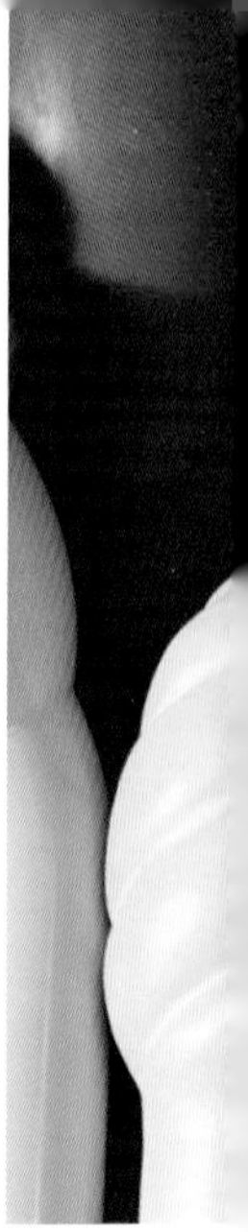

## DIE FÜNF FANTASIESPIELREGELN

Einige einfache Regeln werden dir jeglichen Ärger mit deinem oder deiner Geliebten ersparen:

1. Gib nie zu, dass du sexuelle Fantasien über die Geschwister, Eltern oder besten Freunde deines Partners hast. Ist das jedoch bereits geschehen und dein Liebhaber wütend, dann erkläre ihm oder ihr: „Ich wollte nur sehen, wie du darauf reagierst" und bleibe bei dieser Geschichte.

2. Gib nicht zu, dass du beim Liebemachen an jemand anderen denkst, außer dein Partner erregt sich auch daran, wie du es mit einer anderen Person machst, denn sonst wird das zu einem Problem für dich. In Wahrheit denkt jeder Mensch manchmal beim Sex an andere Partner, aber keiner gibt das gerne zu.

3. Teile nie die Fantasie über einen Mann mit großem Penis, wenn dein Mann einen kleinen hat und sich dessen bewusst ist. Dasselbe gilt auch für die Brüste einer Frau. Nimm die besten Merkmale deines Partners und webe sie in eure gemeinsamen Fantasien ein.

4. Es kann sehr heiß sein, beim Sex deine Fantasien laut hinauszuschreien, aber das Objekt deiner Fantasie sollte dabei dein(e) Geliebte(r) sein.

5. Mache dich nicht über eine Fantasie lustig, die dein Partner mit dir teilt. Stelle dir vor, du seist diejenige Person, die nach Jahren geheimen Fantasierens endlich zugibt, dass sie Sex auf den Stufen des Lincoln Memorial haben will, nur damit du deinem Partner dein Lachen erklären kannst.

**Tipp**

### DIE AUSGEHANDELTE FANTASIE

Zerlege den Inhalt der fragwürdigen Fantasie in seine einzelnen Elemente. Denkt dein Partner beispielsweise an ein Fesselszenario und du lehnst das ab, so frage dich warum. Bist du dagegen, weil ein solches Bild von der Sexualität politisch nicht korrekt ist? Sprich mit deinem Partner darüber und du wirst verstehen, dass Fesseln eigentlich mit Freiheit und Verantwortung zu tun hat.

Verkleide und schminke dich. Falls du die Fernsehserie *Desperate Housewives* magst, zieh dich sexy an wie Gabrielle und lasse ihn den jungen Gärtner spielen, den sie verführt. Kostüme sind wichtig, denn wie solltest du dich als Filmstar oder grausame Domina fühlen, wenn du nicht einmal Lippenstift und hochhackige Schuhe trägst?

Suche nach Kompromissen zur Tarnung. Du möchtest gerne beherrscht werden. Nenne diese Fantasie einfach „die Füße weggezogen" und beschwöre damit das berühmte Bild von Rhett herauf, der Scarlett über die Schwelle trägt.

Verwende ein richtiges Drehbuch. Das trägt zum Schauspielcharakter bei und macht das Ganze irgendwie weniger peinlich. Sollte dir selbst nichts Kreatives einfallen, dann borge dir Ideen von einem Film oder Roman.

## Exhibitionismus und Voyeurismus

Voyeure schauen gerne zu und Exhibitionisten werden dabei gerne beobachtet. In jedem von uns steckt ein wenig von beiden. Frauen, die ihren Schritt oder ihre Beine zeigen, sind Exhibitionisten. Pärchen, die sich in Bars gehen lassen, sind Exhibitionisten und Menschen, die jeden Kuss und jede Berührung beobachten, sind Voyeure. Jeder, der in einem Hochhaus wohnt, hat schon einmal durch das Fenster eines anderen Bewohners geblickt und hast du schon einmal bemerkt, wie wenige von diesen Menschen Vorhänge und Jalousien haben?

Warum sprechen diese Verhaltensweisen so viele Menschen an?

Es ist äußerst erfrischend, in der Öffentlichkeit etwas zu zeigen oder zu tun, was eigentlich privat ist, oder einen kurzen Blick auf etwas zu werfen, das dich eigentlich nichts angeht. Männer, die ihren Penis öffentlich zur Schau stellen, treiben dieses Konzept jedoch offensichtlich zu weit, denn sie sind eher unheimlich als erregend.

## „Offen gesagt"

„Die Bar in meiner Nachbarschaft ist ein klassisches Etablissement, das schon seit zwanzig Jahren im Geschäft ist", erzählt Susannah. „Spätnachts benutzen einige Pärchen gelegentlich die Damentoilette zum Oralsex. Manchmal kann man auch einen Mann und eine Frau eng ineinander verschlungen im Flur zur Küche sehen.

Eines Abends saß ich auf einem Barhocker und wartete auf meinen Freund. Als er hereinkam, sagte er, dass ich wunderschön sei, und begann mit mir zu flirten, als ob wir uns eben erst kennengelernt hätten. Ich hatte einen weichen, schwarzen Kaschmir-Pullover an, einen grünen Rock, keine Strümpfe und hohe Absätze.

‚Sind dein Rock und dein Höschen farblich aufeinander abgestimmt?'

‚Das musst du selbst herausfinden', antwortete ich kokett.

Er stieg von seinem Hocker, kniete sich vor mir hin, drückte sanft meine Knie auseinander und blickte an meinen Beinen hoch, um herauszufinden, dass ich ein grünes Höschen trug. Dann küsste er mich auf beide Knie und stand wieder auf.

Wir hatten in dieser Nacht sehr heißen Sex."

**Tipp**

### SPIELE IN DER ÖFFENTLICHKEIT

Hört auf damit, öffentliches Ärgernis zu erregen, sondern heizt stattdessen die Öffentlichkeit lieber an.

Berührt einander an halblegalen Orten. Schiebe zum Beispiel einen Finger in ihre Bluse oder unter den Rand ihres Büstenhalters oder lege die Hand auf seinen Hosenschlitz und den Penis darunter. Dunkle, luxuriöse Bars sind für diese Spiele am besten geeignet. Nehmt euch einen Tisch fernab vom Gedränge oder die hintersten Barhocker und natürlich zu einer Tageszeit, zu der die Eltern der Nachbarschaft nicht mit ihren Kindern zum Burgeressen kommen.

Ziehe dich sexy an. Zeige deine Schenkel, ein Stück von deinem Schritt und deine nackten Beine oder trage schwarze, schenkelhohe Strümpfe mit Strumpfbändern. Achte auf ein gepflegtes Aussehen, denn Paare, die schon lange zusammen sind, vernachlässigen das oft.

Ein gepflegter Schritt, glatte Beine, hohe Absätze und ein Sortiment an schenkelhohen Seidenstrümpfen werden dein Sexualleben intensivieren.

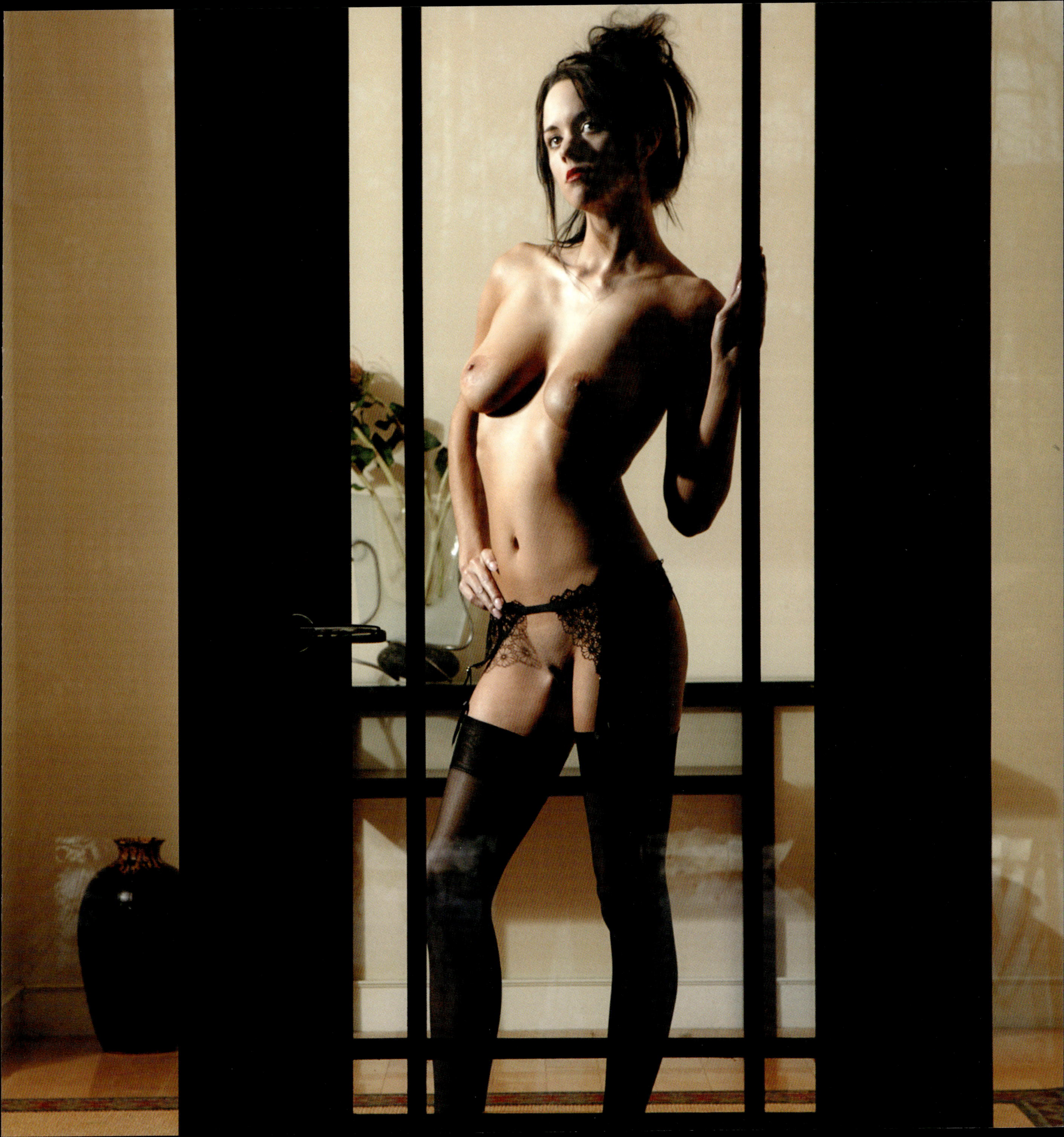

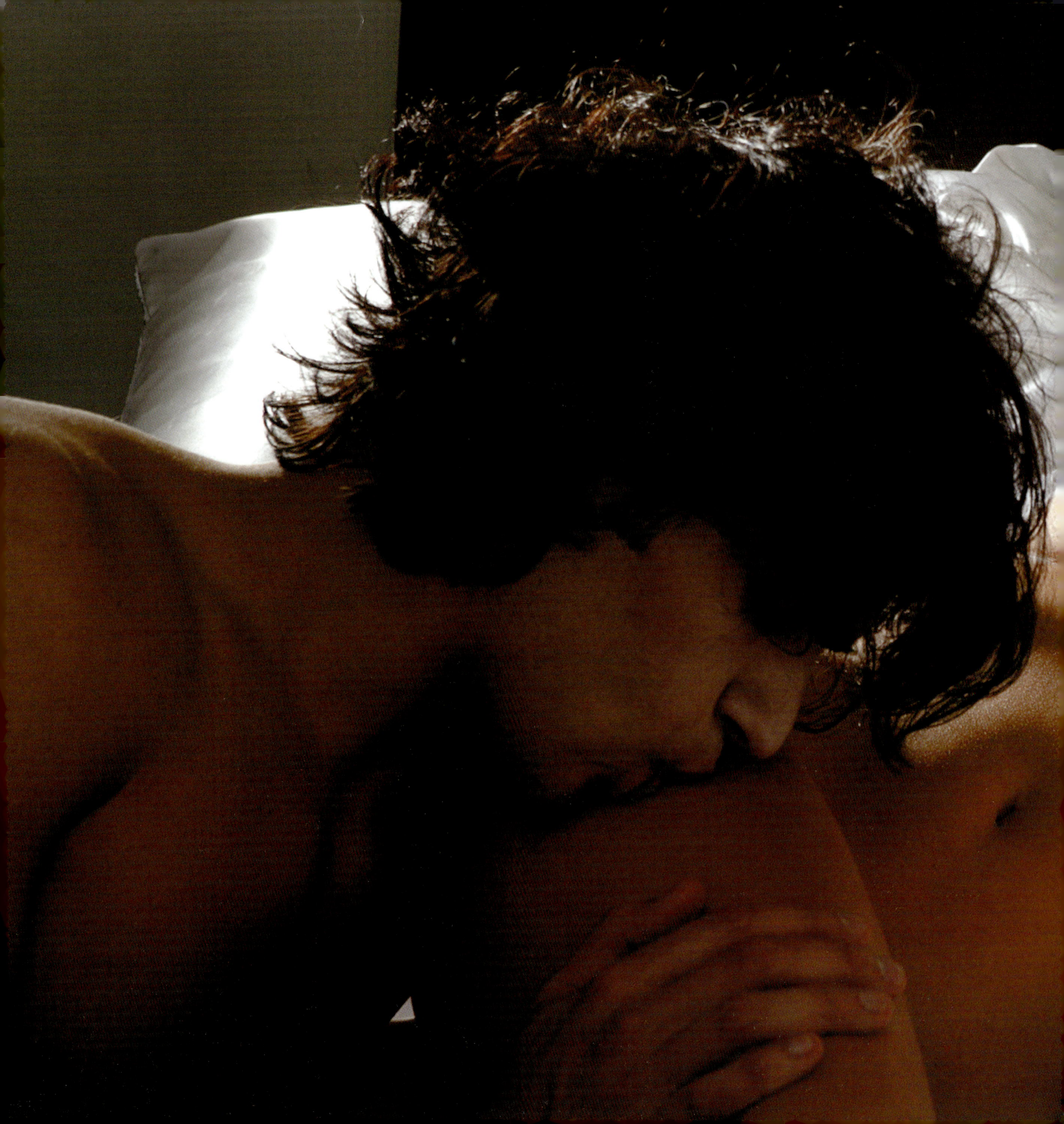

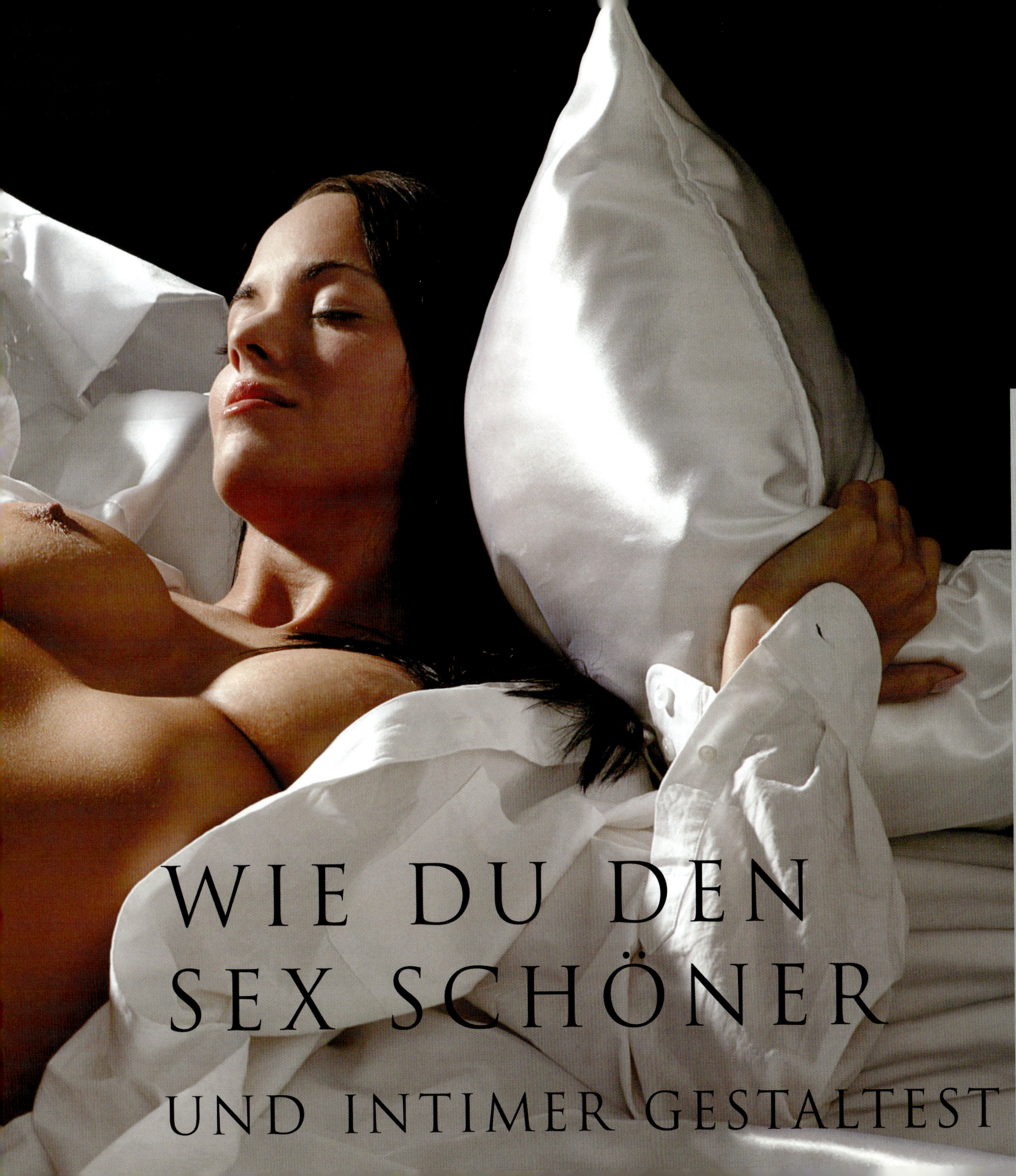

8

# WIE DU DEN SEX SCHÖNER UND INTIMER GESTALTEST

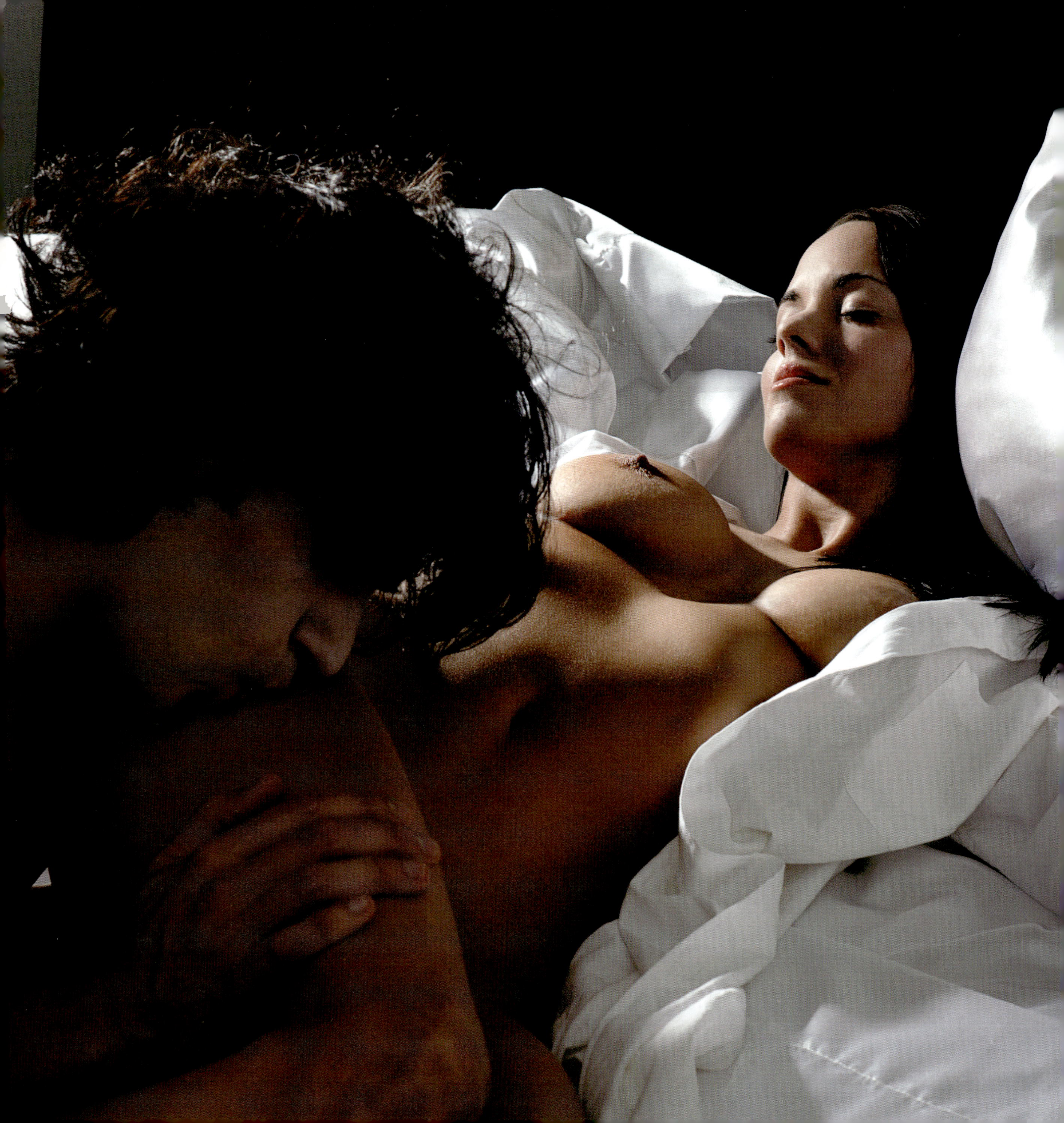

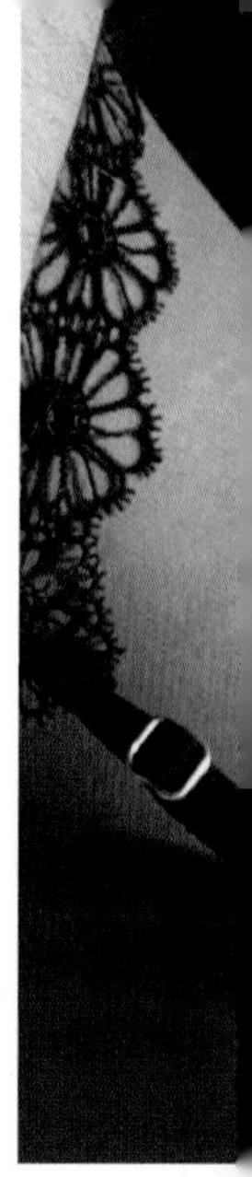

# DIE KLEINEN ARRANGEMENTS

*„Sex ist eine dringendes Bedürfnis unseres Körpers. Aber Lust bringt Risiken mit sich und sexuelle Intimität hat Konsequenzen, denn Sex ist etwas Natürliches und kein Gerät mit einer Garantie. Niemand würde diese Risiken auf sich nehmen, wenn die Belohnung dafür nicht so großartig wäre."*

— Susie Bright,
Autorin von *Susie Bright's Sexual State of the Union*

DIESES KAPITEL ist keineswegs vollgefüllt mit Standardratschlägen für die übliche Liste von Sex- und Beziehungsproblemen. Wenn du dieses Buch bis hierher gelesen hast, dann liebst du Sex, bist ein abenteuerlustiger Liebhaber und schätzt intime Bindungen. Du brauchst keinen Sexualtherapeuten, sondern ab und zu eine neue Technik, um die Phasen zu überbrücken, in denen die Libido nachlässt, die Erektion schlaff wird, eine Verletzung überwunden werden muss oder auch für den Zeitraum einer Schwangerschaft.

Möglicherweise fühlst du eines Tages, dass das Kribbeln und die Erregung vorübergehend aus deinem Sexualleben verschwunden sind, oder wachst auf und realisierst, dass du viel zu lange Zeit hindurch zu gestresst, zu müde und zu beschäftigt warst. Du vermisst die Leidenschaft und die Erregung und auch etwas, das mindestens ebenso wichtig ist: die intensive intime Bindung an deinen Liebhaber, die du nach dem Liebemachen fühlst.

Du willst dein Sexualleben wieder in Ordnung bringen, denn du vermisst die Lust und sehnst dich nach Intimität.

Hier sind einige „kleine Arrangements", die dich wieder auf die richtige Bahn bringen werden.

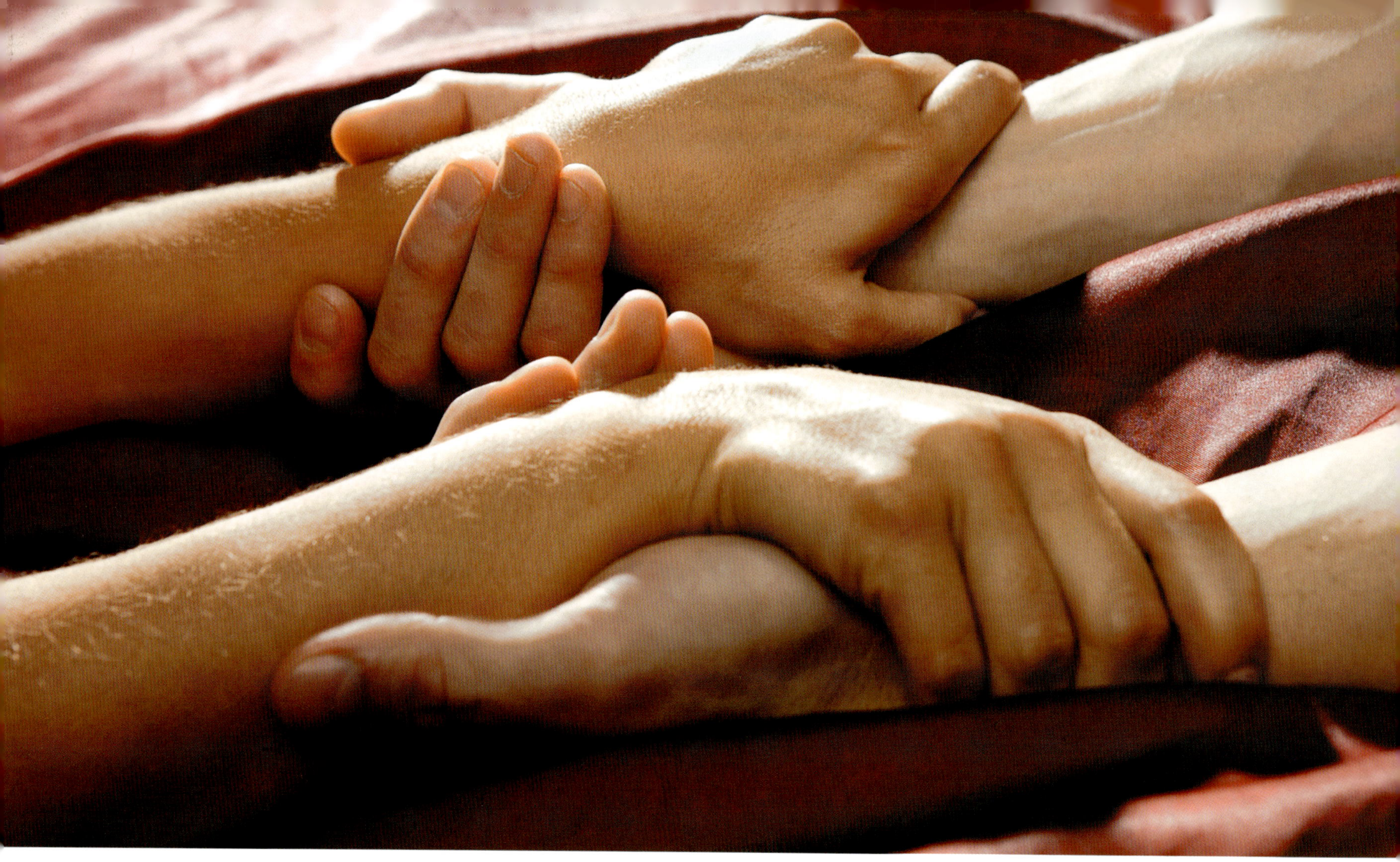

## Eine alte Geschichte

Gelegentlich schreitet jedes Paar durch das Tal der sexuellen Langeweile. Sie kennen einander so gut, dass es scheinbar keine Geheimnisse und Überraschungen mehr gibt. Sie drücken so sicher auf die Lustpunkte des anderen, wie sie ihren Code in einen Geldausgabeautomaten tippen und vorhersagbarer guter Sex, der sicher zum Orgasmus führt, ist oft genauso wichtig, wie Geld aus einem Bankomaten zu erhalten. Manchmal erwarten wir genau das vom Sex.

Manchmal sieht die Sache aber anders aus.

Kleine Veränderungen können einen gewaltigen Unterschied ausmachen. Solltet ihr euch üblicherweise gemeinsam ausziehen und dabei die Ereignisse des Tages bequatschen, ehe ihr ins Bett fallt, dann versucht doch einmal, euch aufeinander zu stürzen und durch eure Kleider hindurch zu begrapschen und nicht zu reden, sondern nur heiße Küsse auszutauschen.

Verändert nur einen einzigen Aspekt eurer üblichen Vorgehensweise und schon ist der gesamte Vorgang nicht länger vorhersagbar.

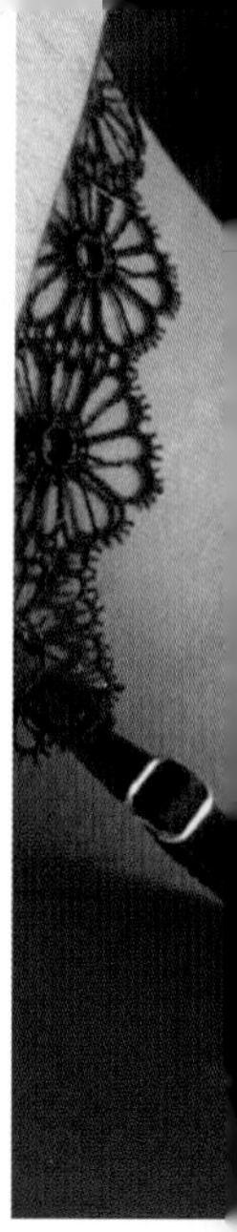

### DIE FÜNF BESTEN SEX-TECHNIKEN ZUR SCHAFFUNG VON INTIMITÄT

Dies sind die fünf besten Sex-Techniken, die eure Körper und Seelen vereinen.

1. *Küssen mit offenen Augen.* Halte die Augen beim Küssen offen und knabbere und sauge zuerst sanft an seinen Lippen. Spiele mit deiner Zungenspitze mit seinen Lippen und seiner Zunge. Danach küsse ihn leidenschaftlich (siehe S. 42).
2. *Ganzkörperstreicheln.* Streichle seinen ganzen Körper und nicht nur die Genitalien. Wechsle von sanften Streichelbewegungen mit den Handflächen über Brust, Rücken, Schultern und Schenkeln zu spielerischen Berührungen, wie zum Beispiel mit den Fingerspitzen über seinen Körper zu „gehen“ (siehe S. 55).
3. *Gekonnte Fellatio.* Widme seinem Penis liebevolle Aufmerksamkeit. Verwende verschiedene Techniken, wie das Vor- und Zurückschnellen der Zunge, Lecken und mit der Zungenspitze um die Eichel kreisen. Vergiss dabei nicht den Schaft (siehe S. 73).
4. *Die Hand auf dem Herzen.* Das ist einfach und unglaublich intim. Lege ihm deine Hand auf das Herz, wenn er zum Orgasmus kommt, oder seine auf dein Herz, wenn du kommst.
5. *Geflüsterte Worte.* Flüstere nach dem Orgasmus in sein Ohr und erzähle ihm, wie gut du dich jetzt fühlst und wie sehr du ihn liebst, aber halte dich kurz und sei dabei überzeugend.

## Dein sexuelles Markenzeichen

Wir haben alle ein sexuelles „Markenzeichen“, eine bestimmte Bewegung, die uns kennzeichnet. Vielleicht ist es sein Kuss auf ihren Hals, während er ihr Gesicht streichelt, oder die Art, wie sie seinen Penis mit beiden Händen hält und ihn bis zur Exstase massiert. Jeder hat eine solche Bewegung, vielleicht sogar mehr als eine. Sie funktioniert, ist jedoch vorhersagbar.

Bringe diese Bewegung mit folgenden Techniken wieder auf Vordermann, lasse dich inspirieren und versuche weitere sexuellen „Markenzeichen“ zu entwickeln.

**Tipp**

### DER „KOMM-ZU-PAPA“-KUSS

Falls sie in letzter Zeit nicht sehr sexbegeistert war, greife auf den französischen Kuss zurück, der deinen Wunsch nach Geschlechtsverkehr signalisiert. Lasse deine Zungenspitze über die Innenseiten ihrer Lippen kreisen und necke sie, wie du ihre Klitoris necken würdest. Dann höre auf. Sauge sanft an ihren Lippen. Gehe danach weg von ihr.

Sie soll dir nachlaufen für diesen französischen Kuss, denn jetzt will sie ihn und noch mehr ...

**Tipp**

### ZUNGENSCHNIPSEN

Lasse deine Zunge bei Fellatio über Stellen schnipsen, die du normalerweise nicht bearbeitest. Erwartet er, dass deine Zunge über seine Corona schnellt, dann gehe weiter zum Frenulum, zur Spitze der Eichel oder zum Perineum.

Anstatt an seiner Eichel zu saugen, sauge an seinen Hoden.

Bewege deinen Mund und deine Zunge, wie er es gewöhnt ist, aber nur nicht an den üblichen Stellen.

**Tipp**

### ZIEHE DEINE ZUNGE AN

Verwöhne sie mit Cunnilingus, während sie ein dünnes Unterhöschen trägt. Lecke durch das Höschen hindurch, aber stecke die Zunge nicht in die Klitoris.

Stecke Rosenblüten auf deine Fingerkuppen und drücke damit auf die Innenseiten ihrer Schenkel und ihre Schamlippen, während du ihr Höschen leckst.

Bring sie zum Orgasmus, indem du mit deinem Nasenbein ihre Klitoris und das umgebende Gewebe massierst.

**Tipp**

### WECHSLE DIE STELLUNG

Falls du am liebsten oben bist, dann variiere diese Stellung zu „den Stier reiten", wobei du eine Hand nach oben hältst, eine auf deiner Klitoris und einen übertriebenen Reitstil annimmst. Du kannst dich auch nach vorn lehnen und deinen Busen an seiner Brust reiben.

Verändere deine Lieblingsstellung und du veränderst auch euer gemeinsames Erlebnis.

Falls du die Missionarsstellung bevorzugst, drücke dabei ihre Knie gegen die Brüste und hebe ihren Hintern mit den Händen hoch. So dringst du in einem Winkel von 30° in sie ein und veränderst den Geschlechtsverkehr für beide.

*Die beiden grundlegenden Arrangements*

Wenn ein Paar erzählt, ihr Sex würde nicht funktionieren, so könnte das zweierlei bedeuten:

- Ihre Erregung lässt während des Liebesaktes nach und deswegen kommt sie nicht zum Orgasmus.
- Seine Erektion erschlafft beim Liebemachen.

Über diese beiden Punkte solltet ihr sprechen, ansonsten könnte es geschehen, dass einer oder gar beide beginnen, Ausreden zu suchen und keinen Sex zu haben. Die intime Bindung wird sich allmählich lösen und das will schließlich keiner.

## IHRE ERREGUNG UND IHR ORGASMUS

Die Orgasmus-Schleife wird sie sicher erregen und zum Orgasmus bringen (siehe S. 149).

Warum ist der Orgasmus so eine große Sache?

Einem Mann und, wenn wir ehrlich sind, auch einer Frau eröffnet der Orgasmus die Intimität.

Der Orgasmus ist die intensivste persönliche Erfahrung, die es gibt. Nichts anderes bringt so viel Lust, löst so viele Spannungen, lässt uns mit einem solchen Wohlgefühl zurück und stärkt zur selben Zeit unsere intimen Beziehungen. Die sexuelle Energie ist eine gewaltige Naturkaft und die alten Hindus wussten genau, warum sie diese Energie verehrten.

Wenn uns die Macht des Orgasmus gefangen hält, dann können wir die Theorien nicht akzeptieren, wonach sein Orgasmus unvermeidlich und ihrer problematisch sein soll. Wie kann der weibliche Orgasmus ein Problem sein, wo doch die Frauen eine Klitoris besitzen, in welcher sich mehr Nervenenden konzentrieren als an irgendeiner Stelle seines Körpers? Es sollte also wirklich kein Problem darstellen.

Mit Hilfe der Orgasmus-Schleife ist es das auch nicht.

**Sobald ihr euch wieder auf dem richtigen Weg befindet, feiert eure neu gefundene Intimität.**

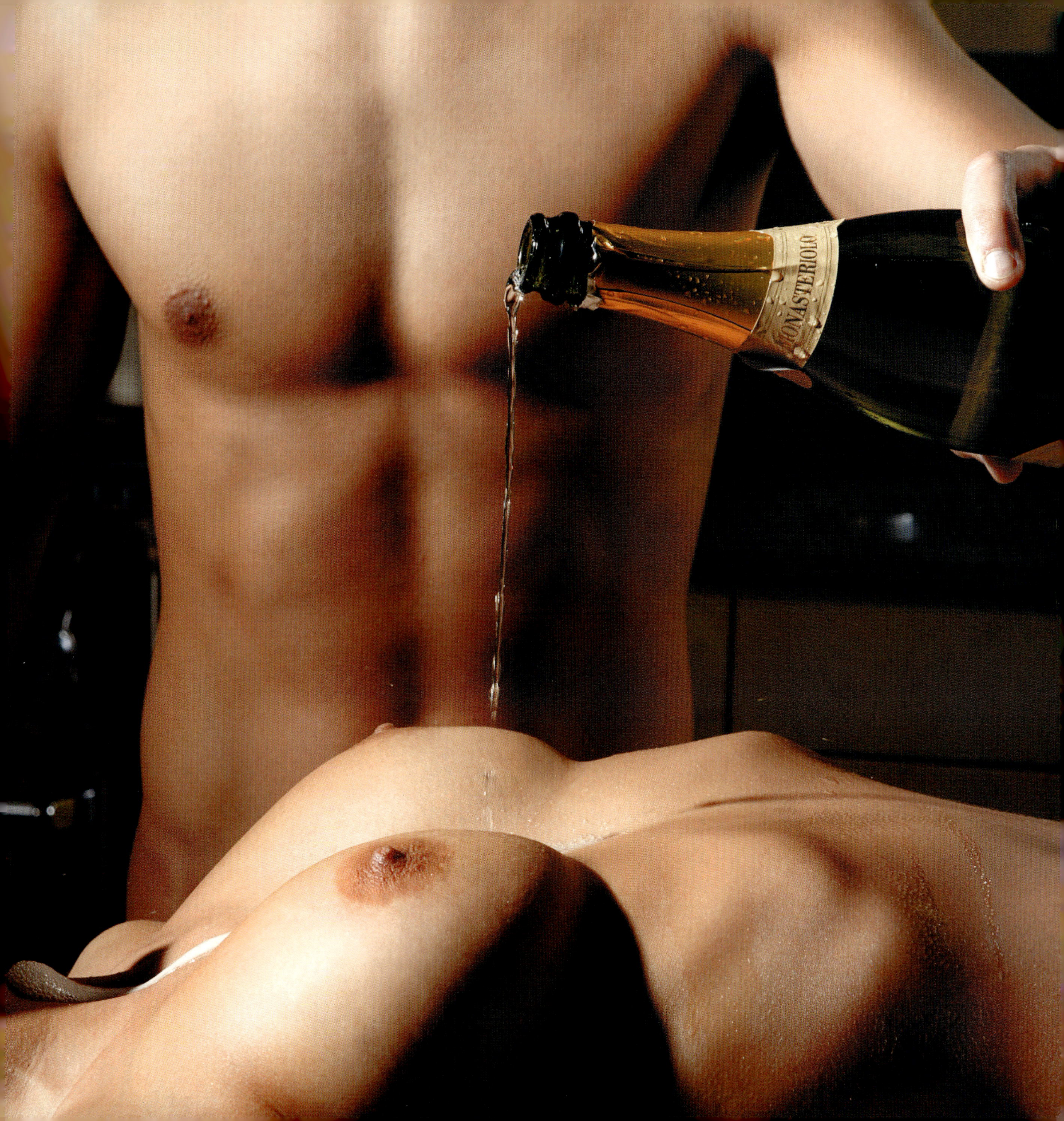
MONASTERIOLO

## SEIN EREKTIONSVERLUST

Fellatio, so wie du es normalerweise machst, ist vielleicht nicht genug, aber folgende Bewegung garantiert ihm eine Erektion, auch wenn er es schon aufgegeben hat. Falls er betrunken ist, kannst du möglicherweise nichts mehr machen und sein Penis wird sich nicht aufstellen.

Aber das ist sicher nicht deine Schuld.

**Tipp**

### DER PERFEKTE STEH-AUF-KUSS

Das Geheimnis dieser Bewegung lautet: *Kombiniere Mund- und feste Handarbeit.*

Halte seinen Penis in einer Hand. Nimm ihn in den Mund und bewege das obere Drittel des Schaftes hinein und hinaus. Benutze die Finger der anderen Hand und streichle mit leichten, kitzelnden Bewegungen sein Perineum.

Wenn er eine Erektion bekommt, dann benutze eine Hand für die kreisende Drehbewegung, die auf Seite 73 beschrieben wird, und kreise dabei mit der Zunge um seine Korona. Widme dich auch seinem Frenulum und wechsle das Zungenkreisen mit Schmetterlingsflattern ab: Du schnellst die Zunge über seiner Korona vor und zurück.

Mache mit der Handbewegung weiter, nimm seine Hoden in den Mund und sauge leicht daran. Lasse deine Zunge über sein Perineum „flattern". Gehe zurück zu seinem Penis und wechsle zwischen Kreisen, Flattern und Saugen.

Nimm seinen Penis nicht zu weit in den Mund, sonst wird die Saugwirkung zu groß.

Bekommt er keine Erektion, dann versuche ihm eine brauchbare Erektion zu verschaffen, indem du dich auf ihn setzt und dabei deine Hand gebrauchst, um ihn zu stimulieren. Warum auch immer er die Erektion verloren hat: Die visuelle Stimulation, die er erhält, wenn du ihn reitest, wird ihn erregen und seine Erektion wiederherstellen.

**Tipp**

### IHN ZUM ORGASMUS REITEN

Setze dich auf ihn. Nimm die Basis seines Penis fest in die Hand, als ob du es ihm mit der Hand besorgen würdest.

Benutze die Spitze seines Penis und streichle damit deine Genitalien. Wenn du so weit bist, senke deinen Körper auf seinen Penis, ohne dabei die Hand wegzunehmen.

Falls du einen kräftigen PC-Muskel hast, umfasse damit das erste Drittel seines Penis und simuliere die Stoßbewegungen.

Sollte er schlaff bleiben, dann lehne dich nach vorn, stütze dich dabei mit einer Hand neben seinem Körper ab, bearbeite seinen Penis von oben nach unten und benutze deinen PC-Muskel, um dich selbst zum Orgasmus zu bringen. Wechsle von den Stoßbewegungen dazu über, deine Klitoris mit seiner Penisspitze zu stimulieren.
Ob er nun kommt oder nicht: Du wirst dorthin gelangen, wo du hin willst.

# DIE SEXUELLE EPIPHANIE

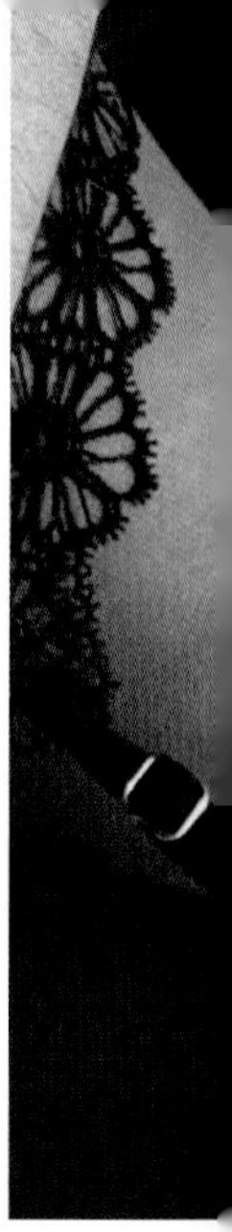

## Schaffe oder erhalte eine sexuelle Epiphanie

Was ist eine sexuelle Epiphanie?

Es ist eher so etwas wie ein erotischer Tsunami als ein netter Tag am Strand. Wenn die körperlichen und geistigen Elemente des Liebemachens in einem explosiven Erlebnis, das euch enger zusammenschweißt, aufeinander treffen, dann hattet ihr eine sexuelle Epiphanie. Sie ist weitaus großartiger als *guter* Sex und bringt euch auf eine neue Intimitätsstufe. Der Trick liegt darin, wieder dorthin zu gelangen.

*Aber wie erkennst du eine sexuelle Epiphanie?*

Hier sind die Anzeichen:

- Du fühlst dich nach diesem Erlebnis ein wenig durchgeschüttelt und du oder dein Partner verspüren möglicherweise ein postorgasmisches Zittern.
- Du bist so tief berührt, dass du (oder dein Liebhaber) weinst oder zumindest Tränen in den Augen hast.
- Andereseits könnten du (oder dein Liebhaber) so erregt und überschwänglich sein, dass ihr laut lachen müsst.

Plötzlich gewinnst du mehr Vertrauen in deine sexuellen Fähigkeiten und wirst deine Hemmungen los. Seine Unsicherheiten verschwinden. Ohne jede Anstrengung habt ihr Hindernisse, wie Müdigkeit oder Missverständnisse, überwunden und größeres Vertrauen in eure sexuellen Fähigkeiten erlangt.

Auch in eurem Inneren und in eurer Beziehung hat sich etwas verändert. Ihr fühlt den Unterschied, obwohl ihr es nicht in Worte fassen könnt.

Sexuelle Epiphanien ereignen sich meist, wenn der Sex mit einem dramatischen Vorfall oder einem starken, leidenschaftlichen Gefühl verbunden ist. Eine Epiphanie kann euch sehr dienlich sein, ohne dass ihr dazu etwas tun müsst, aber wenn ihr euch ein bisschen anstrengt und Neuheiten sowie Dramatik in euer Sexualleben einfließen lasst, dann könnt ihr noch viel mehr von dieser einzigartigen Erfahrung bekommen.

Hier folgen einige Epiphanien und die Taktiken, um die Magie noch lange weiterwirken zu lassen, nachdem das Bett zu wackeln aufgehört hat.

### „Offen gesagt"

**„Alle Verhütungsmittel wegzuwerfen war wie gemeinsam auf eine Reise zu gehen. In der ersten Nacht, als wir Liebe machten, um ein Baby zu zeugen, wurden wir von den tiefen Gefühlen überwältigt, die wir füreinander hegen. Wir schienen ineinander zu verschmelzen, wir waren uns so nah", erzählt Maya.**

**Rick, ihr Ehemann, fügt hinzu: „Die Intensität meiner Gefühle für sie war überwältigend, so als hätten wir eine höhere Stufe der sexuellen Intimität und Hingabe erreicht."**

## DIE SEXUELLE EPIPHANIE: SEX,UM KINDER ZU ZEUGEN

Sex mit der Absicht, ein Kind zu zeugen, löst eine ziemlich kopflastige Mixtur von Gefühlen aus. Eure gegenseitige Hingabe wird stärker und auf eine gewisse Weise erneuert ihr dadurch eure Eheschwüre. Plötzlich wird jede Bewegung im Bett bedeutungsvoll, denn das könnte die Nacht sein, in der ihr Leben zeugt.

Das ist eine sensible Zeit im Leben eines Pärchens. Die Gefühle liegen offen und beide befinden sich in einem Zustand tiefen Vertrauens und sind jetzt wirklich miteinander verbunden. Es ist auch die richtige Zeit für eine sexuelle Epiphanie, ob es nun zur Empfängnis kommt oder nicht.

Die Karte, die eine Epiphanie heraufbeschwört, heißt: *überwältigende Zärtlichkeit.*

Wegen eurer neuen, starken Bindung und Hingabe seid ihr unglaublich zärtlich zueinander. Die Haut wird viel empfindsamer und ihr sehnt euch nach langen Küssen.

Wie ihr diese Epiphanie in euer Sexualleben einbauen könnt: tiefes, langsames Liebemachen in einer Stellung, bei der ihr Augenkontakt habt und die Hände frei sind für sinnliches Streicheln.

Die Technik: *Geschlechtsverkehr Seite an Seite*

Liegt so auf der Seite, dass ihr euch dabei anschaut. Jetzt legt einer von euch ein Bein über den anderen. Bewegt euch langsam, küsst und streichelt einander. Wechselt über in eine der Grundstellungen, um durch tieferes Eindringen zum Höhepunkt zu kommen.

Variation: *die Scherenstellung.*

Er liegt auf der rechten Seite, während du mit dem Gesicht zu ihm auf dem Rücken liegst, das rechte Bein zwischen seinen Schenkeln und das linke auf seinem linken Bein. Forme mit deinen Beinen ein X. In dieser Stellung wird er auch von deinen Beinen gestreichelt (siehe S. 108).

## DIE SEXUELLE EPIPHANIE: POST-TRAUMATISCHER SEX

Du hast ein traumatisches Erlebnis zu überwinden, zum Beispiel eine Depression nach einer Entbindung, den Tod eines Familienmitglieds oder engen Freundes, den Verlust des Jobs, eine Affäre oder ernstere Geschichte mit einem „Freund“ oder einer „Freundin“ des anderen Geschlechts. Paare, die einen Seitensprung überwinden, erzählen oft von intensiven sexuellen Epiphanien, die sie wieder vereinen.

Traumata ersticken die sexuelle Energie. Ihr seid zu verletzt, um Berührung empfangen zu können. Doch dann bricht das unterdrückte Verlangen aus euch heraus und eure hungrigen Körper und Seelen kommen wieder zusammen.

Die Karte, die eine Epiphanie heraufbeschwört, heißt: *harter, heißer, schneller Sex.*

Von Zorn, Angst, Frustration oder Trauer geht ihr aufeinander los, wie Schauspieler in einem heißen Film. Eure Hände bewegen sich wild an euren Körpern auf und ab, als ob sie nicht länger auf einer Stelle bleiben könnten. Das ist die Art von Sex, die euch verschwitzt und ausgelaugt, aber auch seelisch gereinigt zurücklässt.

Wie ihr diese Epiphanie in euer Sexualleben einbauen könnt: bleibt bei der hohen Geschwindigkeit.

Die Technik: *geplante Quickies.*

Quickies sind kurze Sex-Episoden mit gerade so viel Vorspiel, dass ihr beide sehr erregt seid, und genauso wird diese Epiphanie auch ausgelöst. Quickies kann man aber auch arrangieren.

Ein Plan für einen Quickie: Mal dir das Treffen im Vorhinein aus. Streichle mit deiner Hand anzüglich über seine Brust nach unten oder liebkose ihren Hintern, wenn ihr einander im Flur begegnet. Gib ihm einen heißen Kuss, während du das Geschirr wegräumst. Nehmt jede Gelegenheit war, um euch zu streicheln und andere Zärtlichkeiten auszutauschen. Trage einen Rock, aber kein Höschen oder eine weite Bluse, auch keinen Büstenhalter. Glühender Augenkontakt soll euch zu diesen Berührungen ermutigen.

## DIE SEXUELLE EPIPHANIE: WIEDERENTDECKUNG DES SEX

Nichts läuft „falsch“, aber du hast trotzdem keinen regelmäßigen und befriedigenden Sex. Das „keine Zeit, keine Energie“ ist zu deinem Mantra geworden. Bei einer Party werft ihr einander einen Blick zu und plötzlich begehrt ihr einander wieder. Scheu und mit pochenden Herzen kommt ihr wieder aufeinander zu.

Die Karte, um eine Epiphanie heraufzubeschwören, heißt: *unbeholfener Sex, der sich rasch in die sichersten Bewegungen verwandelt, die ihr je gemacht habt.*

Ihr stößt mit euren Nasen aneinander, wenn ihr euch für diesen ersten leidenschaftlichen Kuss seit langer Zeit näherkommt. Er fummelt an den Haken herum. Deine Hand zittert auf seinem Reißverschluss. Dann berührst du die Haut und die unbeholfene Situation löst sich in der Hitze der intensivsten Lust, die du je verspürt hast, auf.

Wie ihr diese Epiphanie in euer Sexualleben einbauen könnt: Entwickelt gemeinsame erotische Fantasien.

Die Technik: *Fantasiebegegnungen*

Vergesst nicht auf den Sex. Carole Pasahow entwickelte ein 21-tägiges Leidenschaftsprogramm für Paare, die ihre sexuellen Gedanken und Bedürfnisse ignoriert oder unterdrückt haben. Fantasiebegegnungen und gemeinsames mentales Vorspiel sind die Schlüssel zu diesem Plan.

Sitzt an einem Abend in der Woche dreißig Minuten lang schweigend nebeneinander. Entwickelt eine Fantasie, die ihr beide in dieser Woche als „erregende Geschichte“ benutzt. Ihr könnt sie ganz oder auch nur teilweise ausleben oder einfach vor dem Sex daran denken. Denkt euch eine detaillierte Geschichte aus, die ihr beide erregend findet, wie zum Beispiel Sex an ausgefallenen Plätzen oder einer von euch beiden spielt den Liebessklaven für den anderen. Seid kreativ dabei (siehe S. 233)!

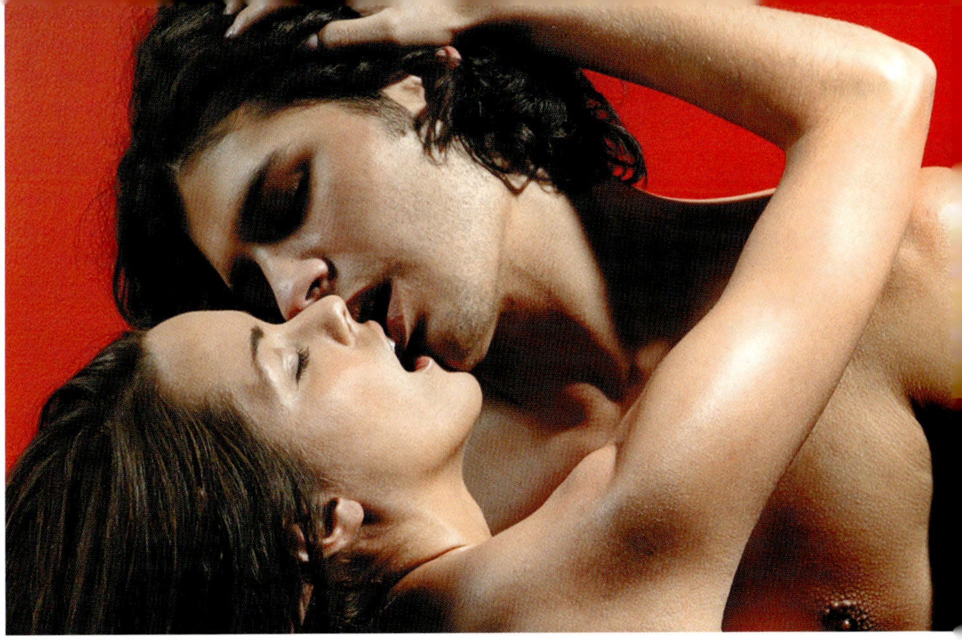

## „Offen gesagt“

„Wir befanden uns in diesem sexlosen Trott“, erzählt Lydia. „Außer dem Gute-Nacht-Kuss und einer gelegentlichen Umarmung haben wir uns kaum berührt. Meine Mutter war zu Besuch und wir gingen in unsere Bar auf einen Drink. Ich beobachtete ein Pärchen beim Knutschen und meine Augen füllten sich mit Tränen. Ich wollte das auch! Er sah mich an und las meine Gedanken. Wir gingen nach Hause und hatten Sex unter der Dusche, damit uns meine Mutter und die Kinder nicht hören konnten.“

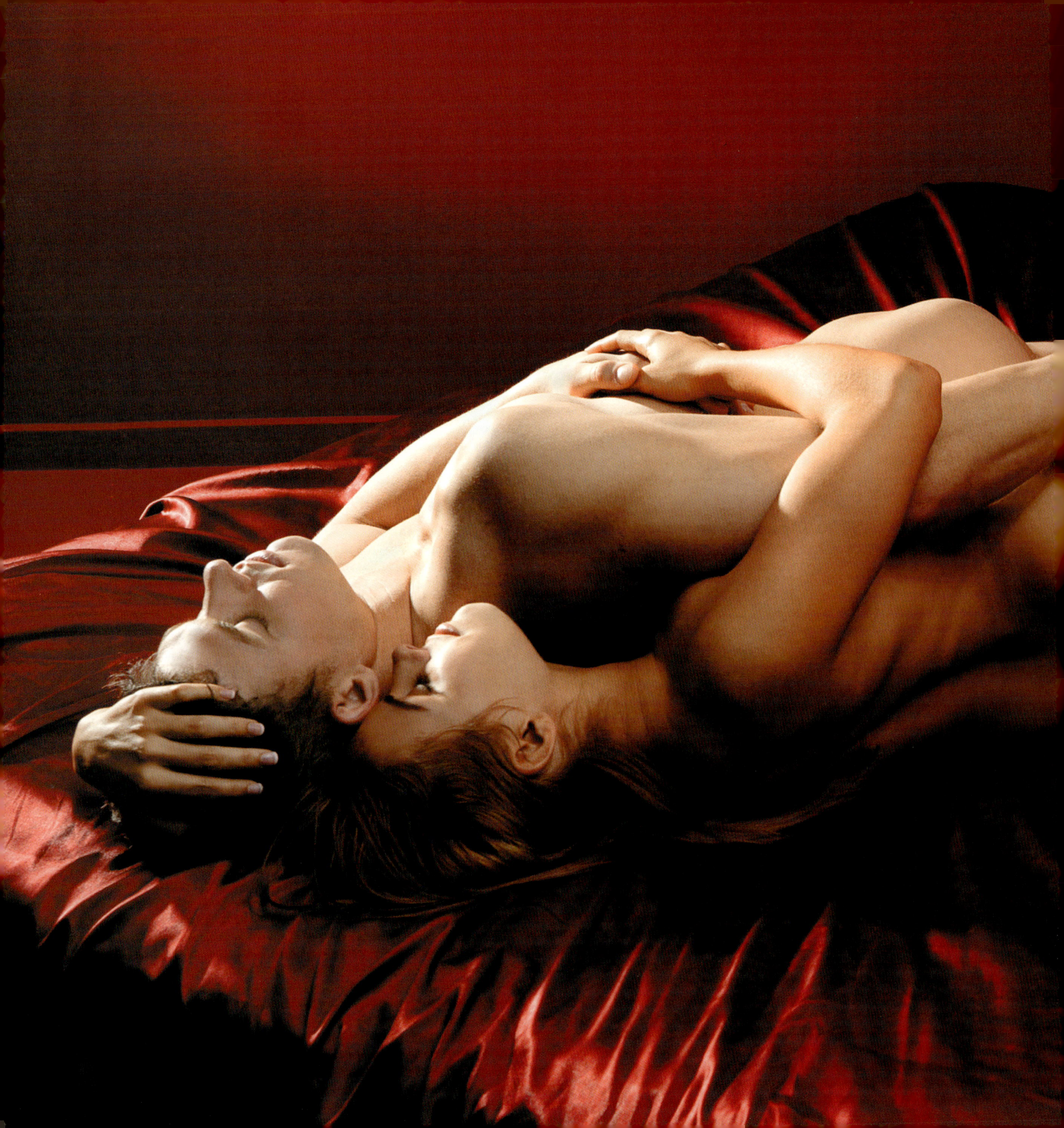

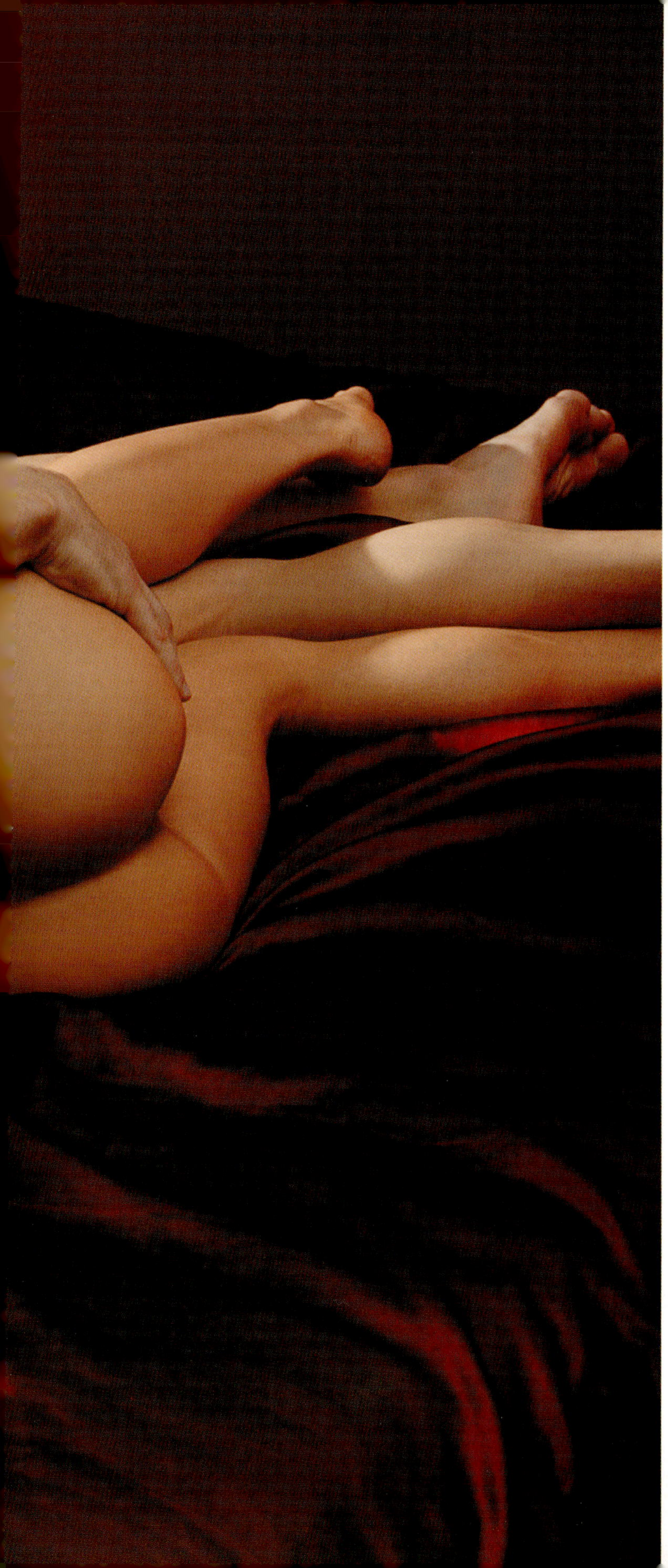

*„Benutzt diese Epiphanie, um euren Sex neu zu erfinden. Lasst sie nicht zu einem einmaligen oder seltenen Erlebnis werden. Ihr könnt noch wochen-, monate- und sogar jahrelang die Auswirkungen spüren."*

— Dr. phil. Patti Britton,
alias „Dr. Patti", Sextrainerin,
Autorin und Sexberaterin auf
der iVillage-Website

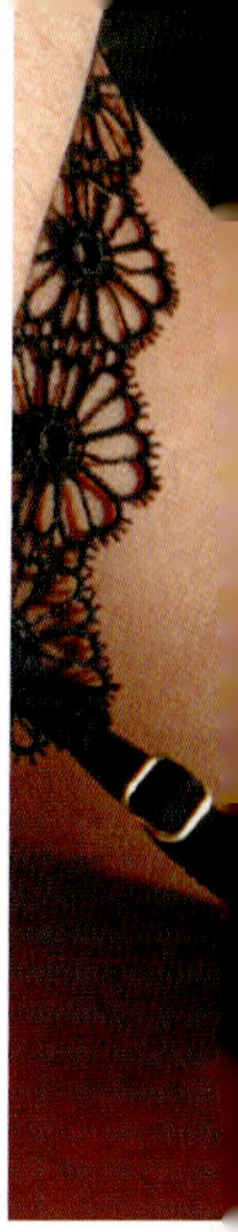

## „Offen gesagt"

„Mein Vater verstarb unerwartet", berichtet Kevin. „Ich stand ihm nicht sehr nahe und fühlte mich so schuldig, dass ich mich emotional und sexuell verschlossen habe. Kate und ich stritten uns über irgendetwas Dummes, als mich das Verlangen überfiel. Ich packte sie und wir hatten wunderbaren Sex. Danach weinte ich und wir hatten noch einmal großartigen Sex."

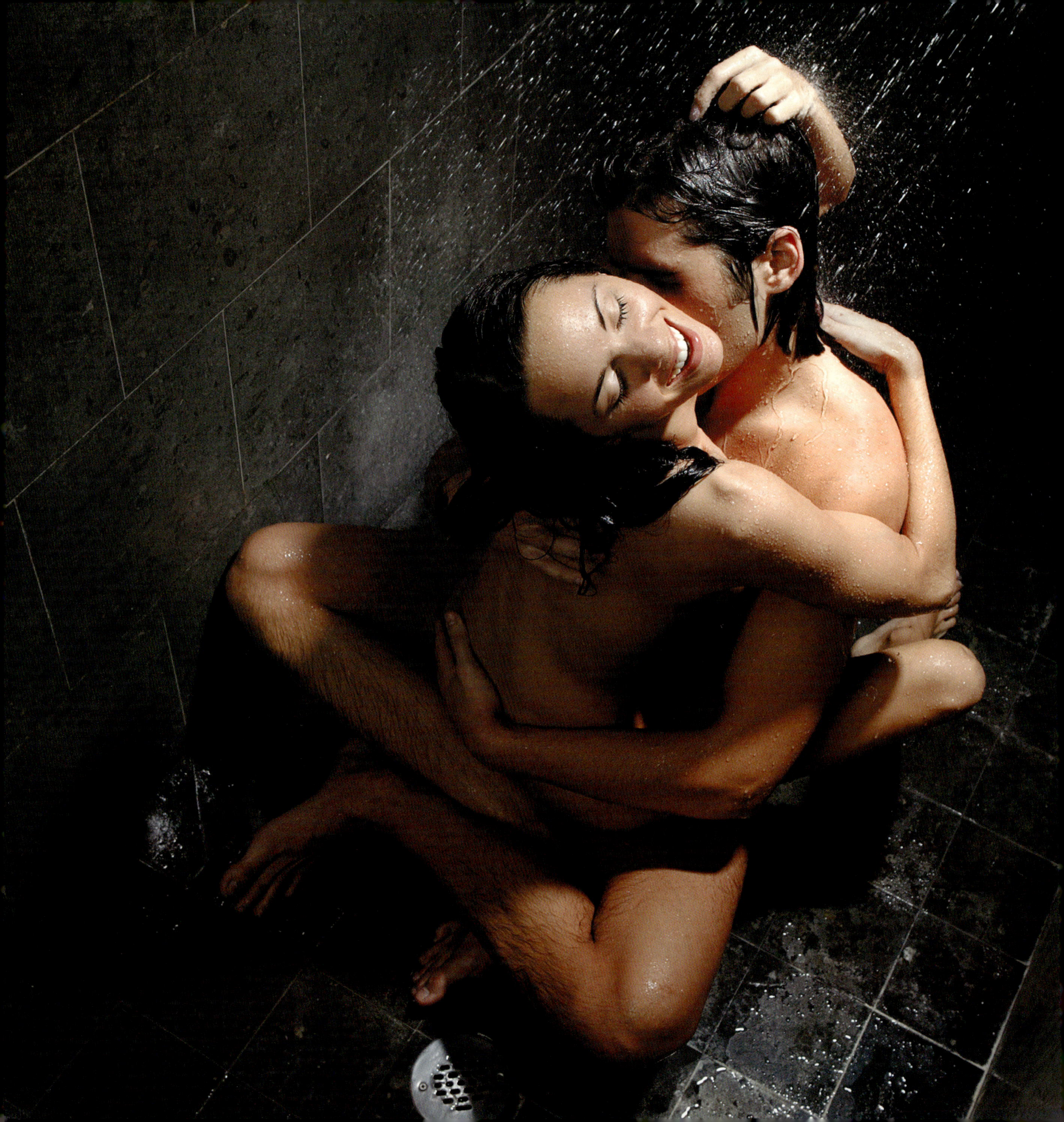

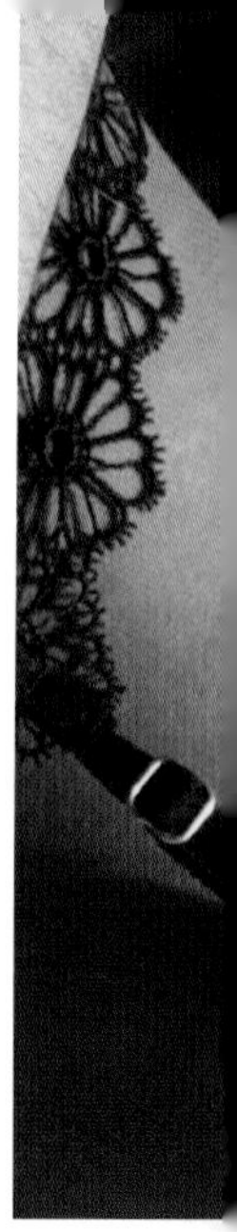

## DIE SEXUELLE EPIPHANIE: DAS NEUERFINDEN DES SEX

Du hast abgenommen, hattest einen Umbau, hast mit einem Übungsprogramm begonnen und fühlst dich fantastisch. Oder der Umbau hat in dir drinnen stattgefunden. Ein neuer Job, du willst dein Studium weiterführen, bist befördert worden oder fühlst dich aus anderen Gründen wie neugeboren. Du drückst dieses Gefühl auf sexuelle Weise aus.

Die Karte, die eine Epiphanie heraufbeschwört, heißt: *jungfräulicher Sex.*

Du erblickst dein nacktes Spiegelbild und realisierst: „Ich kann sowohl oben sein als auch auf allen Vieren. Ich kann alles machen, weil ich nicht dick aussehe.“ Dein Erfolg (oder der deines Liebhabers) hat dich dazu ermächtigt, etwas zu machen, wofür du dich zuvor geschämt hast, und der Sex fühlt sich an wie beim ersten Mal, außer du bist wirklich gut darin.

Wie du diese Epiphanie in dein Sexualleben einbauen kannst: Entdecke neue Stellungen und Techniken.

Die Technik: *das Schmetterlingsflattern.*

Das ist eine von vielen Techniken (siehe auch S. 144), die den Sex zu einer völlig neuen Erfahrung machen. Kontrahiere deinen PC-Muskel beim Geschlechtsverkehr (du sitzt dabei oben) in Übereinstimmung mit seinen Bewegungen. Er gibt dir ein Signal, wenn er sich dem Orgasmus nähert, und lässt dir dabei so viel Bewegungsfreiheit wie möglich. Kontrahiere und lockere deinen PC-Muskel in schneller Abfolge und ahme dadurch das Pulsieren von Schmetterlingsflügeln nach.

## Kurze Zusammenfassung

*Alles über Sex* soll dir dabei helfen, deine Technik zu verbessern, deinen Spieltrieb nähren und deine Leidenschaft vergrößern. Wann immer du eine Frage über einen bestimmten Aspekt der Sexualität hast oder einfach Inspiration brauchst, kannst du dieses Buch aufschlagen und darin lesen. Ich hoffe, dass du immer wieder auf die Worte und Fotos zurückgreifen wirst und es dir noch lange Zeit Freude bereiten wird.

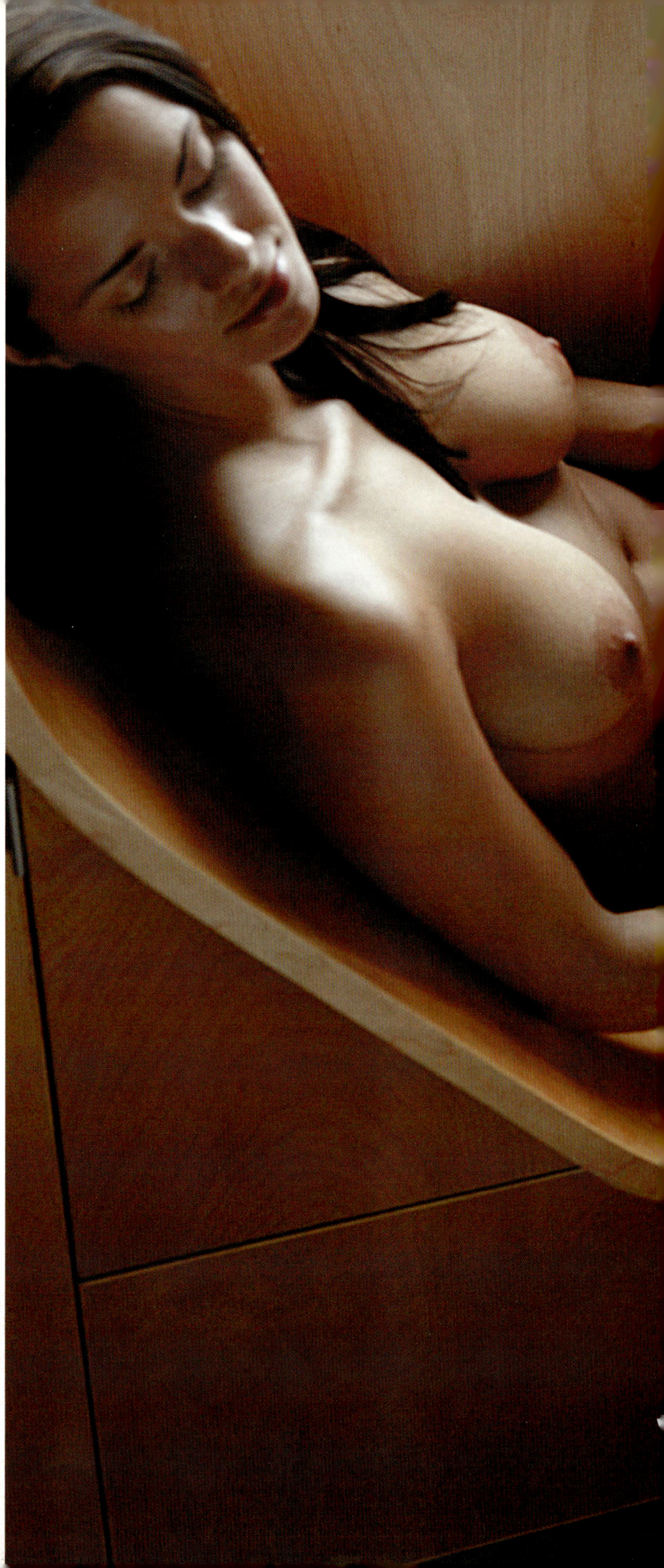

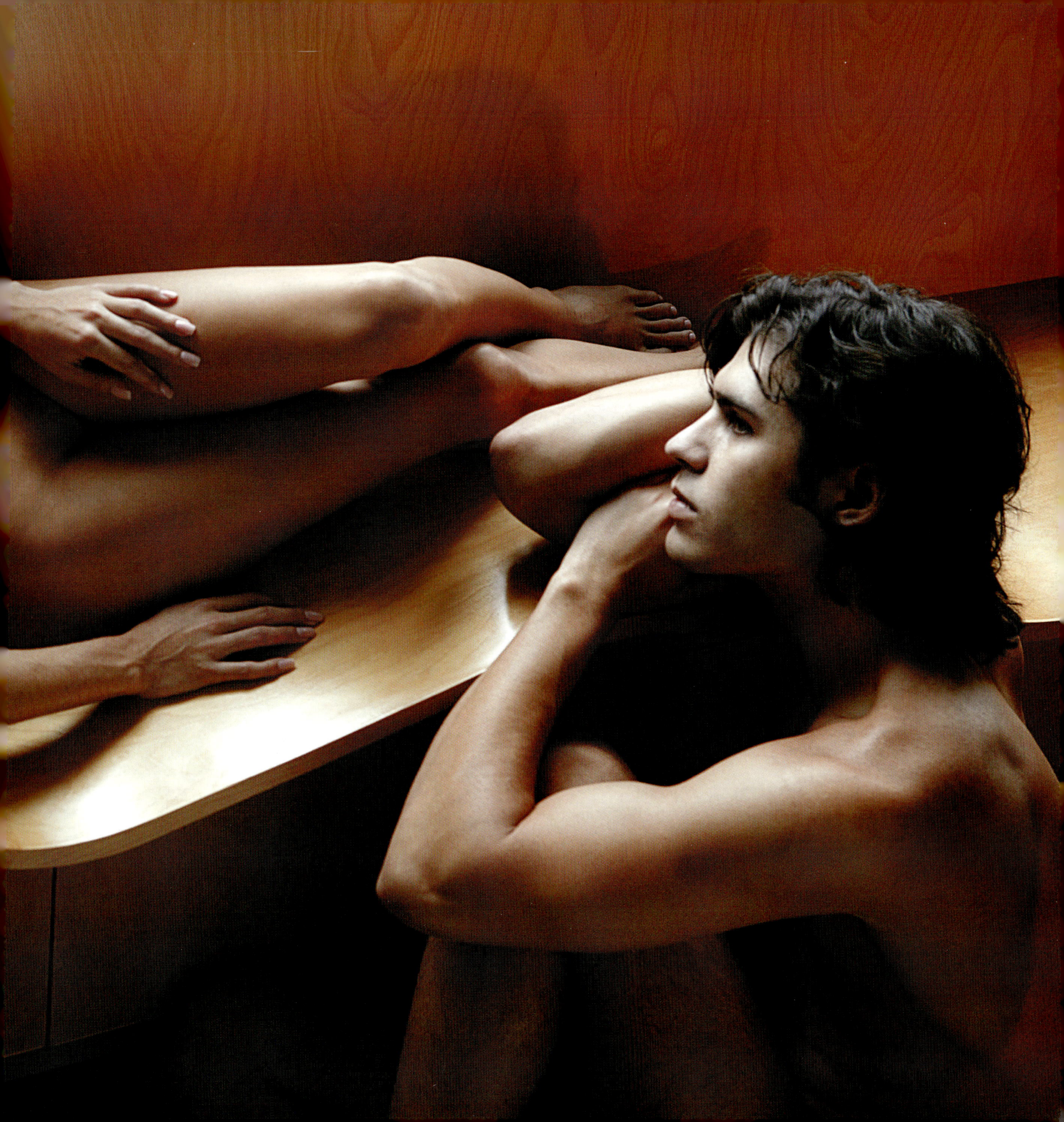

## DANKSAGUNGEN

Ich möchte den Menschen danken, die an diesem Buch mitgearbeitet haben:

Wendy Gardner, Herausgeberin und treibende Kraft.

Allan Penn, der Fotograf. Ich bin stolz darauf, dieses Buch mit dir teilen zu können.

Heather und George sowie Heather und Steve, die Models – elegant, leidenschaftlich, zärtlich, intelligent. Ihr übermittelt die Sexualität auf die beste Art und Weise.

Richard Curtis, mein Agent. Du weißt immer, was das Beste ist!

Dank auch an die professionellen Berater, deren Meinung ich hoch schätze und deren Unterstützung ich sehr zu würdigen weiß:

Dr. Bob Berkowitz, ein sehr lieber Freund.

Dr. Patti Britton, Dr. Gilda Carle, Dr. Carole Pasahow, Janet Rosen, Lori Perkins.

Ein Dankeschön an meine engsten Freunde:

Carolyn Males, Joe Rinaldi, Alex Zola, Michael und Barb Hasamear. Ich liebe euch alle.

Danke an meine Familie, vor allem an meine Schwester Ellen, meine Schwägerin Tamm und Marcella.

Und danke, Tucker, dass du der bist, der du bist: der goldene Maßstab.


## ÜBER DIE AUTORIN


Susan Crain Bakos hat tausende Männer und Frauen über ihre sexuellen Gewohnheiten und Ansichten befragt. Sie ist die Autorin des internationalen Bestsellers *Sex-Geheimnisse für den ultimativen Lust-Trip* und hat auch zahlreiche Artikel für Zeitschriften wie *Redbook, Cosmopolitan, Marie Claire, Men's Health* und *Penthouse* verfasst. Bakos war fünf Jahre hindurch die „Superlady des Sex" für das Magazin *Penthouse Letters*. Sie lebt in New York City.


## INDEX


Ambiente, romantisches 25, 27
Antiker Sex für moderne Liebende 169–201
Atem des Feuers 36

Becken-Rock 37

Cunnilingus 75, 78–81, 83, 154

Der kunstvolle Weg ins Schlafzimmer 13–14
Dildos 209–210

Einleitung 7–9
Erogene Zonen 46, 49, 50, 125
Exhibitionismus/Voyeurismus 234

Fantasien
- ausgehandelte 233
- Begegnungen 247
- geschehen lassen 231
- Mentales Vorspiel 231
- Regeln, fünf 233
- Szenarios 229
- Übersicht 226

Fellatio 73, 76
Feueratmen, Übung 36, 149, 159, 162
Flirten 15–23

Genitalien, liebkosen 56, 58
Geschlechtsverkehr: Stellungen und Techniken 89–129
- analer 127–129
- andere Körperteile 127
- Erogene Zonen 125
- Frau oben 93
- Grundstellungen, sechs 91
- Kama Sutra 188–195
- Korkendrehung 94
- Missionarsstellung 97, 99, 102, 120
- Passionsblumenstellung 116–117
- Quickies 111, 115, 119, 246
- Sitzende Position 111, 113
- Stehende Position 114–117
- Stellungswechsel 127
- Von der Seite108
- Von hinten 104
- Yab-Yum-Stellung 178

Grundfähigkeiten
- Analsex 128
- Cunnilingus, 81
- Handarbeit 56
- Helfende Hand 58
- Kegel-Übungen 40
- Männliche Masturbation
- Schmetterlingsflattern 144,
- Technik, grundlegende 206, 208
- Verführerischer Kuss 42
- Weibliche Masturbation
- Yab-Yum-Stellung 178

Hemmungen 24
Hinternversohlen 226

Kabbazah 166–167
Kama Sutra 180–181, 184–195
- Beine umschlingen 186–187
- das Beste aus 184–191
- Frosch 188–189
- Geschlechtsverkehr 188–195
- Küssen 184–185
- Öffnen der Himmelstür 194
- Rückenkratzen 187
- Schubkarren 192
- Schräglage der Frau 192
- Sultan 194
- Umarmung 185–187
- Wagen 190-191

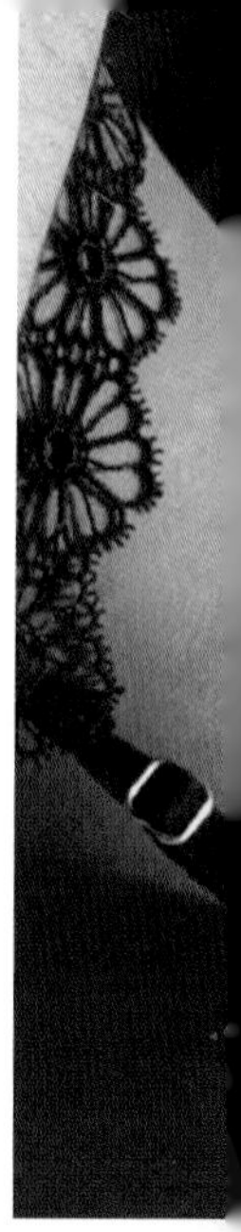


Karezza 65
Kegel-Übungen 36, 150, 156
Geschichte eines Paares 38
Kabbazah 166
Seine und ihre 40
Tao, langer Weg 198
Körpersprache 21, 23

Lustpunkte, traditionelle chinesische 52

Massage, erotische 58–61
Männliche Genitalien 59
Weibliche Genitalien 61
Masturbation
gegenseitige 63, 85
theatralische 64
Missionarsstellung 97, 99, 102, 120

Oralsex 71–87
69 (gegenseitig) 84
Kritik 85
Cunnilingus 75, 78–81, 83
Fellatio 73,
Schlucken 75
zeigen und darüber reden 85
Orgasmen 131–167
Definition des männlichen Orgasmus 41
Definition des weiblichen Orgasmus 134, 136–137
Drei-Finger-Ziehen 147
extragenitaler 161
fokussieren 148, 149
Ganzkörper-Orgasmen 160 161
gleichzeitiger 102
Hinauszögern 144–145, 147
klitoral, vaginal 136
Mehrfach-, männliche 156
Mehrfach-, weibliche 150, 154-156
Orgasmen intensivieren 141
Orgasmus-Schleife 147, 149, 150, 159, 160, 242
Perineums-Orgasmus 162, 166
Press-Technik 145
spontaner 162
Tipps 142, 149, 150, 153, 154, 156
verlängerter 159–160
vorspielen, Frauen, die 136, 137, 139
Warum Frauen keinen Orgasmus bekommen 148
Warum Frauen Orgasmen vortäuschen 137
Weibliche Ejakulation 156

Pärchenspiele 63–64
PC-Muskel, Übungen 40
Penisring 144, 145
Post-traumatischer Sex 246

Quickies 111, 115, 119, 246

Schlucken 75
Sex, um ein Kind zu zeugen 246
Sexspiele 219–234
Exhibitionismus/Voyeurismus 234
Fantasieszenarios *siehe* Fantasie
Fesseln und Necken 222
Herrin/Sklave 222
Hinternversohlen 224–226, 227–229
Regeln 219
Sadomasochismus (S/M) oder Machtspiele 220–223
Sexspielzeug 203–217
Analspielzeug 217
Brustwarzenklemmen 210–211
Dildos 209–210
essbares 212–217
Handschellen 208
Penisring, vibrierender 208
Penisringe 144, 145
Pornofilme für Frauen 212
Vibratoren 203–209
Vibratorspiele 209
visuelle Hilfsmittel 212
Sexuelle Epiphanie 245–251
Neuerfinden des Sex 251
posttraumatischer Sex 246
Schaffen oder erhalten 245
Sex, um Kinder zu zeugen 246
Wiederentdeckung des Sex 247
Sexy Gespräch 30
Strippen, langsamer Strip 65

Tantrischer Sex 172–178
Augenschloss 176
Kuss 177
Lektionen des 174
Ursprünge 171–172
Übungen 176
Yab-Yum-Stellung 178
Taoistischer Sex 196–198
Ejakulationskontrolle 198
Ejakulationslehren 196
Orgasmus 197
Tipps
Abwechselnde Stimuli 150
Augenkontakt 17
Badewanne, Sex in 113
Berühre dich selbst beim Orgasmus 153
Berührung, nicht sexuelle 28
Der duftende Kuss 45
Fesseln und Necken 222
Flackernde Flamme 154
G-Punkt-Orgasmen, 154
Herrin/Sklave 222
Hüften-Rock 'n' Roll 142
Ihr absoluter Höhepunkt 161
„Komm-zu-Papa"-Kuss 241
Körpergesten 19
Küssen 42
Langsamer Strip 65
Löffelstellung 108
Manuelle Stimulation 119
Necken 68
Orgasmus-Schleife 149
Perfekter Steh-auf-Kuss 244
Wechsle die Stellung 242
Ziehe die Zunge an 242
Ziehe dich entsprechend an 15
Zeige, was du hast 65
Zungenschnipsen 241

Verführung 11–31
Vibratoren 203-209
Vorspiel 33–69
Elemente des 41–56
Erogene Zonen 46, 49, 50
mentales 64–65, 68
Orgasmus, ihr 197
Saugen an Fingern und Zehen 49
Streicheln 55
Übungen vor 36–37, 40
Vorspiel nach dem Tao 196
Necken 65, 68
Ziel für Liebende 196

Wiederentdeckung des Sex 247
Wie du den Sex schöner gestaltest 237–253
Arrangements, kleine 239–244
arrangierte Szenarios 242
Erektionsverlust 244
Erregung/Orgasmus 242
Sextechniken zur Schaffung von Intimität 241
Zusammenfassung 252

Yoga, Katzenübung 37



Titel der Originalausgabe:
*The Sex Bible*

EVERGREEN is an imprint of
TASCHEN GmbH


Hohenzollernring 53, D-50672 Köln
**www.taschen.com**



Produktion: Print Company Verlagsges.m.b.H., Wien
Übersetzung: Manfred Wolf

Layout: Carol Holtz Design
Umschlag der deutschen Ausgabe: Elixyz Desk Top
Publishing, Groningen, Niederlande
Fotografien: Allan Penn
Fotografien auf Seite 205 mit Genehmigung von Good Vibrations

ISBN-13: 978-3-8228-2710-9
ISBN-10: 3-8228-2710-X

Printed and bound in Singapore